工作场所中
化学有害因素采样
基本原理与技术

秦文华　编著

人民卫生出版社
·北京·

图书在版编目（CIP）数据

工作场所中化学有害因素采样基本原理与技术/秦文华编著. —北京：人民卫生出版社，2020.11

ISBN 978-7-117-30685-0

Ⅰ.①工… Ⅱ.①秦… Ⅲ.①化学性损伤-有害元素-采样 Ⅳ.①R135

中国版本图书馆 CIP 数据核字（2020）第 198890 号

人卫智网	www.ipmph.com	医学教育、学术、考试、健康，购书智慧智能综合服务平台
人卫官网	www.pmph.com	人卫官方资讯发布平台

工作场所中化学有害因素采样基本原理与技术
Gongzuo Changsuo zhong Huaxue Youhai Yinsu
Caiyang Jiben Yuanli yu Jishu

编　　著：秦文华
出版发行：人民卫生出版社（中继线 010-59780011）
地　　址：北京市朝阳区潘家园南里 19 号
邮　　编：100021
E - mail：pmph @ pmph.com
购书热线：010-59787592　010-59787584　010-65264830
印　　刷：北京盛通印刷股份有限公司
经　　销：新华书店
开　　本：710×1000　1/16　印张：23
字　　数：401 千字
版　　次：2020 年 11 月第 1 版
印　　次：2020 年 11 月第 1 次印刷
标准书号：ISBN 978-7-117-30685-0
定　　价：99.00 元

打击盗版举报电话：010-59787491　E-mail：WQ @ pmph.com
质量问题联系电话：010-59787234　E-mail：zhiliang @ pmph.com

劳动者在职业活动中面临的健康风险取决于工作场所存在或产生的危害，以及接触这些危害因素的程度或强度。接触评估是所有职业卫生和工业卫生计划的核心。使用系统的方法表征工作场所危害因素的接触，是接触评估过程的基础。只有客观、准确地表征劳动者的危害接触，才可以更有效地分配职业卫生计划资源以减少劳动者的健康风险。因此，工作场所中化学有害因素采样是职业卫生工作中非常重要的环节之一。然而，有关系统、全面阐述工作场所中化学有害因素采样的中文专业性书籍还鲜有看到。即便有一些书籍涉及工作场所中化学有害因素采样的内容，也只是依据相关标准进行简要概述。另外，在职业卫生实际工作中，也面临一些采样方面的问题，如在粉尘采样方法中，没有提供呼吸性粉尘的采样步骤，未能给出采样前准备工作的具体步骤，缺少粉尘个体采样方法，以及如何准确、及时把握采样时机，如何采集样品才能具有代表性和真实性等。对于基层职业卫生工作人员，更希望看到那些简单易读、图文并茂的本专业书籍。作者长期从事职业卫生采样检测工作，在样品采集及检测方面具有丰富的工作经验。作者对目前分散于多种资料和标准的工作场所采样技术进行了收集汇总并做了系统总结，结合 30 年来的实际工作经验和心得体会，编写了这部适用于基层职业卫生专业人员日常工作的著作，基本回答了上述疑难问题。在认真拜读了《工作场所中化学有害因素采样基本原理与技术》书稿后，由衷地为作者的新著而高兴。

该书共十章。第一章概述了我国工作场所空气采集技术的发展历史及工作场所空气采集的重要性和复杂性。第二章和第三章介绍了气体和气溶胶的某些性质，这些性质既影响工作场所空气中有害物质的浓度又影响采集技术。第四章讲述了气体有害物质采集的基本原理，介绍了直接采样法的几种采样方法及影响采样准确性的因素，以及直接采样法收集器的性能要求；溶液吸收法原理和机制、吸收液的选择和影响溶液吸收法采样效率的因素；固体吸附剂法原理和机制、固体吸附剂选择和影响固体吸附剂法采样效率的因素；以及无泵采样方法,通过列表的方法总结了直接采样法、溶液吸收法、固体吸附剂法在目前工作场所空气采样中的应用。第五章主要介绍了气溶胶形式有害物质采集的基本原理;滤料的采集原理、滤料选择原则和影响滤料法采样效率的因素,通过列表总结了目前滤料法在工作场所空气采样中的应用;介绍了呼吸性粉尘采样技术,如水平淘析式分离技术、冲击式分离技术和旋风式分离技术,以及各种分离技术原理和影响因素;简要介绍了气态和气溶胶两种形式共存时的采样方法。第六章描述了气体有害物质的溶液吸收法和固体吸附剂法现场采样操作技术。介绍了溶液吸收法采样前的准备(包括吸收管质量检查、吸收管洗涤、吸收液加装、吸收管与采样器的连接方法等)、现场操作技术;介绍了固体吸附剂法的定点和个体现场采样操作技术;以及大气采样器和部分商品设备。第七章描述了粉尘现场采样操作技术,分别介绍了定点和个体总粉尘以及呼吸性粉尘采样前的准备、现场操作和注意事项,以及粉尘采样器和部分商品粉尘采样器。第八章阐述了采样过程容易被忽视的错误操作,如忽视采样器出气口排出气体对采样的影响、采样器与劳动者操作位置距离的影响、粉尘采样夹朝向对采样结果的影响、粉尘浓度较高时不同分离技术对呼吸性粉尘采集结果的影响等。第九章阐述了工作场所空气采样基本原则和基本要求,落实采样基本原则的方法和措施以及采样要求,包括采样前准备、采样对象、采样点、不同职业接触限值的采样方式、采样计划或方案等的要求;介绍了周、日、8小时时间加权平均浓度和15分钟短时间接触浓度的采样方式和计算方法。第十章阐述了采样的质量控制,包括采样人员、现场调查、采样器、采样方法及采样方式、采样方案、采样过程、空白样品、采样记录以及样品包装、运输、储存等的质量控制;对工作场所空气采集体积换算事宜进行了讨论,提出了自己的见解。

工作场所空气中有害物质的采样和操作是一门系统的技术,专业性极强,在职业接触评估过程中处于重要的地位,国内外均进行了系统的研究。随着学科理论的不断进步和检测技术的快速发展,采样和操作技术面临职业卫生工作的挑战,亟须不断更新,希望本书的出版可供从事工作场所空气采样、检测以及职业卫生工作者学习参考。

2020年6月3日于北京

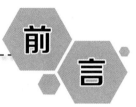

前　言

工作场所中化学有害因素采样是职业卫生工作中很重要的一项工作,然而有关工作场所中化学有害因素采样中文专业性书籍至今尚缺乏。虽然目前有相关书籍涉及工作场所中采样内容,但也只是依据相关标准简要概述,工作场所采样操作基本上是依靠专家学者的言传身教而传承。

1987年我刚到河南省职业病防治研究所工作时,根本看不到有关工作场所中化学有害因素采样的书籍,在1988年北京的培训班上第一次听到徐伯洪老师讲的化学有害因素在工作场所中的存在形式及采样,第一次听到刘戴莉老师讲的气体无泵采样技术。通过培训学习才逐渐了解了相关采样技术,但在实际工作中,如何做好采样前的准备工作,包括吸收管清洗、滤膜称重、安装滤膜、冲击板上涂油、校正泵流量等,如何正确连接采样器和采集器,如何准确及时把握采样时机,样品怎么采集才能具有代表性和真实性等,这是我几十年工作中不断探索的问题。本书简要阐述了工作场所空气中气体、气溶胶的特性及规律,系统地介绍了气体及气溶胶有害物质采样基本原理、现场操作技术和采样过程常见的错误,总结了工作场所采样的基本原则、要求和质量控制。本书可供从事工作场所采样、检测以及职业卫生工作者学习参考。

本书很多内容来源于各行专家的培训资料及相关书籍,结合自己的学习心得体会编写,必然引用了各行专家的成果及相关书籍内容,因此,感谢各位专家和同行。

中国疾病预防控制中心职业卫生与中毒控制所李涛所长和闫慧芳教授,在百忙中指导了本书的编写,李涛所长并为本书作序,付出了辛苦的劳动,河南省职业病防治研究院检测检验中心同事们给予了极大的帮助,许多兄弟单位给予了大力的支持和帮助,在此一并致以衷心感谢。

秦文华

2020年5月10日于郑州

目录

第一章

概　述

第一节　工作场所空气采样概念

一、工作场所空气

工作场所指劳动者进行职业活动的全部地点,包括劳动者进行职业活动、并由用人单位直接或间接控制的所有工作地点。工作场所曾经也叫车间、作业场所等。

工作地点指劳动者从事职业活动或进行生产管理过程中经常或定时停留的岗位或作业地点。

工作场所空气是指工作场所环境中的空气,空气是指地球大气层中的混合气体,在自然状态下是透明且无色无味的,主要由氮气和氧气组成。氧气对于所有需氧生物是必需的,所有动物都需要呼吸氧气。

由于大气的垂直运动、水平运动、湍流运动及分子扩散,使不同高度、不同区域的大气得以交换和混合,因而从地面到 90km 的高度,干洁空气的组成成分基本不变,也就是说,在人类经常活动区域内的干洁空气的物理性质是基本相同的。例如,干洁空气的平均相对分子质量为 28.966,在标准状况下(273.16K,101.3kPa),密度为 $1.293kg/m^3$。在自然界大气的温度和压力条件下,干洁空气的所有成分都处于气态,不可能液化,因此可以看成是理想气体。

空气组成成分(体积含量):氮气 78.09%;氧气 20.95%;稀有气体 0.932%;二氧化碳 0.03%;水和杂质 0.03%。通常恒定组分为氧气、氮气、氩气和氖气等气体,可变组分为二氧化碳和水蒸气。可变组分在空气中的含量随地理位置和温度不同在很小限度的范围内会微有变动。

对于工作场所空气,最关心的是劳动者呼吸带高度范围内的空气,该范围内的空气为劳动者提供了维持生命和体力必需的氧气。人类需要空气中氧气含量的最低安全极限是 15%，法律规定是 18%。氧气不足会导致呼吸困难，影响中枢神经系统，严重者危及生命。通常成人在静止状态下，每次呼吸的空气量在 300~800ml（平均 500ml），如果每分钟呼吸 16 次，则一分钟需要 8L 空气，对应的氧气量为 1.6L。对于劳动者则需要更多的氧气，甚至成倍增加。

同时，因劳动者的生产活动使工作场所空气中或多或少地含有有害物质，劳动者通过空气吸入，将有害物质带入肺腔，有机会被人体吸收，对身体造成危害。只有劳动者呼吸带范围内空气中的有害物质，才有机会危害劳动者的健康。因此降低或减少工作场所空气中的有害物质，是保护劳动者健康的最有效方法。

二、职业病危害因素及有害物质

职业病危害指对从事职业活动的劳动者可能导致职业病的各种危害。职业病危害因素，又称职业性有害因素，是指职业活动中产生和/或存在的，可能对职业人群健康、安全和劳动能力造成不良影响的因素或条件。包括职业活动中存在的各种有害的化学、物理、生物等因素，以及在作业过程中产生的其他职业病有害因素。

职业活动中产生和/或存在的，人体吸收后，可能对人体产生危害的某些物理能量，被称为职业病危害物理因素（简称"物理因素"），如：噪声、高温、振动、非电离辐射、电离辐射等。

职业活动中产生和/或存在的，人体摄入后，可能引起疾病或使健康状况下降的物质，被称为职业病危害化学因素（简称"化学因素"），也称化学有害因素，如：对人有毒性的物质（简称"有毒物质"），能够引起肺部病变的粉尘等。在职业卫生评价时，有毒物质和粉尘统称为化学因素或化学有害因素。在进行工作场所空气采样时，常将有毒物质和粉尘统称为有害物质。

在职业活动中使用或生产的原料、辅料、半成品、成品或副产品等，不论是固体、液体和气体，都可以逸散到工作场所空气中，以空气作为载体，通过呼吸进入人体，对人体产生危害。

职业活动中产生和/或存在的，且能够使人致病的生物活性物质，被称为职业病危害生物因素（简称"生物因素"），如：炭疽杆菌、真菌孢子、森林脑炎病毒以及生物病原物等。

三、有害物质在空气中的存在形式

物质状态简称"物态"，也称"物相"，一般指物质分子的聚集状态，是实体物质存在的形式。在正常条件下,实体物质以固态、液态和气态三种聚集形态存在,也称固相、液相和气相。这些固态、液态和气态物质在自然存在时,若不能进入工作场所空气中,就不会对人体产生危害,只有以一定的形式进入空气中,通过空气被吸入人体,才能产生危害。

气态物质能够自动地进入空气,固态和液态物质具有升华和挥发的性质,使其自身变为气态,从而自动地进入空气,此时物质在空气中的存在形式为气态。

在职业活动中,固态和液态物质可以破裂为非常细小的微粒或微滴,逸散到工作场所空气中,以空气包微粒或微滴的状态存在于空气中,此时物质在空气中的存在形式为气溶胶。

各种有害物质由于其理化性质不同,同时受职业现场环境及职业活动条件的影响,通常以气体(或蒸气)或微粒的方式逸散到工作场所空气中,因此有害物质在工作场所空气中通常以气态(气体或蒸气)和气溶胶两种形式存在。

以气体形式存在的有害物质通常称为有害气体。

气溶胶是由固体或液体小质点分散并悬浮在气体介质中形成的胶体分散体系组成,又称气体分散体系。其分散相为固体或液体小质点,分散介质为气体。分散相为固体的气溶胶通常称为粉尘。

四、常用术语及定义

工作地点指劳动者从事职业活动或进行生产管理过程中经常或定时停留的地点。

采样点指根据监测需要和工作场所状况,选定具有代表性的、用于空气样品采集的工作地点。

空气收集器指用于采集空气中气态、蒸气态和气溶胶态有害物质的器具,如大注射器、采气袋、各类气体吸收管及吸收液、固体吸附剂管、无泵型采样器、滤料及采样夹和采样头等。每一种收集器只能完成一种或两种形式有害物质的采集。

空气采样器指以一定的流量采集空气样品的仪器,通常由抽气动力和流量调节装置等组成。

无泵型采样器指利用有毒物质分子扩散、渗透作用为原理设计制作的,不需要抽气动力的空气采样器。

个体采样指将空气收集器佩戴在采样对象的前胸上部,其进气口尽量接近呼吸带所进行的采样。

采样对象指选定为具有代表性的、进行个体采样的劳动者。

定点采样指将空气收集器放置在选定的采样点、劳动者的呼吸带进行采样。

采样时段指在一个监测周期(如工作日、周或年)中,选定的采样时刻。

采样时间指每次采样从开始到结束所持续的时间。

短时间采样指采样时间一般不超过 15 分钟的采样。

长时间采样指采样时间一般在 1 小时以上的采样。

采样流量指在采集空气样品时,每分钟通过空气收集器的空气体积。

职业接触限值(occupational exposure limits,OELs)指劳动者在职业活动过程中长期反复接触某种或多种职业性有害因素,不会引起绝大多数接触者不良健康效应的容许接触水平。化学有害因素的职业接触限值分为时间加权平均容许浓度、短时间接触容许浓度和最高容许浓度三类。

时间加权平均接触浓度(exposure concentration of time weighted average,C_{TWA})指一个正常 8 小时工作日或一个 40 小时工作周中以接触有害物质的时间为权数,计算所得的平均接触浓度。

时间加权平均容许浓度(permissible concentration-time weighted average,PC-TWA)指以时间为权数规定的 8 小时工作日、40 小时工作周的平均容许接触浓度。

短时间接触浓度(exposure concentration of short term,C_{STE})指一个工作日内,以任何短时间(15 分钟)为权数,计算所得的平均接触浓度。

短时间接触容许浓度(permissible concentration-short term exposure limit,PC-STEL)指在实际测得的 8 小时工作日、40 小时工作周平均接触浓度遵守PC-TWA 的前提下,容许劳动者短时间(15 分钟)接触的加权平均浓度。

最高接触浓度(maximum exposure concentration,C_{ME})指一个工作日内,任何时间、任何工作地点接触的最高浓度。

最高容许浓度(maximum allowable concentration,MAC)指在一个工作日内、任何时间、工作地点的化学有害因素均不应超过的浓度。

峰接触浓度(peak exposures concentration,C_{PE})指在最短的可分析的时间段内(不超过 15 分钟)确定的空气中特定物质的最大或峰值浓度。对于接触具有 PC-TWA 但尚未制定 PC-STEL 的化学有害因素,应使用峰接触浓度控制短时间的接触。在遵守 PC-TWA 的前提下,容许在一个工作日内发生的任何一次短时间(15 分钟)超出 PC-TWA 水平的最大接触浓度。

总粉尘包括可进入整个呼吸道(鼻、咽和喉、胸腔支气管、细支气管和肺泡)的粉尘,简称总尘。技术上系用总粉尘采样器按标准方法在呼吸带测得的所有粉尘。

呼吸性粉尘指按呼吸性粉尘标准测定方法所采集的可进入肺泡的粉尘粒子,其空气动力学直径均在 7.07μm 以下,其中空气动力学直径 5μm 粉尘粒子的采样效率为 50%,简称"呼尘"。

呼吸带指人口鼻附近所包含的空气带(以口鼻为圆点,半径为 300mm 的前半球区域的空气)。

第二节　工作场所空气采样的重要性

工作场所空气采样能够直接反映生产环境状况,是了解生产现场职业病危害因素浓度的重要技术手段。其重要性主要有两个方面,一是目的的重要性;二是决定了检测结果的真实性、准确性和可靠性。

一、目的的重要性

任何工作具体目的可划分为下列四个方面:①法律方面的目的;②技术方面的目的;③安全方面的目的;④经济方面的目的。工作场所空气采样也不外乎上述四个目的。

1. 法律方面的目的　为职业卫生的立法和执法服务,为改善劳动环境、职业卫生评价和经常性卫生监督工作提供科学依据。

2. 技术方面的目的　为卫生标准的制定和实施提供依据,为评价职业卫生状况和接触水平提供依据,为诊断职业病提供依据。

3. 安全方面的目的　为调查职业中毒或职业性尘肺病原因,保障工作人员健康安全服务。

4. 经济方面的目的　为了保证产品销售满足用户的要求,为促进经济发展做保障。

所以,采样是职业病防治法贯彻落实的必要措施和技术保障,是开展职业卫生研究必不可少的手段和技术,为促进经济发展和保障工作人员健康安全服务。

二、采样是实验室检测结果的真实性、准确性的前提

工作场所空气中有害物质的浓度必须通过采样、样品的预处理、测定和结果的计算四个步骤才能获得。其中,采样是第一步,也是关键的一步,如果采

集的样品由于某种原因不具备充分的代表性,那么,即使分析方法很好,测定很准确,计算无差错,最终也不会得出正确的结论。因此,工作场所空气的规范采样,是工作场所空气中有害物质检测准确的前提。

不仅采样自身的准确性影响检测结果的准确性,而且采样真实性、代表性也将影响检测结果的真实性和可靠性。采样的真实性,即采样及检测结果反映的是不是工作场所空气中有害物质的"真实浓度"。"真实浓度"是指在正常工作和生产条件下,在正常的气象条件和生产环境下,存在于工作场所空气中有害物质的浓度,是劳动者在正常工作和生产状况下接触的浓度,而不是在特殊情况下的有害物质浓度。采样代表性,一是要满足卫生标准的要求,必须选择在有害物质浓度最高的工作地点及有害物质浓度最高的工作时段进行采样检测,测得的有害物质浓度用于职业卫生状况的评价,这样才符合卫生标准的要求;二是要满足检测的目的,检测目的不同,对采样也有不同的要求。

工作场所空气采样现场相比于实验室内的分析检测,情况复杂,易受外界因素影响,且环境不易控制。如果操作不当,诸多环节都有可能产生误差,甚至严重错误。

第三节　工作场所空气采样的复杂性

一、有害物质种类繁多且存在形式复杂

（一）有害物质种类非常多

工作场所空气中有害物质种类非常多,据不完全统计,现有化学物质约1 000万种,仅我国职业卫生限值标准中的化学物质就有300多种,粉尘40多种。在职业活动中使用或产生的原料、辅料、中间产物、成品和副产品等,不论是固体、液体和气体,都可能逸散到工作场所空气中。

（二）有害物质在工作场所空气中存在形式多样性

有害物质不仅种类非常多,在工作场所空气中的存在形式也是多样性的,如气体、尘、雾、霾等。同一种有害物质在同一个工作场所空气中,可能以多种形式存在。如三硝基甲苯(TNT)在室温下有一定的挥发性,但又容易凝聚,因此,通常是以气溶胶和气体形式并存于工作场所空气中。同一种有害物质在不同的工作场所可能以不同的形式存在。

（三）有害物质在工作场所空气中浓度变化大

工作场所空气中有害物质浓度范围变化大,不仅不同的工作场所浓度不

同,而且同一工作场所不同时段浓度也不同。不同有害物质在工作场所空气中的浓度差别也很大,如职业接触限值标准中,70%以上的有害因素的接触限值≤10mg/m³,最低为0.000 5mg/m³,最高可达1 800mg/m³。若工作场所空气中同时存在多种有害物质,且浓度相差很大,采样时将相互影响采样效率。

二、影响工作场所空气采样的因素多

空气具有流动性和易变性,空气中有害物质的存在状态、浓度和分布状况易受气象条件的影响而发生变化。影响空气中有害物质浓度的因素也很多,如工作方式的影响,不同生产或使用方式,有害物质的种类和浓度就不相同,即使相同工作方式,有害物质的浓度也不会完全相同;气象因素,由于空气的体积与气温和气压有关,气温和气压影响空气中有害物质的浓度,气湿影响硅胶管的采样效率等;人为因素,为了某种需要或目的,人为地改变正常工作条件、环境条件或操作规程等,有目的地导致采样时工作场所空气中有害物质的浓度发生改变。

三、技术难度大

工作场所空气中有害物质采样,不同于水、食品、土壤等液态和固态的介质,液态和固态的介质可以直接采集介质带回实验室检测,而空气介质是气体,涉及体积庞大、相对含量低等特点。因此,通常不能直接将空气采集带回实验室,需要通过一些采集技术,把空气中的有害物质收集到液态或固态的介质中,再带回实验室检测。

这样,就面临系列难题:①如何把空气中的有害物质收集到液态和固态的介质中;②如何再从液态和固态的介质中解吸出来;③不同存在形式的有害物质,如何采集及解吸出来;④有害物质以不同形式共存在时,如何采集及解吸出来。

所以,工作场所空气采样的技术难度很大。从发表论文和出版著作方面观察,也反映了它的难度。通常容易研究的,发表论文多,重复研究论文多,因而出版著作也会多,而不容易研究的,论文发表少。目前有关采样方面的论文很少,相关著作有的不讲述采样,即使提及了,多数也是一概而过,简而言之。

四、缺乏规范性采样操作规程

采样是基层职业卫生技术服务机构的一项日常工作。然而,目前我国职业卫生有关采样的标准中,多数只对采样器的性能提出流量要求,如对呼吸性粉尘采样器的性能要求为"要符合英国医学研究委员会(British Medical Research Council,BMRC)的采样效能曲线",并无更具体的要求。对于采样的具体操作步骤基本不提,这使采样的操作难以被规范,因此采样的随意性很大。

五、采样的技术手段还比较落后

与采样后的分析测定相比,采样设备及工具的精确程度远比不上分析仪器,采样过程的严密程度也比不上分析过程。分析过程的误差易随技术进步而进一步降低,而采样技术在很长一段时期内长进不足。生产制造高精度的采样设备,以及新采样技术的开发都是目前面临的主要课题。

六、对采样的重要性重视不够

采样的重要性没有得到应有的重视、采样人员的素质参差不齐、对采样规范标准要求理解有差异等,都影响着采样技术手段的进步和发展。

第四节　工作场所空气采样技术发展与展望

一、发展历史与成就

工作场所空气采样随工作场所空气检测的发展而发展,自中华人民共和国成立以来,工作场所空气检测的发展概括起来可以划分为三个阶段。

1949—1975 年全国车间空气监测检验方法科研协作组成立以前为第一阶段,这个阶段可称为初始阶段。该阶段围绕全国粉尘、铅、苯、汞、锰、氧化锌、氯、氟、砷、硫化氢、氰化物、氮氧化物、苯的硝基及胺基化合物、石油及汽油毒物的调查和防治,开展车间空气采样检测,引进吸收苏联模式,以定点最高允许浓度采样,直接采样法、吸收液法和滤料法采集有害物质为主,采样器以自主研发为主。这个时段的专业用词由"工业卫生化学"逐渐转变为"车间空气",这个时期,采样检测研制成果主要作为职业卫生标准的附件推荐使用。

1975—2002 年中华人民共和国职业病防治法开始实施以前为第二阶段,该阶段可称为规范化阶段。该阶段对车间空气监测检验方法进行了大量系统的规范研究和验证工作,并于 1980 年、1987 年和 1990 年分别出版了《车间空气监测检验方法》第 1、2、3 版。其中第 1 版共有 102 个毒物项目的采样方法、130 个分析方法,第 2 版增加至有 124 个毒物项目的采样方法、179 个分析方法,第 3 版增加至 168 个毒物项目的采样方法、203 个监测方法,之后在 1996

年出版了由徐伯洪教授主编的《作业场所空气和生物材料检测推荐方法》。这个时期，科研协作组的研究成果颇丰，使常见的有毒物质基本上都有了监测方法，监测方法更加可靠。该阶段是以定点最高允许浓度采样，采集方法除直接采样法、吸收液法外，滤料法（特别是微孔滤膜）、固体吸附剂应用大量增加。在杭世平教授的带领下，该阶段对作业场所空气中有毒物质采样规范和监测规范同时进行研究。具体研究了采样仪器的选择、滤料与固体吸附剂的选择、采样效率试验方法等等，并对某些滤料、吸附剂的采样性能进行了研究。如 $0.8\mu m$ 微孔滤膜和玻璃纤维滤纸采集气溶胶时，采样效率都可达 96% 以上，大部分在 98% 以上；用经过溶液预处理的孔滤膜和玻璃纤维滤纸采集蒸气与气溶胶共存或气体时，采样效率略低且波动范围较大；用 P204 浸泡液浸泡的微孔滤膜采集三氧化二砷时，滤膜的采集效率受放置时间影响；100mg 20~40 目的椰壳活性炭对烃、酮、醇、酯、氯代烃等采样效率都为 100% 或接近 100%，符合大多数有机化合物的采样要求。

这期间根据研究结果，颁布了多项采样标准，如《车间空气中有毒物质测定采样规范》（WS 1—1996）、《作业场所空气中金属样品的采集方法》（WS/T 16—1996）、《车间空气中有毒物质的测定收集器》（WS/T 14—1996），采样标准的制定，大大地推动了车间空气中有害物质的规范采集。采样器的技术规范由以徐伯洪教授为代表的专家研制，并于 1997 年颁布实施，即《作业场所空气采样仪器的技术规范》（GB/T 17061—1997），该规范推进了以后的采样器研发和市场化发展。这个时期的专业用词由"车间空气"逐渐转变为"作业场所空气"，这个时期，采样检测研制成果主要以国家推荐标准（GB/T）颁布和上述四本书籍的方式推广使用。

2002 年中华人民共和国职业病防治法实施至今为第三阶段，该阶段可称为发展壮大阶段。为贯彻实施《职业病防治法》及其配套法规《工作场所有害因素职业接触限值》（GBZ 02—2002），满足工作场所有害物质监测工作，由徐伯洪、闫慧芳教授主编的《工作场所有害物质监测方法》出版。该书首次将空气中有害物质的采集作为首个章节，较全面地介绍了工作场所空气样品的特征、有毒物质在空气中的存在形式、空气样品的采集方法和空气样品采集的质量保证，为指导如何正确采样起到关键作用。这期间，为了适应新的职业接触限值需要，全国职业卫生工作者对时间加权浓度、短时平均浓度、最高浓度的采样方法进行了科学系统的探讨。这个时期，以闫慧芳为代表的全国工作场所空气监测检验方法科研协作组仍然在很好的运行并做了大量的工作，2004 年颁布了《工作场所空气中有毒物质监测方法》（GBZ/T 160）；2018 年颁布了《工作场所空气中有毒物质监测方法》(GBZ/T 300)版本。该阶段直接采样法大大减少,吸收液法变化不大,而滤膜法、固体吸附剂法明显增加。因薄膜泵的推广利用,使采样器的体积减小、重量减轻、噪声降低,满足了个体采样的要求。这期间由徐伯洪、闫慧芳教授为代表的专家研制的《工作场所空气中有害物质监测的采样规范》(GBZ 159—2004)颁布实施,规范了工作场所空气的采集。这个时期的专业用词由"作业场所空气"逐渐转变为"工作场所空气",这个时期,采样检测研制成果主要以职业卫生国家推荐标准(GBZ/T)分布推广使用。

二、工作场所空气采样技术展望

工作场所空气采样一些传统的问题还没有很好解决,如呼吸性粉尘采样问题,目前还没有很好的采样方法;气体和气溶胶共存时的化学毒物采样还有待进一步研究。随着现代新技术的发展,又面临着许多新的挑战,如纳米技术的挑战。纳米技术已经广泛应用于医疗卫生、家电、电子计算机、电子工业、环保、纺织工业、机械工业、化学化工、能源、军工等行业,而纳米级的粉尘如何采集就成为新的挑战;但同时,也提供了新的发展机遇,如随着认知技术的发展,是不是可以像一氧化碳或某些粉尘那样,直接安装检测探头,检测现场空气中有害物质的浓度或含量,减少采样过程,就可减少采样带来的误差。采样向自动化方向发展,连续自动采样、被动式吸收采样技术发展。

第二章

气体基本性质

气体是物质的一个态,是常见三种基本物质状态之一(其他两种分别为固体、液体)。气体与液体一样是流体,它可以流动,可变形。与液体不同的是气体分子间距离很大,可以压缩或膨胀。假如没有限制(容器或力场)的话,气体可以膨胀,其体积不受限制。气态物质的原子或分子相互之间可以自由运动。气态物质的原子或分子的动能比较高。

气体可以由单个原子(如稀有气体)、一种元素组成的单质分子(如氧气)、多种元素组成化合物分子(如二氧化碳)等组成。气体混合物可以包括多种气体物质,比如空气。

第一节　气体的物理参数

气体不像固体那样有形状,是无形状的,固体可以以形状、质量、体积等参数表述。而大多数气体很难直接观察,常用四个物理参数来描述:压强、温度、体积和粒子数目(化学家用摩尔来表示,称物质的量)。这四个物理参数被许多科学家通过不同的气体和不同的装置来反复观察过。他们的仔细研究最终形成了描述这些物理参数的数学关系,即理想气体定律。

一、气体的几个常用物理量

(一) 气体压强

气体压强不像固体和液体由重力产生压强,气体压强是由大量做无规则热运动的分子对器壁频繁、持续地碰撞而产生。单个分子碰撞器壁的冲力是短暂的,但是大量分子频繁地碰撞器壁,就对器壁产生持续、均匀的压力。所以从分子运动理论的观点来看,气体的压强就是大量气体分子作用在器壁单位面积上的平均作用力,即:

$$P = \frac{F}{A} \qquad\qquad 式(2-1)$$

式(2-1)中：

P——气体压强，单位为帕斯卡，简称帕（Pa）；

F——气体分子作用在器壁上的平均作用力，单位为牛顿，简称牛（N）；

A——单位面积，单位为平方米（m^2）。

气体压力是由气体分子在无规则热运动中对器壁频繁地碰撞和气体自身重量作用而产生的对容器器壁的作用力。

大气压是包围在地球表面上的一层很厚的大气层对地球表面或表面上的物体所造成的气体压强。各地大气压在很大程度上取决于当地的海拔高度。

标准大气压是在标准大气条件下海平面的气压，1644 年由物理学家托里拆利提出，其值为 101.325kPa，是压强的单位，记作 atm。

1 标准大气压 = 760mmHg = 76cmHg = $1.013\,25 \times 10^5$ Pa = 10.339mH_2O。

1 标准大气压 = 101 325N/m^2（在计算中通常为 1 标准大气压 = 1.01×10^5 N/m^2）。

俗话说"晴天的大气压比阴天高，冬天的大气压比夏天高"，这反映了大气压受环境因素影响。大气压随多种因素的影响而变化，如随地势高低而变化、随温度及湿度而变化、随气候而变化，且一日之内有变化，一年之内也有变化。

1. 大气压随地势高低而变化　从微观角度看，决定气体压强大小的因素主要有两点：一是气体的密度（ρ）；二是气体的热力学温度（T）。在地球表面随地势的升高，地球对大气层气体分子的引力逐渐减小，空气分子的密度减小，同时大气的温度也降低。所以在地球表面，随地势高度的增加，大气压的数值是逐渐减小的。如果把大气层的空气看成理想气体，我们可以推得近似反映大气压随高度而变化的公式如下：

$$P = P_0 \times \exp(-1.256 \times 10^{-4} \times h) \qquad 式(2-2)$$

式(2-2)中：

P——某高度的气体压强，单位为帕斯卡，简称帕（Pa）；

P_0——标准大气压（1.013×10^5 Pa），单位为帕斯卡，简称帕（Pa）；

$\exp$——e 的多少次方，括号里的就是 e 的指数；

h——地理海拔高度，单位为米（m）。

由式(2-2)可以看出，在不考虑大气温度变化这一次要因素的影响时，大气压值随地理海拔高度 h 的增加按指数规律减小，任何地方的气压值总是随着海拔高度的增加而递减。在 2km 以内,大气压值可近似认为随地理高度的增加而线性减小;在 2km 以外,大气压值随地理高度的增加而减小渐缓。在海拔 2km 以内,可以近似地认为每升高 12m,大气压降低 1mmHg,即降低 133.3Pa。据实测,在地面层中,高度每升 100m,气压平均降低 12.7hPa,在高层则小于此数值。

2. 大气压随湿度而变化　大气压的变化跟湿度也有关系。因湿度增大时空气密度变小,所以湿度大时大气压比湿度低时要小些。湿度越大大气压越小。

把含水汽很少(即湿度小)的空气称"干空气",而把含水汽较多(即湿度大)的空气称"湿空气"。不要以为"干"的东西一定比"湿"的东西轻。其实,干空气的分子量是 28.966,而水汽的分子量是 18.016,故干空气分子要比水汽分子重。在相同状况下,干空气的密度也比水汽的密度大。水汽的密度仅为干空气密度的 62%左右。

当因自然因素或人为因素使某区域中的大气湿度增大时,则该区域中的"湿空气"分子(包括空气分子和水汽分子)必然要向周围地区扩散。其结果将导致该区域大气中的"干空气"含量比周围地区小,而水汽含量又比周围地区大。所以该区域的湿空气密度也就小于其他地区的干空气密度。这样,对该区域的一个单位底面积的气柱而言,其重量也就小于其他干空气地区同样的气柱,大气压随空气湿度的增大而减小。

气体分子的"碰撞"是产生气体压强的根本原因。根据气体分子运动的基本理论可知,平均质量大的气体分子,其平均动量也大。由于干空气中的气体分子密度及分子的平均质量都比湿空气要大,干空气分子的平均动量比湿空气大,因而湿度小的干空气压强也就比湿度大的湿空气大。

3. 大气压随温度而变化　大气压的变化跟温度也有关系。因气温升高时空气密度变小,所以气温高时大气压比气温低时要小些。

当我们给盛有空气的密闭容器加热的时候,其压强当然也会增大。而对大气来说情况就不同了。当某一区域的大气温度因某种因素而升高时,必将引起空气体积的膨胀,空气分子势必要向周围地区扩散。温度高,气体分子固然会运动得快些,这将成为促进压强增大的因素。但另一方面,随着温度的升高,气体分子便向周围扩散,则该区域内的气体分子数就要减少,从而形成一个促使压强减小的因素。而实际的情况乃是上述两种对立因素共同作用的结果。至于这两种因素中哪个起主要作用,不妨来看一看大陆及海洋上气压随气温变化的实际情况。夏季大陆上气温比海洋上高,大陆上的空气向海洋上扩散,使大陆上的气压比海洋上低;冬季大陆气温比海洋上低,海洋上空气要向大陆上扩散,又使大陆上气压比海洋上高。由此可见,在温度变化和分子扩散两个因素中,扩散起着主要的、决定性的作用。这里所说的扩散,是指空气的横向流动。因为由空气的纵向流动并不能改变竖直气柱的重量,也就不能改变大气的压强。

由于地球上的大气总量是基本恒定的。当一个地区的气温增加时,往往伴随着另一个地区温度的降低,这就为高温处的空气向低温处扩散带来了可能。而扩散的结果常常是高温处的气压比低温处低。北半球是接受太阳热量最多的盛夏时,南半球却是接受太阳热量最少的严冬。这时,由于北半球的空气要向南半球扩散而使北半球的气压较南半球要低。而由于大气总量基本不变,则此时北半球的气压就低于标准大气压,南半球的气压也就会高于标准大气压。同样,空气的反方向扩散又会使北半球冬季的气压高于标准大气压。因而,在北半球,冬季的大气压就会比夏季要高。

4. 大气压随气候而变化　大气压的变化还跟天气有关。在不同时间,同一地方的大气压并不完全相同。水蒸气的密度比空气密度小,当空气中含有较多水蒸气时,空气密度要变小,大气压也随着降低。一般说来,阴雨天的大气压比晴天小,晴天发现大气压突然降低是将下雨的先兆;而连续下了几天雨发现大气压变大,可以预计即将转晴。

大气压随气候变化的情况比较多,但最为典型的就是晴天与阴天大气压的变化。有句谚语叫“晴天的大气压比阴天高”,反映的就是大气压的这一变化规律。通常情况下,地面不断地向大气中进行长波有效辐射,同时大气也在不断地向地面进行逆辐射。晴天,地面的热量可以较为通畅地通过有效辐射和对流气层的向上辐散运动向外输运。阴天时,云层减少了对流层大气向外的辐散运动。云层这种保存地表和对流层热量的作用称为“温室效应”。这样,阴天地区的大气膨胀就比较厉害,从而导致阴天地区的大气横向向外扩散,使空气的密度减小,同时阴天地区大气的湿度比较大,也使大气的密度减小。因这两个因素的影响,从而导致阴天的大气压比晴天的大气压低。

5. 大气压一日之内有变化　对于同一地区,在一天之内的不同时间,地面的大气压值也会有所不同,这叫大气压的日变化。一天中,地球表面的大气压有一个最高值和一个最低值。最高值出现在 9～10 时,最低值出现在 15～16 时。

导致大气压日变化的原因主要有三点,一是大气的运动;二是大气温度的变化;三是大气湿度的变化。日出以后,地面开始积累热量,同时地面将部分热量输送给大气,大气也不断地积累热量,其温度升高湿度增大。当温度升高后,大气逐渐向高空做上升辐散运动,在下午 15～16 时,大气上升辐散运动的速度达最大值,同时大气的湿度也达较大值,由于这两个因素的影响,导致一天中此时的大气压最低。16 时以后,大气温度逐渐降低,其湿度减小,向上的辐散运动减弱,大气压值开始升高。进入夜晚,大气变冷开始向地面辐合下降,在上午 9～10 时,大气辐合下降压缩到最大程度,空气密度最大,此时的大气压是一天中的最高值。

6. 大气压一年之内有变化 同一地区,在一年之中不同时间其大气压的值也有所不同,这叫大气压的年变化。大气压的年变化,具体又分为三种类型,即大陆型、海洋型和高山型。其中海洋型大气压的年变化刚好与大陆型的相反。通常所说的"冬天的大气压比夏天高",指的就是大陆型大气压的年变化规律。

由于大气处于地球周围一个开放的没有具体疆界的空间之内,这就使它与密闭容器中的气体有着很多区别。夏天,大陆中的气温比海洋上高,大气的湿度也比较大(相对冬天而言),这样大陆上的空气不断向海洋上扩散,导致其压强减小。到了冬天,大陆上气温比海洋上低,大陆上的空气湿度也较夏天小,这样海洋上的空气就向大陆上扩散,使大陆上的气压升高。这就是大陆上冬天的大气压比夏天高的原因(大气温度也是影响大气压的一个因素,但在这里决定大气压变化的因素不是气温,而是大气的流动及大气的密度)。

(二) 气体温度

气体温度是分子热运动平均动能的标志,对确定的气体而言,温度与分子运动的平均速率有关,温度越高,反映气体分子热运动的平均速率越大,气体粒子的速度和其绝对温度成正比。温度是大量气体分子热运动的集体表现。在国际单位制中,温度的单位是开尔文,用符号 K 表示。常用单位为摄氏温度,用符号℃表示。

常用"T"来表示气体温度,可以用温度计来测量。

为了保证各种温度计测出的温度彼此一致,必须要有一个统一的温度尺度,这个温度尺度在技术上叫作"温标",国际上常用的温标有两种,即相对温标与绝对温标。

1. 相对温标 相对温标是建立在固定的、容易复现的水的三相平衡点基础上,即在沸点(在 101kPa 下液体水和水蒸气处于平衡状态)与冰点(在 101kPa 下冰与水处于平衡状态)之间划了很多彼此距离相等的分度,称之为"度"。

常用的摄氏温标在此两点间均分成 100 个刻度,即 100 度,符号为"℃",

冰点定为 0℃,沸点定为 100℃,对应温度称为摄氏温度。摄氏温度制定之初,是由瑞典天文学家安德斯·摄尔修斯于 1742 年制定,但摄尔修斯将在一个大气压下冰水混合物的温度规定为 100℃,水的沸点定为 0℃,之间均分成 100 个刻度,这恰恰和现在的摄氏温标刚好相反,后被人及时调换。

不常用的华氏温标在此两点间均分成 180 个刻度,即 180 度,符号为"F",冰点的温度 32F,对应温度称为华氏温度。华氏温度是由华伦海特于 1714 年制定。

摄氏温度与华氏温度之间的换算关系是:

$$t(℃) = \frac{5}{9}\left[F(F) - 32\right] \text{ 或 } F(F) = \frac{9}{5}t(℃) + 32 \qquad \text{式(2-3)}$$

式(2-3)中:

t——摄氏温度,单位为度(℃);

F——华氏温度,单位为度(F)。

2. 绝对温标　绝对温标也称"热力学温标",是国际单位制中基本温标。它建立在热力学第二定律基础上,以气体分子停止运动时的最低极限温度为起点,单位为 K(开尔文),用符号 T 表示,对应温度称为绝对温度。绝对温度与摄氏温度之间的换算关系是:

$$T(K) = t(℃) + 273.16 \qquad \text{式(2-4)}$$

式(2-4)中:

T——绝对温度,单位为开尔文(K);

t——摄氏温度,单位为度(℃)。

如 0℃即为 273.16K,20℃即为 293.16K。

(三) 气体体积

严格意义上讲,由于气体分子间距大,作用力小(可认为没有),所以以气体没有一定的形态和体积。但气体受限于某一容器或空间,气体就会充满该容器或空间,气体体积由容器或空间决定。

常用"V"来表示气体体积,其单位常为国际单位制中的升(L)、立方米(m^3)。

决定气体体积大小的因素,气体分子间平均距离比分子直径大得多,因此,当气体的物质的量(粒子数)一定时,决定气体体积大小的主要因素是粒子间平均距离的大小。

影响气体分子间平均距离大小的因素有气体温度和气体压强。温度越高,体积越大;压强越大,体积越小。当温度和压强一定时,气体分子间的平均距离大小几乎是一个定值,故粒子数一定时,其体积是一定值。

单位物质的量的气体所占的体积叫作气体摩尔体积,单位是 L/mol(升/摩尔)。在标准状况下(温度为 0℃ 和压强为 101.325kPa 的情况),1mol 任何理想气体所占的体积都约为 22.4L,因此,标准状况下气体摩尔体积为 22.4L/mol。在 25℃,101.325kPa 的情况下,气体摩尔体积约为 24.5L/mol。

(四) 气体物质的量

物质的量是一个物理量,常用"n"来表示,它表示含有一定数目粒子的集体,是表示物质所含微粒数(N)(如分子、原子等)与阿伏加德罗常数(N_A)之比,即:

$$n = \frac{N}{N_A} \qquad\qquad 式(2\text{-}5)$$

式(2-5)中:

n——物质的量,单位为摩尔(mol);

N——微粒数,单位为个;

N_A——阿伏伽德罗常数。阿伏伽德罗常数的数值为 0.012kg ^{12}C 所含碳原子
的个数,约为 6.02×10^{23}。

气体物质的量可以根据气体的体积与气体摩尔体积之比计算。将气体的体积换算为标准状况下的体积,由下式计算气体物质的量。

$$n = \frac{V}{V_m} \qquad\qquad 式(2\text{-}6)$$

式(2-6)中:

n——气体物质的量,单位为摩尔(mol);

V——标准状态下气体的体积,单位为升(L);

V_m——标准状态下气体摩尔体积,为常数,即 22.4,单位为升/摩尔(L/mol)。

(五) 气体的密度

气体的密度是指单位体积气体的质量,即气体的质量与其体积的比值。

$$\rho = \frac{m}{V} \qquad\qquad 式(2\text{-}7)$$

式(2-7)中:

ρ——气体的密度,单位为千克/立方米(kg/m^3)、克/升(g/L)或克/立方厘米
(g/cm^3);

m——气体物质的质量,单位为千克或克(kg 或 g);

V——气体的体积,单位为立方米(m^3)、升(L)或立方厘米(cm^3)。

气体的密度随温度、压力的变化而变化。

二、气体物理参数的有关定律

当压强、温度、体积发生变化时,气体这些参数会如何发生变化,这几项要素构成了多项气体定律,而三者之间又可以互相影响。

(一) 压强、温度、体积和物质的量之间的关系(理想气体状态方程)

压强、温度、体积和物质的量之间有何关系,科学家通过假设理想气体的研究,找出他们之间的关系。

理想气体为假想的气体。其特性为:气体分子间无作用力,气体分子本身不占有体积,气体分子与容器器壁间发生完全弹性碰撞。

理想气体状态方程(也称克拉伯龙方程)为:

$$PV=nRT \qquad 式(2-8)$$

式(2-8)中:

P——气体压强,单位为帕(Pa);

V——气体体积,单位为升或立方米(L 或 m^3);

n——气体物质的量,单位为摩尔(mol);

T——气体温度,单位为开尔文(K);

R——比例系数。

温度 T 和物质的量 n 的单位是固定不变的,分别为 K 和 mol,而气体的压强 P 和体积 V 的单位却有多种取法,这时,状态方程中的常量 R 的取值(包括单位)也就跟着改变,在进行运算时,千万要注意正确取用 R 值(表2-1)。

表 2-1　R 值及单位符号

压强单位(符号)	体积单位(符号)	R 的取值(符号)
标准大气压(atm)	升(L)	$0.082\,06[(L \cdot atm)/(mol \cdot K)]$
标准大气压(atm)	立方厘米(cm^3)或毫升(ml)	$82.06[(cm^3 \cdot atm)/(mol \cdot K)]$
帕斯卡(Pa)	升(L)	$8\,314[(L \cdot Pa)/(mol \cdot K)]$
千帕(kPa)	升(L)	$8.314[(L \cdot kPa)/(mol \cdot K)]$
帕斯卡(Pa)	立方米(m^3)	$8.314[(m^3 \cdot Pa)/(mol \cdot K)]$

注:1atm=101.325kPa;当各种物理量均采用国际单位(SI)时,$R=8.314J/mol \cdot K$

如果采用质量表示状态方程,理想气体状态方程则为:

$$PV = \frac{m}{M}RT \qquad\qquad 式(2-9)$$

式(2-9)中:

m——气体质量,单位为克(g);

M——气体的平均摩尔质量,单位为克/摩尔(g/mol);

其他符号同式(2-8)。

当实际气体压强不大,分子之间的平均距离很大,气体分子本身的体积可以忽略不计;温度不低,导致分子的平均动能较大,分子之间的吸引力相比之下可以忽略不计时,实际气体的行为就十分接近理想气体的行为,可当作理想气体来处理。

由此用理想气体状态方程,可以计算气体在标准状况下的体积。

由 $PV = nRT$ 得:

$$V = \frac{nRT}{P}$$

$$= \frac{1mol \times 8\,314L \cdot Pa/mol \cdot K \times 273.16K}{101\,325Pa}$$

$$= 22.412\,72L$$

(二)波义耳-马略特定律

依据气体状态方程式(2-8),当气体物质的量 n 一定时,若温度不变,则 nRT 就是确定值,即:

$$PV = K \qquad\qquad 式(2-10)$$

指在一定温度下,气体体积和其压强成反比,这就是波义耳-马略特定律。在一定温度下,气体体积增大时,其压强必减小;反之,气体体积减少时,其压强必增大。其数学表达式为:

$$P_1 V_1 = P_2 V_2 \qquad\qquad 式(2-11)$$

(三)查理定律

依据气体状态方程式(2-8),当气体物质的量 n 一定时,若压强不变,则 $\frac{V}{T} = \frac{nR}{P}$,$\frac{nR}{P}$ 就是确定值,即:

$$\frac{V}{T} = K \qquad\qquad 式(2-12)$$

当压强保持固定时,气体体积与其温度成正比,这就是查理定律。即气体随温度的增加,其体积也随之增大;反之,气体随温度的降低,其体积也随之缩小。其数学表达式为:

$$\frac{V_1}{T_1} = \frac{V_2}{T_2}$$ 式(2-13)

（四）盖·吕萨克定律

依据气体状态方程式(2-8),当气体的物质的量 n 一定时,若体积不变,则 $\frac{P}{T} = \frac{nR}{V}$, $\frac{nR}{V}$ 就是确定值,即:

$$\frac{P}{T} = K$$ 式(2-14)

一定质量的气体,当其体积一定时,它的压强与温度成正比,这就是盖·吕萨克定律。即气体随温度的增大,其压强也随之增大;反之,气体随温度的降低,其压强也随之降低。其数学表达式为:

$$\frac{P_1}{T_1} = \frac{P_2}{T_2}$$ 式(2-15)

在科学发展史上,先有波义耳-马略特、查理、盖·吕萨克的发现,而后综合三个定律,再加上阿伏伽德罗定律,即 V/n 为恒量,才得到克拉珀龙方程,即:理想气体状态方程。

（五）道尔顿分压定律

1810 年道尔顿发现,混合气体的总压等于把各组分气体置于同一容器里所产生的压强之和。这个规律称为道尔顿分压定律。

国际理论和应用化学联合会（IUPAC）的推荐,规定混合气体中的气体 A 的分压 P_A 的定义为:

$$P_A = \frac{n_A}{n} \times P = X_A P$$ 式(2-16)

式(2-16)中

P_A——气体 A 的分压,单位为帕（Pa）;

n_A——气体 A 的物质的量,单位为摩尔（mol）;

n——混合气体总的物质的量,单位为摩尔（mol）;

X_A——气体 A 的摩尔分数;

P——混合气体在同温度下的总压,单位为帕(Pa)。

于是我们又可以得到:

$$P = P_1 + P_2 + P_3 + P_4 + \cdots + P_j = \sum P_j = \sum X_j P \qquad 式(2\text{-}17)$$

式(2-17)表明,混合气体的总压等于同温度下各组分气体的分压之和,此式可用于任何混合气体。

例:混合气体中有 4.4g CO_2,14g N_2 和 12.8g O_2,总压为 2.026×10^5Pa,求各组分气体的分压。

解:先求出各组分气体的物质的量分数(摩尔分数),然后代入式(2-16)即可得各组分气体的分压。

$$n_{(CO_2)} = \frac{4.4g}{44g/mol} = 0.10mol$$

$$n_{(N_2)} = \frac{14g}{28g/mol} = 0.50mol$$

$$n_{(O_2)} = \frac{12.8g}{32g/mol} = 0.40mol$$

$$n = n_{(CO_2)} + n_{(N_2)} + n_{(O_2)} = 0.10 + 0.50 + 0.40 = 1.0mol$$

$$x_{(CO_2)} = \frac{n_{(CO_2)}}{n} = 0.10$$

$$x_{(N_2)} = \frac{n_{(N_2)}}{n} = 0.50$$

$$x_{(O_2)} = \frac{n_{(O_2)}}{n} = 0.40$$

$$P_{(CO_2)} = 0.10 \times 2.026 \times 10^5 Pa = 2.0 \times 10^4 Pa$$

$$P_{(N_2)} = 0.50 \times 2.026 \times 10^5 Pa = 1.0 \times 10^4 Pa$$

$$P_{(O_2)} = 0.40 \times 2.026 \times 10^5 Pa = 8.1 \times 10^4 Pa$$

(六) 饱和蒸气压

职业活动中使用或生产的原料、辅料、半成品、成品或副产品,这些物质的理化性质中常常有饱和蒸气压指标,饱和蒸气压是反映液体或固体物理性质的一项重要物理参数,如液体的沸点、液体混合物的相对挥发度等都与之有关。

液体蒸发时,液体内部平均动能较大的分子不断逸出液面成为蒸气,但同时蒸气中也有分子回到液体内。当在同一时间内,逸出液面的分子数和回入液体的分子数相等时,液面上方的蒸气密度不再增大,此时的蒸气即为饱和蒸气。固体升华时,与同种物质的固态处于动态平衡的蒸气,也称饱和蒸气。

如:放在杯子里的水,会因不断蒸发变得愈来愈少。如果把纯水放在一个密闭的容器里,并抽走上方的空气,当水不断蒸发时,水面上方汽相的压力,即水的蒸气所具有的压力就不断增加。但是,当温度一定时,汽相压力最终将稳定在一个固定的数值上,这时的汽相压力称为水在该温度下的饱和蒸气压力。当汽相压力的数值达到饱和蒸气压力的数值时,液相的水分子仍然不断地气化,汽相的水分子也在不断地冷凝。只是由于水的气化速度等于水蒸气的冷凝速度,液体量才没有减少,气体量也没有增加,液体和气体达到动态平衡状态。

饱和蒸气压:在一定温度下,与液体或固体处于相平衡的蒸气所具有的压力称为饱和蒸气压。

同一物质在不同温度下有不同的蒸气压,并随着温度的升高而增大。在同一温度下,不同物质的饱和蒸气压也不同。例如,在30℃时,水的饱和蒸气压为4 132.982Pa,乙醇为10 532.438Pa。而在100℃时,水的饱和蒸气压增大到101 324.72Pa,乙醇为222 647.74Pa。

蒸气压的大小首先与物质的分子质量大小、化学结构等有关,同时也和体系的温度有关。

在低于0.3MPa的压力条件下,常采用安托因(Antoine)方程来求取蒸气压,其公式如下:

$$\ln P = A - \frac{B}{T+C} \qquad \text{式(2-18)}$$

式(2-18)中:

P——物质的蒸气压,单位为毫米汞柱(mmHg);

T——绝对温度,单位为开尔文(K);

A、B、C为物理性质常数,不同物质对应于不同的 A、B、C 的值,可从有关的热力学手册中查到,表 2-2 给出了常见 23 种物质的经验参数值。在 1.333 ~ 199.98kPa 范围内误差小。

由(2-18)式可知,对于同一物质其饱和蒸气压的大小主要与系统的温度有关,温度越高,饱和蒸气压也越大。饱和蒸气压也是该物质在一定温度和 1 个大气压的条件下的分压。

表 2-2 安托因方程参数

名称	分子式	温度范围/℃	A	B	C
乙醛	C_2H_4O	−40~70	6.810 89	992.0	230
乙酸	$C_2H_4O_2$	0~36	7.803 07	1 651.1	225
		36~170	7.188 07	1 416.7	211
丙酮	C_3H_6O	—	7.024 47	1 161.0	224
氨	NH_3	−83~60	7.554 66	1 002.7	247.9
苯	C_6H_6	—	6.905 65	1 211.0	220.8
四氯化碳	CCl_4	—	6.933 90	1 242.4	230.0
氯苯	C_6H_5Cl	0~42	7.106 90	1 500.0	224.0
		42~230	6.945 04	1 413.1	216.0
氯仿	$CHCl_3$	−30~150	6.903 28	1 163.0	227.4
环己烷	C_6H_{12}	−50~200	6.844 98	1 203.5	222.9
醋酸乙酯	$C_4H_8O_2$	−20~150	7.098 08	1 238.7	217.0
乙醇	C_2H_6O	—	8.044 94	1 554.3	222.7
乙苯	C_8H_{10}	—	6.957 19	1 424.3	213.2
n-庚烷	C_7H_{16}	—	6.902 40	1 268.1	216.9
n-乙烷	C_6H_{14}	—	6.877 76	1 171.5	224.4
铅	Pb	525~1 325	7.827	9 845.4	273.2
汞	Hg	—	7.975 76	3 255.6	282.0
甲醇	CH_4O	−20~140	7.387 863	1 471.1	230.0
丁酮	C_4H_8O	—	6.974 21	1 209.6	216
n-戊烷	C_5H_{12}	—	6.852 21	1 064.6	232.0
异戊烷	C_5H_{12}	—	6.789 67	1 020.0	233.2
苯乙烯	C_8H_8	—	6.924 09	1 420.0	206
甲苯	C_7H_8	—	6.953 34	1 343.9	219.4
水	H_2O	0~60	8.107 65	1 750.3	235.0
		60~150	7.966 81	1 668.2	228.0

第二节　气体分子运动的特殊性质

气体与液体和固体的显著区别就是气体粒子之间间隔很大。这种间隔使得人眼很难察觉到无色气体。气体与液体一样是流体，可流动、可变形。与液体不同的是气体可以被压缩。假如没有限制（容器或外力）的话，气体可以扩散，其体积不受限制。气态物质的原子或分子相互之间可以自由运动。

一、气体分子运动的特点

气体分子运动的特点有：

1. 气体分子在高速运动，与气体分子本身体积相比，气体间的距离较大，分子间的相互作用力十分微弱，每个分子都可以在空间自由移动，一定质量的气体分子可以充满整个容器空间。

2. 分子间的碰撞频繁，这些碰撞及气体分子与器壁的碰撞都可看成是完全弹性碰撞。气体通过这种碰撞可传递能量，其中任何一个分子运动方向和速率大小都是不断变化的，这就是杂乱无章的气体分子热运动。

3. 从总体上看气体分子沿各个方向运动的机会均等，因此对大量分子而言，在任一时刻向容器各个方向运动的分子数是均等的。

4. 大量气体分子的运动速率是按一定规律分布，呈"中间多，两头少"的分布规律，且这个分布状态与温度有关，温度升高时，平均速率会增大。

二、气体分子运动速率及分布

气体分子运动速率是很大的，但同一种气体，在相同的条件下（温度、压力），各个分子的运动速率是有差异的，符合麦克斯韦分布律（图2-1）。

气体分子运动速率可由麦克斯韦分布函数推算，其中平均速率：

$$\bar{v} = \sqrt{\frac{8RT}{\pi M}} \approx 1.60\sqrt{\frac{RT}{M}} = 1.6\sqrt{\frac{kT}{m}} \qquad 式（2-19）$$

式（2-19）中：

$\bar{v}$——气体分子平均速率，单位为米/秒（m/s）；

M——气体分子摩尔质量，单位为克/摩尔（g/

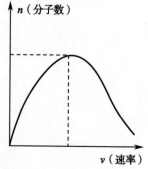

图2-1　分子的运动速率分布

mol)；

m——气体分子质量，单位为克（g）；

k——玻尔兹曼常数（$1.38×10^{-23}$），单位为焦耳/开尔文（J/K）；

其他同上。

最可速率（也就是出现概率最多的速率）：

$$v_p = 1.41\sqrt{\frac{RT}{M}} = 1.41\sqrt{\frac{kT}{m}}　　　　式（2-20）$$

式（2-20）中：

v_p——气体分子最可速率，单位为米/秒（m/s）；

其他同上。

由式（2-19）可以推算气体分子平均速率，如，在1个大气压温度300K时，计算氢气、氧气、水蒸气、一氧化碳、二氧化碳、二氧化硫、二氧化氮、氨气、氯气、硫化氢等气体分子的平均速率，计算结果见表2-3。

表 2-3　气体在 300K 温度下的平均平动速率

气体	$\bar{v}/m \cdot s^{-1}$	气体	$\bar{v}/m \cdot s^{-1}$
氢气	1 774	水蒸气	596
氨气	1 266	氧气	446
氮气	478	二氧化硫	316

由表2-3可知，气体分子在高速运动，类似于声音在不同介质的传播速度，如声音在不同的介质中的传播速度：空气（15℃）340m/s，空气（25℃）346m/s，软木500m/s，海水（25℃）1 531m/s，铁（棒）5 200m/s。

由式（2-19）和式（2-20）可知，气体分子平均速率和最可速率与温度的平方根（$\sqrt{T}$）成正比，温度越高，气体分子平均速率越大。气体分子平均速率和最可速率与气体质量的平方根（$\sqrt{m}$）或气体分子摩尔质量的平方根（$\sqrt{M}$）成反比，气体分子摩尔质量越大，气体分子平均速率越小。

如图2-2所示，当$T_2 > T_1$时，气体分子平均速率和最可速率都向轴右方向偏

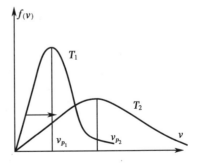

图 2-2　气体分子运动速率与温度的关系

移,说明随温度升高,气体分子平均速率和最可速率增大。

如图 2-3 所示,当 $m_1 > m_2$ 时,气体分子平均速率和最可速率都向轴左方向偏移,说明随气体质量增加,气体分子平均速率和最可速率在减小。

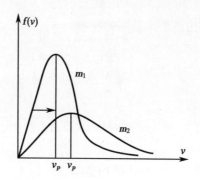

图 2-3　气体分子运动速率与气体分子质量的关系

三、分子间的碰撞及平均自由程

分子间的碰撞是很频繁的,一个分子在单位时间内与其他分子碰撞的平均次数,称分子的平均碰撞频率。

在标准状态下,$1cm^3$ 体积中有 2.69×10^{19} 个空气分子。这样大的分子密度致使气体分子每通过一段很短的路程就发生相互碰撞,改变速度大小和方向,所有分子所走的路程十分曲折(图 2-4)。

研究表明,对于同种气体,在温度不变时,压强越大,分子间碰撞越频繁,或在压强不变时,温度越低,分子间碰撞越频繁。

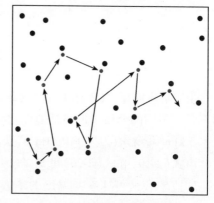

图 2-4　气体分子运动路程

一个分子在连续两次碰撞间走过的路程叫分子的平均自由程。

平均自由程可按下式计算。

$$\bar{\lambda} = \frac{\bar{v}}{\bar{z}} = \frac{1}{\sqrt{2}\pi d^2 n} = \frac{kT}{\sqrt{2}\pi d^2 P} \qquad 式(2-21)$$

式(2-21)中:

$\bar{\lambda}$——平均自由程,单位为米(m);

$\bar{z}$——平均碰撞频率,单位为每秒次(s^{-1});

d——分子有效直径,单位为米(m);

其他同上。

式(2-21)表明,对于同种气体,分子的平均自由程$\bar{\lambda}$与物质的量n成反比,而与分子平均速率$\bar{v}$无关;在一定温度下,分子的平均自由程$\bar{\lambda}$与压强成反比。

例如:计算空气分子在标准状况下的平均自由程和平均碰撞频率。空气分子的有效直径$d=3.5\times10^{-10}m$,平均摩尔质量$M=2.9\times10^{-2}kg/mol$。

解:　　　$\bar{\lambda}=\dfrac{kT}{\sqrt{2}\pi d^2 P}$

$$=\dfrac{1.38\times10^{-23}\times273}{1.41\times3.14\times(3.5\times10^{-10})^2\times1.013\times10^5}=6.83\times10^{-8}m$$

平均速率

$$\bar{v}=\sqrt{\dfrac{8RT}{\pi M}}=\sqrt{\dfrac{8\times8.31\times273}{3.14\times2.9\times10^{-2}}}=446.3m\cdot s^{-1}$$

平均碰撞频率

$$\bar{z}=\dfrac{\bar{v}}{\bar{\lambda}}=\dfrac{446.3}{6.83\times10^{-8}}\approx6.5\times10^9 s^{-1}$$

可以看出,气体平均自由程$\bar{\lambda}$为$10^{-7}m$数量级,与分子有效直径d的$10^{-10}m$数量级相比,大10^3倍。说明分子运动很自由,也说明分子运动很不规则,气体分子每进$10^{-7}m$,即要发生一次碰撞,每秒碰撞几十亿次。

通过气体分子运动速率及分布、分子间的碰撞及平均自由程知识的了解,可以更好地理解上述气体分子运动的特点。

第三节　气体基本性质

从微观考察气体性质,具有扩散性、流动性、可膨胀压缩性等。

一、气体扩散性

上述讲的气体分子运动的特点,通常是感知不到的,必须通过特殊仪器设备才能检测。但在日常生活中,打开芝麻油瓶,能够闻到油香,汽车加油,能够闻到汽油味道等等现象,使我们感知到油香是从瓶口出来扩散到面前,汽油味道是从加油口扩散出来到面前。气体的这种微观性质,称作气体扩散性。

扩散现象是指相互接触的不同物质,彼此进入对方的现象。

气体扩散性指气体不藉外力(如风力)的协助,其分子渐渐运动而散布至系统内每一角落的过程。

由于气体分子运动的特点,气体分子不断在高速运动,与气体分子本身体积相比,气体间的距离较大,分子间的相互作用力十分微弱。每个分子都可以在空间自由移动,一定质量的气体分子可以充满整个容器空间,可以理解气体的扩散能力很强。

从微观分子角度来讲任何物质都不停地在做无规则运动,这种无规则运动称为布朗运动。布朗运动的特点是:①无规则;②永不停息;③颗粒越小,布朗运动越明显;④温度越高,布朗运动越明显。

正是这种无规则运动使气体分子间彼此能够进入对方,但扩散是一种有方向的规则运动,无规则运动是各向同性的,并且是可以逆向、重复发生的。但扩散现象是有方向性的,是不会逆转的单方向过程。所以扩散都是在有动力作用下发生。

分子扩散是指气体不借外力(如风力)之协助,以浓度差为推动力,使分子从高浓度区向低浓度区的迁移,直到一相内各部分的浓度达到一致或两相间的浓度达到平衡为止,是自然界和工程上最普遍的扩散现象。

(一)菲克(Fick)第一定律

在稳态扩散过程中,单位时间内通过垂直于扩散方向的单位截面积的扩散物质流量(称为扩散通量,用"J"表示)与该截面处的浓度梯度成正比。也就是说,浓度梯度越大,扩散通量越大,这就是菲克第一定律。

菲克第一定律的数学表达式如下:

$$J = -D\frac{dC}{dx} \qquad\qquad 式(2\text{-}22)$$

式(2-22)中:

J——扩散通量,单位为千克/平方米/秒(kg/(m^2·s));

D——扩散系数,单位为平方米/秒(m^2/s);

C——扩散气体的体积浓度,单位为千克/立方米(kg/m^3);

x——扩散层的厚度,单位为米(m);

$\dfrac{dC}{dx}$——浓度梯度,单位为千克/四次方米(kg/m^4)或原子数/四次方米(个/

m^4);

"﹣"——表示扩散方向为浓度梯度的反方向,即扩散气体由高浓度区向低浓度区扩散。

根据 D 和 $\dfrac{dC}{dx}$ 的单位,扩散通量 J 的单位就是 kg/（m²·s）或原子数/（m²·s）。

式（2-22）中的扩散系数 D,是物质的物理性质之一,表示它的扩散能力。扩散系数是指当浓度梯度为一个单位时,单位时间内通过单位面积的气体量。在气体中,如果相距 1cm（或者每米）的两部分,其密度相差为 1g/cm³（或者每立方米）,则在 1 秒内通过 1cm²（或者平方米）面积上的气体质量,规定为气体的扩散系数,单位为 cm²/s 或者 m²/s。

扩散系数 D 的计算方法见下式:

$$D = \frac{435.7\sqrt{T^3}}{p\left(\sqrt[3]{V_A} + \sqrt[3]{V_B}\right)^2}\sqrt{\frac{1}{M_A} + \frac{1}{M_B}} \qquad\qquad 式（2-23）$$

式（2-23）中:

D——扩散系数,单位为平方米/秒（m²/s）;

T——热力学温度,单位为开尔文（K）;

P——总压强,单位为帕斯卡,简称帕（Pa）;

M_A、M_B——气体 A、B 的摩尔质量,单位为克/摩尔（g/mol）;

V_A、V_B——气体 A、B 摩尔扩散体积,单位为立方米/摩尔（m³/mol）。

扩散系数 D 与气体的浓度无直接关系,与绝对温度的 1.5 次幂成正比,与压强成反比,它随气体温度的升高及总压强的下降而增大。这可以用气体的分子运动论来解释。随着气体温度升高,气体分子的平均运动动能增大,故扩散加快,而随着气体压强的升高,分子间的平均自由行程减小,故扩散就减弱。当然,按照气体状态方程,浓度与压力、温度是相互关联的,所以扩散系数与浓度是有关的。

常见气体在空气中扩散系数见表2-4,可以看出,气体在空气中扩散系数多在 $10^{-4} \sim 10^{-5}$ m²/s 的量级。

菲克第一定律只适应于扩散通量 J 和浓度 C 不随时间变化的稳态扩散场合（图 2-5）。对于稳态扩散也可以描述为:在扩散过程中,各处的扩散组分的浓度 C 只随距离 x 变化,而不随时间 t 变化,每一时刻从前边扩散来多少原子,就向后边扩散走多少原子,没有盈亏,所以浓度不随时间变化。

表2-4 某些气体在常压下(1.013×10⁵Pa)的扩散系数

系统	温度 K	扩散系数 D ($10^{-5}\,m^2/s$)	系统	温度 K	扩散系数 D ($10^{-5}\,m^2/s$)
Cl_2-空气	273	1.24	甲醇-空气	273	1.32
NH_3-空气	273	1.98	乙醇-空气	273	1.02
CO_2-空气	273	1.28	正丁醇-空气	273	0.703
	298	1.64	苯-空气	298	0.962
SO_2-空气	293	1.22	甲苯-空气	298	0.844

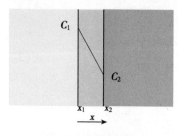

图2-5 扩散原理图

菲克第一定律的数学表达式,可以根据需要,按照气体状态方程,转换为多种形式。

(二)菲克第二定律

实际上,大多数扩散过程都是在非稳态条件下进行的。非稳态扩散的特点是:在扩散过程中,扩散通量随时间和距离变化。通过各处的扩散通量 J 随着距离 x 在变化。对于非稳态扩散,就要应用菲克第二定律了。

菲克第二定律指出,在非稳态扩散过程中,在距离 x 处,浓度随时间的变化率等于该处的扩散通量随距离变化率的负值。

菲克第二定律的数学表达式如下:

$$\frac{\partial C}{\partial t} = D\frac{\partial^2 C}{\partial x^2}$$
式(2-24)

式(2-24)中符号和单位同式(2-22)。

(三)气体扩散定律(也称格拉罕姆定律)

同温同压下各种不同气体扩散速度与气体密度的平方根成反比。即:气体密度越大,扩散速度越慢,反之,气体密度越小,扩散速度越快。扩散速率可以理解为同样时间内扩散的体积比。

用公式表达为:

$$\frac{U_A}{U_B} = \frac{\sqrt{\rho_B}}{\sqrt{\rho_A}}$$
式(2-25)

式（2-25）中：

U_A、U_B——气体 A、B 的扩散速度，单位为米/秒（m/s）；

ρ_A、ρ_B——气体 A、B 的密度，单位为千克/立方米（kg/m³）。

通常情况下，气体密度的数据不容易找到，但气体摩尔质量很容易查到，由气体状态方程可知同温同压下气体密度比等于气体摩尔质量比。

推导如下：

由气体状态方程 $PV=nRT$ 得，$\dfrac{n}{V}=\dfrac{P}{RT}$

在压强 P 和温度 T 一定下，$\dfrac{n}{V}$ 是定值，假设为 K

$$\rho=\frac{m}{V}=\frac{nM}{V}=KM$$

$$\frac{\rho_B}{\rho_A}=\frac{KM_B}{KM_A}=\frac{M_B}{M_A}$$

由此可知：

$$\frac{U_A}{U_B}=\frac{\sqrt{\rho_B}}{\sqrt{\rho_A}}=\frac{\sqrt{M_B}}{\sqrt{M_A}} \qquad\qquad 式（2-26）$$

式（2-26）中：

M_A、M_B——气体 A、B 的摩尔质量，单位为克/摩尔（g/mol）；

其他同（2-25）。

由式（2-26）可知，同温同压下各种不同气体扩散速度与气体摩尔质量的平方根成反比。

例如，氧气和氢气，其摩尔质量分别是 32 和 2，那么

$$\frac{U_{H_2}}{U_{O_2}}=\frac{\sqrt{M_{O_2}}}{\sqrt{M_{H_2}}}=\sqrt{\frac{32}{2}}=\sqrt{\frac{16}{1}}=\frac{4}{1}$$

表明在同温同压条件下，氢气扩散速度是氧气扩散速度的 4 倍。

由此可以将气体扩散定律理解为：同温同压下各种不同气体扩散速度与气体摩尔质量的平方根成反比。气体摩尔质量越大，扩散速度越慢，反之，气体摩尔质量越小，扩散速度越快。

依据格拉罕姆定律，只要知道一种气体在空气中的扩散速度，就可以推算其他气体的扩散速度。

（四）气体的扩散公式

在"气体分子运动速率及分布"中，知道气体分子运动平均速率是很快的，和声速是一个数量级的。但是当打开香油瓶盖，瞬间就听到开瓶盖的声音，却不能在瞬间闻到油香，要在相对更长的时间之后才会闻到。由此可以知道，气体分子扩散速率比运动平均速率小得多，那么究竟扩散速率有多大呢？

克劳修斯提出分子碰撞的问题解决了人们的疑惑，因为分子会和空间中分布的数密度很大的其他分子发生很多次碰撞才传播出去。从而使分子经历了十分曲折的路径，导致气体分子平均速率很大但是扩散速率却很小。

布朗粒子运动的扩散公式，可用数学推导，得出了扩散距离与时间的关系，气体分子的扩散公式，即：

$$\overline{x}^2 = 2Dt \qquad\qquad 式（2\text{-}27）$$

式（2-27）中：

$\overline{x}$——扩散距离，单位为米（m）；

D——扩散系数，单位为平方米/秒（m²/s）；

t——扩散时间，单位为秒（s）。

式（2-27）表明，扩散距离 $\overline{x}$ 与时间的开方成正比。

$\overline{x}$-t 的关系图像如图 2-6 所示，依图像可以得出，100 秒内气体在空气中大约可以前进 3cm，这与气体分子运动平均速率每秒几百米相差很大。

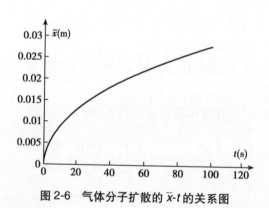

图 2-6　气体分子扩散的 $\overline{x}$-t 的关系图

二、气体流动性

流动是指物体中部分物质位置的变化，是部分物质的整体迁移运动。例如水体中一部分水从左边流到了右边，表示这部分水整体位置从左边迁移到了右边。气体流动性指气体中部分气体在外力作用下发生位置迁移的现象，也称输运现象。

　　气体由于分子或原子间的距离很大,它们之间的引力可以忽略,因此气体的黏滞性很小,流动性很强,输运能力很强。

　　气体流动性和扩散性既有相似又有差别,相似的部分,都是气体分子之间的相互渗透;差别的是,渗透方式不同,扩散性是单个分子间无规则的相互进入,流动性是成团分子整体定向移动,成团分子从一个地方输运到另一个地方,气体中各部分为相对运动。

　　因为气体具有流动性,在外力的作用下,就产生了气体对流、平流、紊流、湍流等扩散现象。对流扩散是依靠外力(如风力)作用,使气体成团分子整体迁移运动的现象。

　　对流可分自然对流和强迫对流两种。自然对流往往自然发生,是由于浓度差或者温度差引起密度变化而产生的对流。气体内的温度梯度会引起密度梯度变化,若低密度流体在下,高密度流体在上,则将在重力作用下形成自然对流。强迫对流是由于外力的推动而产生的对流,如风迫使空气流动,带动树木晃动。

　　空气的水平运动称为风。风是平流扩散的主要动力,风对气体有害物质起到整体输送作用,对气体的扩散有着十分重要的作用。风速决定对流扩散速度,风级与风速的关系见表2-5。

表2-5　风级与风速的关系表

风力等级	风的名称	风速/m·s⁻¹	风力等级	风的名称	风速/m·s⁻¹
0	无风	$0 \sim 0.2$	9	烈风	$20.8 \sim 24.4$
1	软风	$0.3 \sim 1.5$	10	狂风	$24.5 \sim 28.4$
2	轻风	$1.6 \sim 3.3$	11	暴风	$28.5 \sim 32.6$
3	微风	$3.4 \sim 5.4$	12	飓风	$32.7 \sim 36.9$
4	和风	$5.5 \sim 7.9$	13	飓风	$37.0 \sim 41.4$
5	清劲风	$8.0 \sim 10.7$	14	飓风	$41.5 \sim 46.1$
6	强风	$10.8 \sim 13.8$	15	飓风	$46.2 \sim 50.9$
7	疾风	$13.9 \sim 17.1$	16	飓风	$51.0 \sim 56.0$
8	大风	$17.2 \sim 20.7$	17	飓风	$56.1 \sim 61.2$

　　湍流是指气流在三维空间内随空间位置和时间的不规则涨落,伴随着流动的涨落,气体中各种物质都呈无规则涨落。换言之,空气的无规则运动,谓

之大气湍流。湍流具有随机性。湍流对气体有害物质起到混匀作用。

三、气体压缩膨胀性

热胀冷缩是物体的一种基本性质,物体在一般状态下,受热以后会膨胀,在受冷的状态下会缩小。

物体受压力和温度的影响,具有压缩性和膨胀性。当压力增高时,其密度增加而体积变小,反之,当压力减小时,其密度减小而体积变大;当温度升高时,其密度减小而体积变大,反之,当温度降低时,其密度增加而体积变小。

气体的压缩膨胀性是指气体的体积可以利用外力来改变。在其他条件不变的情况下,加压气体体积变小,减压气体体积变大;加热气体体积变大,降温气体体积变小。由于气体的各分子之间的间距很大,压缩膨胀性更显著。

四、气体热扩散

以温度差为推动力的扩散称为热扩散。

热扩散现象:将装有 A、B 两种气体分子均匀混合物的封闭容器,在左右两端分别连接 T_1 和 T_2($T_1 > T_2$)两个温度不同的热储时,热流就从气体混合物中通过。经过一段时间后,由于热流的影响,A、B 两种气体分子就会分别优先聚集在容器的两端。从实验观察和分子动力学角度可以知道通常较轻的分子倾向

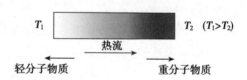

图 2-7　热扩散示意图(只有两端分别和高低温热储相连接,其余中间部分和外界绝热)

于集中在较高温度的区域,较重的分子倾向于集中在较低温度的区域,结果原来均匀的气体混合物就会变成不均匀,并在容器中形成一个有浓度梯度的非平衡定态(图 2-7),这种现象又称为沙莱特效应。

扩散是指从高浓度到低浓度正向扩散的现象,而热扩散是指从均匀混合物变成不均匀的反向扩散(或分离)的现象。

第四节　气体有害物质在工作场所空气中扩散过程

了解气体扩散种类、扩散方式和扩散过程,有利于判断工作场所空气中气体有害物质浓度的分布,寻找有代表性的采样点。

气体有害物质进入工作场所空气中的方式主要有:分子扩散(也称浓度差扩散)、对流扩散,另外还有其他扩散,如热扩散、重力扩散等。除分子扩散以外,其他扩散都是由外力引起的被动扩散。

一、工作场所空气中气体有害物质的来源

工作场所空气中气体有害物质来源甚广,几乎所有化工行业在生产过程中均可或多或少产生气体有害物质。不论什么行业,其来源主要有下列几个途径:

(一) 常温常压下的物质挥发或升华

如原料、辅助材料、中间产品(中间体)、半成品、成品、夹杂物、副产品或废弃物的挥发或升华。如加油站的汽油挥发、喷漆/调漆时的有机溶剂挥发、使用汞工作场所汞的升华、加氨工作场所的氨挥发、槽车装卸有机溶剂时的挥发、挥发性物品存放场所的挥发等。涂料施工、喷漆、电缆、印刷、粘接、金属清洗等行业都需利用有机溶剂作为原料的稀释剂或清洗剂,在使用过程中,这些有机溶剂绝大部分经挥发进入工作场所空气中。

(二) 地质条件下自然存在的气体因人类的开发而逸出

例如,煤矿开采时,煤层气有一氧化碳、硫化氢等。有文献报道,某隧道在开掘过程中,隧道内富集了硫化氢、一氧化碳、二氧化碳等 8 种有毒气体有害物质。这些有毒气体像是困在一个个气球中,隐藏在山脉的岩层里。一旦施工中戳破了这些有毒气球,毒气就会爆发出来。

(三) 化学反应的产物逸散

主要发生在下列过程:

1. 常压燃烧条件下的化学反应　如:氮气与氧气反应生成二氧化氮;碳与氧气反应生成一氧化碳或二氧化碳;硫与氧气反应生成二氧化硫;电焊过程产生臭氧等。燃烧产生的烟气主要含有悬浮的少量颗粒物、燃烧产物、未燃烧和部分燃烧的燃料、氧化剂以及惰性气体(主要为 N_2)等组成。燃烧可能释放出的有害物有:二氧化碳、一氧化碳、硫的氧化物、氮的氧化物、烟、飞灰、金属及其氧化物、金属盐类、醛、酮和稠环碳氢化合物。这些有害物质的形成与燃烧条件有关,燃料不同、燃烧方式不同,燃烧产物也有一定的差异。从图 2-8 可以看出,只要有燃烧,就有硫的氧化物,燃烧反应的最高温度对硫的氧化物产生量基本没有影响;氮的氧化物随燃烧反应的最高温度增高而增加;一氧化碳以及未燃尽的碳氢化合物随燃烧反应的最高温度增高而降低。

在煤的燃烧过程中,应当注意汞蒸气及含汞颗粒物的产生,当燃烧温度高

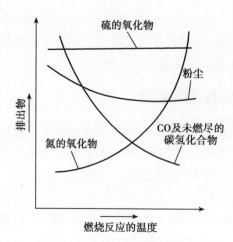

图 2-8　燃烧产物与温度的关系

于 900℃时,汞的析出率大于 90%。

2. 自然条件下分解产物及反应产物　如:磷化铝遇湿分解生成磷化氢等;聚氯乙烯塑料加热至 160~170℃时可分解产生氯化氢。

3. 高温高压条件下的化学反应因设备密封异常而逸散　如:化工行业的重整、催化、裂解车间逸散苯、二氧化硫、氨等有机或无机挥发物。

（四）气体有害物质的泄漏

在通常条件下,气体有害物质应在密封设备储存,不应泄漏,但在设备或管道老化且未能及时维护情况下,易造成泄漏,严重的泄漏会造成职业病危害事故。气体有害物质的泄漏包括下列两种情况:①储存条件下原物质是气体,气体从泄漏孔喷出;②储存条件下原物质是液体,泄漏时,因压力的减小或温度升高,液体迅速汽化为气体,而后从泄漏孔喷出。

根据气体有害物质产生方式,可将工作场所空气中气体有害物质的来源划分为两种产生源,一种产生源自身就是气体,如:地质条件下自然存在却因人类的开发而逸出的气体、高温高压条件下化学反应产生的且因设备密封异常而逸散的气体、储存罐泄漏的气体等,该产生源可以简称为原物气体源。另一种产生源自身不是气体而是固体、液体,通过一定的条件转化为气体,如:常温常压下的物质挥发或升华产生的气体、常压燃烧条件下的化学反应产生的气体、自然条件下分解产物及反应产物为气体等,该产生源可以简称为产物气体源。

二、气体有害物质在工作场所空气中扩散过程

气体排放后在空气中扩散过程极其复杂,扩散过程中的一些现象和规律还没有被人们很好理解。与大气环境的气体扩散过程相比,气体有害物质在工作场所空气的扩散过程,虽然有类同,但相对比较简单,因为,工作场所的风速、温度比较稳定,空间狭小,扩散距离有限。

（一）原物气体源的气体有害物质在工作场所空气中扩散过程

原物气体源的气体排放,可分为连续排放、非连续排放和复杂排放。连接

在大型储罐上的管道穿孔、柔性连接器处出现的小孔或细缝、容器或管道的破裂、阀门破损、高温高压条件下的化学反应而因设备密封异常而逸散等现象，均能造成气体连续排放；压力容器安全阀异常起动、瞬间冲料形成的事故排放等，能够造成气体非连续排放或瞬间排放；矿井开采时，矿物质间包裹气体，其排放过程比较复杂。

1. 连续排放的气体有害物质在工作场所空气中扩散过程 连续排放的气体有害物质在工作场所空气中扩散过程可分为有风扩散和静风扩散。

（1）有风扩散：有风扩散基本上按下列步骤扩散。

1）当气体有害物质刚刚冲进入空气中时，形成连续的气体团，该气体团为纯或浓度较高的有害物质，其周围被空气包围。

2）在风的作用下，气体团沿风向方向连续输送，同时，在分子扩散、对流扩散、湍流扩散等共同作用下，气体团与空气不断地发生相互渗透，气体团逐渐地转变为有害物质和空气的混合物。距离发生源越远，有害物质与空气混合的越充分，有害物质浓度相对越低。形成了有害物质扩散带，该扩散带距源越近，有害物质浓度越大，其扩散带如图 2-9所示，其扩散模式为烟流扩散。

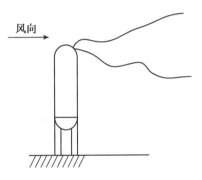

图 2-9 烟流扩散模式

受风速、工作场所环境的影响，烟流扩散的几何形态大概可分为 5 种类型：①波浪型：有害物质扩散带上下左右大幅度地无规划地扩散和湍动，呈波浪型；②锥型：有害物质扩散带呈圆锥型扩散；③扇型：风速小而无紊流，有害物质扩散带薄而宽，近似扇型；④屋脊形或称上扬型：有害物质扩散带类似斜屋顶；⑤熏烟形或称下喷型：有害物质扩散带形状与屋顶型相反。

3）若是露天工作场所，有害物质扩散带将沿风向继续向更远地方扩散。

4）若是室内工作场所，有害物质扩散带在建筑物的阻挡下，扩散带被折转方向，逐渐弥漫整个室内空间，在下风向处，有害物质浓度蓄积的较高。若室内有排风，有害物质扩散带将被抽出室内。

（2）静风扩散：静风扩散基本上按下列步骤扩散。

1）当气体有害物质刚刚冲进入空气中时，形成连续的气体团，该气体团为纯或浓度较高的有害物质，其周围被空气包围。

2）气体团不断扩大，其中心部位基本为纯或浓度较高的有害物质，气体团的边沿因分子扩散作用,与空气混合。

3)当气体有害物质比空气的摩尔质量小时,气体团向上扩散。

4)当气体有害物质比空气的摩尔质量大时,气体团向下扩散。

2. 非连续排放的气体有害物质在工作场所空气中扩散过程 非连续排放的气体有害物质在工作场所空气中扩散过程也分为有风扩散和静风扩散。

(1)有风扩散:有风扩散基本上按下列步骤扩散。

1)当气体有害物质刚刚冲进入空气中时,形成非连续的气体云团,该气体云团为纯或浓度较高的有害物质,其周围被空气包围。

2)在风的作用下,气体云团沿风向方向漂移,同时,在分子扩散、对流扩散、湍流扩散等共同作用下,有害物质与空气不断地发生相互渗透,气体云团逐渐地转变为有害物质和空气的混合物。形成的有害物质污染云团如图 2-10 所示,其扩散模式为烟团扩散。

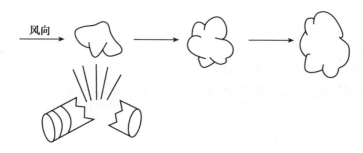

图 2-10 烟团扩散模式

3)若是露天工作场所,气体云团将沿风向继续向更远地方扩散。

4)若是室内工作场所,在建筑物的阻挡下,云团被滞留在室内下风向处,逐渐弥漫整个室内空间。若室内有排风,气体云团将被抽出室内。

(2)静风扩散:静风扩散基本上按下列步骤扩散:

1)当气体有害物质刚刚冲进入空气中时,形成非连续的气体云团,该气体云团为纯或浓度较高的有害物质,其周围被空气包围。

2)气体云团因分子扩散作用,与空气混合,有害物质逐渐被稀释。

3)当气体有害物质比空气的摩尔质量小时,气体云团向上漂浮。

4)当气体有害物质比空气的摩尔质量大时,气体云团向下沉浮。

3. 复杂排放下的气体有害物质工作场所空气中扩散过程 如在人类对矿物质开发过程中,气体有害物质伴随着生产过程而产生,因此,生产过程、生产方式对气体有害物质的扩散起着决定性作用,如矿井开采时,因井下空间有限,为了生存和生产,必须通风,在开采过程,逸出的气体有害物质将伴随通风的方向流动,随风速的大小和风的走向而移动,并不断进行分子扩散、对流扩散、紊流扩散,直至被排出巷道,进入环境大气中。

(二)产物气体源的气体有害物质在工作场所空气中扩散过程

与原物气体源相比,产物气体源的气体有害物质在工作场所空气中扩散过程,多了一个形成气体并逸散到空气中的过程,一旦有害物质转变为气体进入空气中,其扩散过程与原物气体源的气体有害物质在工作场所空气中扩散过程类同。

1. 液体或固体物质的挥发或升华产生的气体有害物质在工作场所空气中扩散过程　常压下的原料、辅料、半成品、成品或副产品等,因挥发或升华而产生气体,一旦气体从液体液面或固态表面形成,高速运动的气体分子就会进入空气(图 2-11),与空气分子不断的碰撞,逐渐扩散到空气中。这个过程主要依靠分子扩散。

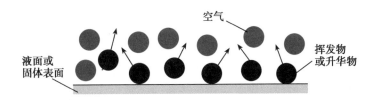

图 2-11　挥发或升华物质的分子扩散

如果没有气体的分子扩散,气体有害物质就不可能进入工作场所空气中,正像河床上的沙粒,不能混进水中一样,始终趴在河床上。所以,挥发或升华产生的气体有害物质进入空气的第一步是由分子扩散作用引起的。由气体的扩散公式(2-27)可知,这种扩散是很慢的,大约 100 秒能够扩散 3cm,一旦进入空气,将随空气流动而快速扩散,其扩散速度受控于空气流动,其扩散方向也受控于风的方向。在不断挥发或升华的情况下,气体有害物质不断逸散到空气中,其扩散过程类似于原物气体源连续排放的气体有害物质在工作场所空气中扩散过程。

2. 化学反应逸散的气体有害物质在工作场所空气中扩散过程　化学反应逸散的气体有害物质,多数气体分子携带较高的动能,气体分子运动速率相对较快。气体一旦产生便冲入空气,这种扩散依靠气体分子的动能,其冲入空气的距离,随动能的大小而变化,动能小的气体分子进入空气的距离近,动能大的气体分子进入空气的距离远。因此,这种扩散可能在很大的范围内,空气中有害物质相对集中,浓度较高。一旦有害物质进入空气中,其扩散就类同于原物气体源的气体有害物质在工作场所空气中扩散过程。

(三) 影响气体有害物质在工作场所空气中扩散的因素

工作场所的环境条件,既受大气环境影响,又受工作场所条件影响,因此千变万化,主要影响有风向风速、通风设施、建筑物的结构、设备和人员移动等因素。

1. 风向风速对气体有害物质在工作场所空气中扩散的影响　风向影响气体有害物质的扩散方向,有害物质向下风向漂移。因此,工作人员工作时尽可能处于有害物质释放点的上风向位置,就可以减少危害。在采样时,采样点要处于有害物质释放点的下风向位置,就可以采集到较高浓度的样品。

风速影响气体有害物质的扩散速度和被空气稀释的速度,风速越大,有害物质的被输送得越远,被空气稀释的速度越快。

2. 通风设施对气体有害物质在工作场所空气中扩散的影响　通风设施的运转易产生空气的定向移动,自然产生风向风速,与自然风向风速相比,是一种相对稳定的风向风速,但距离通风设施越远地方,风速越小,越近地方,风速越大。

在受大气环境影响的工作场所,风向风速既受大气环境影响,也受排风设施影响,当大气环境的风向与排风设施的风向一致时,促进有害物质的扩散速度和被空气稀释的速度。当大气环境的风向与排风设施的风向不一致时,有可能减弱有害物质的扩散速度和被空气稀释的速度。

3. 气温和湿度对气体有害物质在工作场所空气中扩散的影响　气温对气体有害物质扩散影响较大,气温高,气体分子的运动速度大,扩散速度快,反之亦然。湿度影响空气的密度进而影响气体有害物质在工作场所空气中扩散,湿度影响空气与有害物质气体团的热交换从而影响有害物质分子扩散速度。

4. 设备及人员移动和车间内部结构对气体有害物质在工作场所空气中扩散的影响　设备及人员移动易使工作场所空气产生湍流或紊流,增加气体有害物质扩散和被空气稀释的速度,车间内部结构影响空气的对流,空旷的车间对流效果好,加大有害物质的扩散,车间内部结构复杂,堆放各种物品,空间狭小,对流效果差,对有害物质的扩散不利。

三、气体有害物质不同发生源对扩散的影响

(一) 点源产生气体有害物质在工作场所空气中扩散过程

在有限的空间里,仅在很小的工作区域产生气体有害物质,如:加油站的

汽油挥发主要在加油站的加油枪口;水处理加氨时,仅加料口产生氨;槽车装卸时,仅在装卸口产生有机或无机挥发性物质;刷漆或刷胶的工作面(图2-12);玻璃吹制点(图2-13)等。都可以视作一个产生有害物质的点,这样的气体有害物质产生源称为点源。点源是工作场所最常见到。

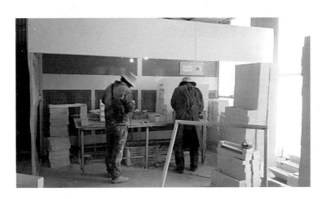

图 2-12　刷胶的工作面

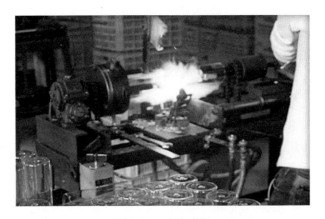

图 2-13　玻璃吹制

点源产生气体有害物质的特点:

1. 产生方式　连续或间断产生。

2. 浓度分布　随着气体有害物质向四周扩散距离的增加,有害物质的浓度逐渐减小,通常扩散距离越远,有害物质浓度越低。

3. 扩散方向　在工作场所空气中扩散往往有方向性,在采样时,采样器要放置在点源的下风向,且尽可能接近劳动者工作位置。

点源产生的气体有害物质在工作场所空气中扩散过程就如图2-14所示的一个烟团,起始时刻外形规则,变化很慢(因为气体以分子扩散方式进入到空气中太慢,所以保持着原有形状徐徐上升)。而后受空气的湍流速度涨落而逐渐变形,湍涡将部分有害物质带入清洁空气中,而另一批湍涡将干净空气混入有害物质中,从而实现扩散。

（二）线源产生气体有害物质在工作场所空气中扩散过程

在有限的空间里,仅在一个线状工作区域产生气体有害物质,如:化工厂的清洗槽(图 2-15);电子工业在一个车间一排人员同干相同的工作而形成的线状区域(图 2-16)等。有害物质是

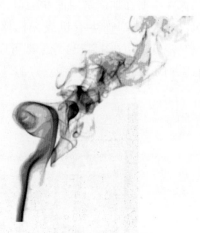

图 2-14　烟团扩散图

在一条线状带产生,这样的气体有害物质产生源称为线源。

线源产生气体有害物质的特点:

1. 产生方式　连续或间断产生。

2. 浓度分布

（1）当风向与线源垂直时,连续排放的线源在横风向产生的浓度基本上相等的,但两端因边缘效应可能稍低,因此,采样时应选择线源中间位置。

（2）若风向与线源不垂直时,下风向位置的浓度,因累积作用会逐渐增高,因此,采样时应选择下风向线源末端位置。

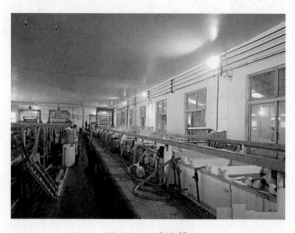

图 2-15　清洗槽

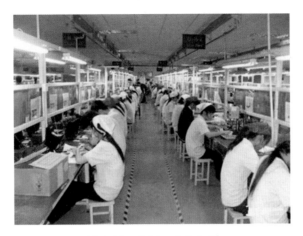

图 2-16　电子工业的车间

（三）面源产生气体有害物质在工作场所空气中扩散过程

在有限的空间里，在一个面上产生气体有害物质，包括污水储存池、电解池，或劳动力密集型车间，如蓄电池生产车间（图 2-17）、电子产品加工车间（图 2-18）等。在这些车间，整个平面都在不停地释放有害物质，这样的气体有害物质产生源称为面源。

面源产生气体有害物质的特点：

1. 产生方式　连续或间断产生。

2. 浓度分布

（1）在静风时，因受车间四周环境影响，面源中心的浓度较高，因此，采样时应选择面源中心位置。

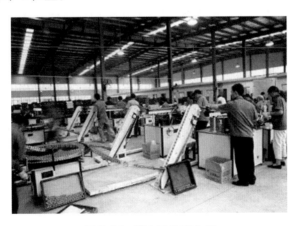

图 2-17　蓄电池生产车间

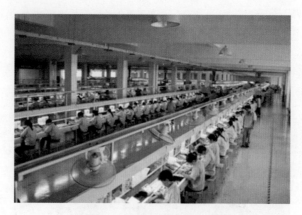

图 2-18　电子产品加工车间

（2）若有定向风时，下风向位置的浓度，因累积作用会逐渐增高，因此，采样时应选择面源下风向的位置。

（四）体源产生的气体有害物质在工作场所空气中扩散过程

在有限的空间里，在一个立体面产生气体有害物质，如：地下煤矿采煤、掘进区域、地下矿山开采、掘进区域。这些区域，受四周矿物质的影响，可能不停在释放气体有害物质，工作人员处于气体有害物质的立体包围之中，这样的气体有害物质产生源称为体源。

体源产生气体有害物质的特点：

1. 产生方式　连续不间断产生。

2. 浓度分布　以立体形式，从四面八方排放，受温度影响，比空气密度小的气体有害物质向上富集，比空气密度大的气体有害物质向下沉积。

3. 扩散方向　若有定向风时，下风向位置的浓度高，因此，采样时应选择体源下风向的位置。

第三章

气溶胶基本性质

自然界中没有绝对纯的物质,所谓纯都是相对的,从实际体系出发,整个自然界都是由各种分散体系组成,所谓分散体系,是指一种或者几种物质以一定分散度分散到另一种物质中形成的体系。以颗粒分散状态存在的不连续相叫作分散相,即:被分散的物质叫作分散相,而连续的介质为分散介质。如果按照分散相和分散介质的存在状态将分散体系分类,可分为九大类,如果把混合气体排除在外,通常所指的分散体系见表3-1。

表3-1 分散体系

分散介质	分散相	名称	实例
气	液	气溶胶	云、雾、喷雾
	固		烟、粉末
液	气	泡沫	肥皂泡沫
	液	乳状液	牛奶、含水原油
	固	溶液胶或悬浮液	金溶胶、油墨、泥浆
固	气	固溶胶	泡沫塑料
	液		珍珠、蛋白石
	固		有色玻璃、某些合金

工作场所空气中有些有害物质是以气溶胶形式存在,气溶胶是由液滴或固体粒子分散并悬浮在气体介质中,而形成的胶体分散体系,也称气体分散体系。其分散相为液滴或固体粒子,其大小为 $0.001 \sim 100 \mu m$,分散介质为空气。

很早以来,人们为了描述悬浮于空气中的颗粒物体,创造了尘、烟、熏烟、霾和雾这些术语,表述颗粒分散体系。其通俗意义稍有差异,尘通常是指借碎裂过程产生的固体粒子;烟和熏烟是指物体燃烧而形成的气体颗粒混合物,由气相生成,其粒子一般较小;雾是指液体蒸发或撒滴而形成液体微粒体系。不过,鉴于难以准确定义,而且粒子混合物组成的许多真实颗粒分散体系十分复杂,因此,使用气溶胶术语,来描述悬浮在空气或其他气体中的所有小粒子分散体系。

气溶胶,要么通过气体转变为颗粒物质而形成,要么借助碎裂液体或固体而得到;还可以由重新悬浮粉末或粉碎凝团而产生。由气相形成的气溶胶,一般比碎裂过程产生的气溶胶粒子小得多(在已经存在的粒子上直接发生凝结除外),气体直接生成的粒子,直径通常小于$1\mu m$。气溶胶的形成原因很多,气溶胶的物理特征和成因可参见表3-2。

表3-2　气溶胶形态及其主要形成特征

形态	分散相	粒径/μm	形成特征	主要效应
轻雾	水滴	>40	雾化、冷凝过程	净化空气
浓雾	液滴	<10	雾化、蒸发、凝结和凝聚过程	降低能见度,影响人体健康
尘	固体粒子	>1	机械粉碎、扬尘、煤燃烧	能形成水核
烟尘(气)	固、液微粒	0.01~1	蒸发、凝聚、升华等过程,一旦形成很难再分散	降低能见度
烟	固体微粒	<1	升华、冷凝、燃烧过程	降低能见度,影响人体健康
烟雾	液滴、固粒	<1	冷凝过程,化学反应	降低能见度,影响健康
烟炱	固粒	~0.5	升华、冷凝、燃烧过程	影响人体健康
霾	液滴、固粒	<1	凝聚过程,化学反应	湿度小时有吸水性,降低能见度,影响人体健康

气溶胶的分散相形状很复杂,液体颗粒物近似球形,固体颗粒物多不规则,有片状、柱状、雪花状、针状等。

第一节　气溶胶的部分特征

一、气溶胶的基本特征

气溶胶有如下基本特征:

1. 一定的分散程度　气溶胶的分散相具有粒子大小不同、分布不均匀的特征。

2. 多相不均匀性　分散相与分散介质之间有明显的相界面,存在气相和固相或液相界面。

3. 易聚结不稳定性　由于气溶胶的分散介质是气体,气体的黏度小,分散相与分散介质的密度差很大,气溶胶的分散相没有液溶胶的分散相那样的溶剂化层和扩散双电层,分散相相碰时极易粘结以及液体分散相的挥发,使气溶胶有自动聚集趋势。气溶胶的分散相有相当大的比表面积和表面能,可以使一些在普通情况下相当缓慢的化学反应进行得非常迅速,使气溶胶的稳定性降低,所以气溶胶是极不稳定的胶体分散体系。

气溶胶除上述基本特征外,还有其他特征,气溶胶的物理特性、化学特性、环境效应以及生物学效应等等,都随着它的成分、生产方式、粒径大小、环境条件的不同而差异很大。对于职业卫生,所关注的主要是气溶胶分散相的粒径及其分布、气溶胶分散相的浓度、气溶胶分散相的化学成分。

二、气溶胶分散相的粒径及其分布

气溶胶的分散相是液体或固体物质,对于分散相为固体物质的气溶胶,职业卫生通常称为粉尘,其分散相称为颗粒物。

(一) 颗粒物中单一颗粒的粒径

气溶胶中颗粒物的颗粒大小不同,对人和环境的危害也不同,而且对工作场所空气采样来说,颗粒的大小对采集效率影响很大,所以颗粒的大小是气溶胶的基本特征之一。

若颗粒是球形,则可用其直径作为颗粒的代表性尺寸。但实际颗粒的形状多是不规则的,有接近球形的液体微粒,有片状、柱状、针状晶体微粒,有雪花状晶体微粒,还有形状极不规则固体微粒。因此需要按一定的方法确定单一颗粒大小的代表性尺寸,作为颗粒的直径简称粒径。下面介绍几种常用的粒径定义方法。

1. 用显微镜法观测颗粒时,粒径的几种定义

(1) 定向直径(d_F),也称费雷特(Feret)直径,为各颗粒在投影图中同一方向上的最大投影长度,如图 3-1(a)所示。

(2) 定向面积等分直径(d_M),也称马丁(Martin)直径,为各颗粒在投影图中按同一方向将颗粒投影面积二等分的线段长度,如图 3-1(b)所示。

(3) 投影面积直径(d_p),简称投影直径,也称黑乌德(Heywood)直径,为与颗粒投影面积相等的圆的直径,如图 3-1(c)所示。若颗粒的投影面积为

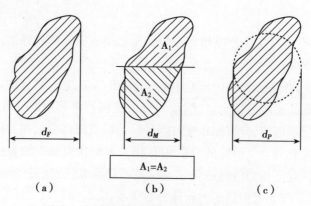

图 3-1 用显微镜观测颗粒直径的三种方法

A，则：

$$d_p = \sqrt{\dfrac{4A}{\pi}} \qquad\qquad 式(3\text{-}1)$$

式(3-1)中：

d_p——投影直径，单位为微米（μm）；

A——投影面积，单位为平方微米（μm²）。

　　根据黑乌德测定分析表明，同一颗粒的 $d_F > d_P > d_M$。定向直径（d_F）在工作场所空气中粉尘的分散度测定中应用广泛。

　　2. 用筛分法测定时粒径的定义　筛分直径，为颗粒能够通过的最小筛孔的宽度。

　　3. 用光散射法测定时粒径的定义　等体积直径（d_V），为与颗粒体积相等的圆球的直径。若颗粒的体积为 V，则：

$$d_V = \sqrt[3]{\dfrac{6V}{\pi}} \qquad\qquad 式(3\text{-}2)$$

式(3-2)中：

d_V——等体积直径，单位为微米（μm）；

V——颗粒的体积，单位为立方微米（μm³）。

　　4. 用沉降法测定时粒径的两种定义

　　（1）斯托克斯（Stokes）直径（d_s），为在同一流体中与颗粒的密度相同和沉降速度相等的圆球的直径。

　　（2）空气动力学当量直径（d_a）（aerodynamic equivalent diameter，AED），

为在空气中与颗粒的沉降速度相等的单位密度($\rho_p = 1\mathrm{g/cm^3}$)的圆球的直径(以下简称空气动力学直径)。

空气动力学直径用于描述气溶胶粒子的空气动力学特性,空气动力学直径的大小决定了气溶胶在空气中的运动规律和进入人体的行为,是职业卫生应用最多的直径。

粒径的测定方法不同,其定义方法也不同,得到的粒径数值往往差异很大,很难进行比较,如,空气动力学直径是一种假想的球体颗粒直径,它与实际存在的颗粒物的粒径有显著不同,实际存在的颗粒物的粒径与颗粒物组成、相对密度和形状有很大关系。在标准状况下颗粒物的空气动力学直径为 $0.5\mu\mathrm{m}$,而实际粒径,若相对密度为 $2\mathrm{g/cm^3}$ 时,只有 $0.34\mu\mathrm{m}$,若相对密度为 $0.5\mathrm{g/cm^3}$ 时,为 $0.74\mu\mathrm{m}$,因而实际中多是根据应用目的选择粒径的测定和定义方法。

(二) 颗粒物粒径的分布

气溶胶中颗粒物粒径的分布又称颗粒的分散度,是指不同粒径范围内的颗粒的数量(如个数、质量、表面积)所占的比例。以颗粒的数量(或个数)表示所占的比例时,称为数量(或个数)分布;以颗粒的质量(或表面积)表示时,称为质量分布(或表面积分布)。在工作场所空气中粉尘测定中,将数量(或个数)分布的百分比定义为分散度,即:粉尘分散度指粉尘中不同粒径颗粒的数量(即个数)分布的百分比。

1. 数量(或个数)分布 表3-3 为实际测定数据按粒径间隔给出的数量(或个数)分布情况,其中 d_p 为显微镜下的投影直径,n_i 为每一个间隔测得的颗粒数量(或个数),$N = \sum n_i$ 为颗粒总数量(或个数),本例中 $N = 1\,000$ 个。

表3-3 颗粒数量(或个数)分布的测定数据及其计算结果

分级号 i	粒径范围 $d_p/\mu\mathrm{m}$	颗粒个数 $n_i/$个	个数频率 f_i	间隔上限粒径/ $\mu\mathrm{m}$	个数累积频率 F_i	粒径间隔 Δd_{pi}/ $\mu\mathrm{m}$	个数频率密度 $p/\mu\mathrm{m}^{-1}$
1	0~4	104	0.104	4	0.104	4	0.026
2	4~6	160	0.160	6	0.264	2	0.080
3	6~8	161	0.161	8	0.425	2	0.080 5
4	8~9	75	0.075	9	0.500	1	0.075
5	9~10	67	0.067	10	0.567	1	0.067
6	10~14	186	0.186	14	0.753	4	0.046 5

续表

分级号 i	粒径范围 $d_p/\mu m$	颗粒个数 $n_i/$个	个数频率 f_i	间隔上限粒径/ μm	个数累积频率 F_i	粒径间隔 $\Delta d_{pi}/$ μm	个数频率密度 $p/\mu m^{-1}$
7	14~16	61	0.061	16	0.814	2	0.030 5
8	16~20	79	0.079	20	0.893	4	0.019 7
9	20~35	103	0.103	35	0.996	15	0.006 8
10	35~50	4	0.004	50	1.000	15	0.003
11	>50	0	0.000	∞	1.000		0.00
总计		1 000	1.000				

算术平均粒径 $d_L=11.8\mu m$　中位粒径 $d_{50}=9.0\mu m$

众径 $d_d=6.0\mu m$　几何平均粒径 $d_g=8.96\mu m$

（1）数量（或个数）频率：数量（或个数）频率为第 i 间隔中的颗粒数量（或个数）n_i 与颗粒总数量（或个数）$\sum n_i$ 之比（或百分比），即：

$$f_i=\frac{n_i}{\sum n_i}\qquad\qquad 式(3\text{-}3)$$

并有：$\sum f_i=1$

《工作场所空气中粉尘测定　第3部分：粉尘分散度》（GBZ/T 192.3—2007）中，数量（或个数）频率的间隔按表3-4划分。

表3-4　粉尘分散度测量记录表

粒径/μm	<2	2~	5~	≥10
尘粒数/个				
百分数/%				

（2）数量（或个数）累计频率：数量（或个数）累计频率为小于第 i 间隔上限粒径 d_p 的所有颗粒数量（或个数）$\sum\limits^{i} n_i$ 与颗粒总数量（或个数）$\sum\limits^{N} n_i$ 之比（或百分比），即：

$$F_i=\frac{\sum\limits^{i}_{N} n_i}{\sum n_i}\text{ 或 }F_i=\sum\limits^{i} f_i\qquad\qquad 式(3\text{-}4)$$

并有 $F_N = \sum\limits_{i}^{N} f_i = 1$

在评价粉尘危害强度时,经常出现小于 $5\mu m$ 的颗粒物的百分比,就是指小于 $5\mu m$ 的所有颗粒数量(或个数)与颗粒总数量(或个数)的百分比。

根据计算出的各级数量(或个数)累计频率 F_i 值对各级上限粒径 d_p,可以画出数量(或个数)累计频率分布曲线(图 3-2)。

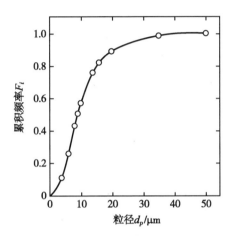

图 3-2　数量(或个数)累计频率分布曲线

(3) 数量(或个数)频率密度:数量(或个数)频率密度是指单位粒径间隔(即 $1\mu m$)时的数量(或个数)频率,用函数表示为:

$$p(d_p) = \frac{dF}{dd_p} \qquad\qquad 式(3-5)$$

根据表 3-3 中数据可以计算出每一个间隔的平均频率密度:

$$\overline{p_i} = \frac{\Delta F_i}{\Delta d_{pi}} = \frac{f_i}{\Delta d_{pi}} \qquad\qquad 式(3-6)$$

2. 质量分布　以颗粒数量(或个数)给出的粒径分布数据,可以转换为以颗粒质量分布,这是根据所有颗粒都具有相同的密度,以及颗粒的质量与其粒径的立方成正比的假定。这样,类似于数量(或个数)分布一样,就有了质量频率、质量累计频率、质量频率密度等概念。

(三) 颗粒群的平均粒径

为了简明地表示颗粒群的某一物理特性和平均尺寸的大小,往往需要求出颗粒群的平均粒径。平均粒径的定义是:与实际的颗粒群某一物理性质相同的大小均匀的球形颗粒群直径。根据需要的物理特性不同,可以定义不同的平均粒径。

1. 中位粒径 中位粒径可分数量(或个数)和质量中位粒径。

(1)数量(或个数)中位粒径(NMD)是指数量(或个数)累计频率分布曲线中 $F = 0.5$ 时对应的粒径 d_{50}。

(2)质量中位粒径是指质量累计频率分布曲线中 $F = 0.5$ 时对应的粒径 d_{50}。

2. 众径 众径又称最大频率密度直径。为频率密度达到最大值时所对应的粒径。

3. 其他平均粒径 常用的平均粒径还有长度平均粒径、表面积平均粒径、体积平均粒径等。

三、气溶胶的浓度

气溶胶浓度是指单位体积空气中气溶胶的某一物理量的量值的大小。针对不同的研究角度,人们关心的物理量各有不同,相对应的不同的物理量则有不同的"浓度"。针对职业卫生,所关心的主要是粒子数量、质量、化学成分含量等,因此,就有下列几种浓度。

1. 数量(或个数)浓度 单位体积空气中气溶胶内粒子的数目。工作场所空气中石棉纤维粉尘计数浓度就是用数量(或个数)浓度表示,单位为 f/cm^3,f 代表石棉纤维的根数。

2. 质量浓度 单位体积空气中气溶胶内粒子的总质量(用 C 表示)。

3. 化学成分含量浓度 单位体积空气中气溶胶内粒子化学成分的质量。

四、气溶胶的化学成分

气溶胶的化学成分十分复杂,它含有各种金属、无机氧化物、硫酸盐和硝酸盐和有机化合物等。由于来源不同,形成过程也不同,故其成分不一。工作场所中的气溶胶的化学成分主要来源于原料、产品、副产品,因此,其化学成分是比较明确的。

第二节 气溶胶的基本性质

一、气溶胶的动力学性质

气溶胶作为分散体系,它的稳定存在时间长短取决于分散相颗粒的沉降和扩散性质。了解分散相颗粒的沉降和扩散性质对工作场所空气的采样有指导意义,而且可以依据体系沉降和扩散性质测定体系中分散粒子的大小和分布,由于分散体系中分散相与分散介质的性质不可能完全相同,当体系处于某一力场中时,分散相粒子会同分散介质发生相对运动,所以气溶胶在重力场作用下,颗粒物就会发生沉降与上浮。

在动力性质方面,其布朗运动非常剧烈,当质点小时具有扩散性质;当质点大时,由于与介质的密度差大,沉降显著。因介质是气体,这些动力性质与气体分子自由路程有关。

(一) 分散相颗粒在重力场中的沉降与上浮

一个体积为 V,密度为 ρ 的颗粒,浸在密度为 ρ_0 的介质(空气密度为 $1.29kg/m^3$)中,在重力场中颗粒受的力 F 应为重力 F_a 与浮力 F_b 的差:

$$F = F_a - F_b = V(\rho - \rho_0)g \qquad 式(3-7)$$

式(3-7)中:

F——作用于颗粒的合力,单位为牛(N);

F_a——颗粒的重力,单位为牛(N);

F_b——颗粒的浮力,单位为牛(N);

V——颗粒的体积,单位为立方米(m^3);

ρ——颗粒的密度,单位为千克/立方米(kg/m^3);

ρ_0——空气的密度,单位为千克/立方米(kg/m^3);

g——重力加速度,单位为牛/千克(N/kg),通常为常数,取9.8或10。

当 $\rho > \rho_0$ 时,$F_a > F_b$ 则颗粒下沉,当 $\rho < \rho_0$ 时,$F_a < F_b$ 则颗粒上浮。

如果将颗粒视为球体,则:

$$F = F_a - F_b = \frac{4}{3}\pi r^3(\rho - \rho_0)g \qquad 式(3-8)$$

式(3-8)中:

r——颗粒半径,单位为米(m);

其他符号同式(3-7)。

考虑运动阻力,依据斯托克斯(Stokes)定律:

$$F = 6\pi\mu rv \qquad 式(3-9)$$

式(3-9)中：

μ——介质黏度率，单位为克/厘米/秒（g/(cm·s)）；

v——颗粒的沉降速度，单位为米/秒（m/s）；

其他符号同式(3-7)和式(3-8)。

将式(3-9)代入式(3-8)，则，颗粒的沉降速度如下公式：

$$v = \frac{2r^2(\rho-\rho_0)g}{9\mu} \qquad 式(3-10)$$

由式(3-10)可知，在适当范围内颗粒的沉降速度跟颗粒半径的平方成正比，跟颗粒与介质的密度差成正比，跟介质黏度率成反比。

上式说明颗粒越细其半径越小，颗粒物在空气中下降越慢，漂浮时间越长。当颗粒是多孔的絮状或有溶剂化作用存在，上式的 ρ 不再是纯颗粒的密度，而应是介于颗粒与分散介质两个纯组分密度之间，因此，沉降速度变慢。

通常颗粒物的颗粒半径是很难测定的，可以通过显微镜，测定颗粒投影面积，求出与颗粒投影面积相等的圆的直径 d_p，用颗粒投影直径 d_p 代替颗粒半径，因此，式(3-10)就转换为：

$$v = \frac{d_p^2(\rho-\rho_0)g}{18\mu} \qquad 式(3-11)$$

对于粒径在 1.5～75μm 的单位密度的颗粒，应用式(3-11)计算沉降速度的精度在±10%以内。

（二）分散相的扩散

上述沉降过程，影响粒子空间分布的似乎只有沉降作用，如果真是如此，那么任何粒子甚至空气也都会最终沉降下来。实际上，从分子水平观察，粒子以无序分布并占有全部空间时，体系的熵最大。当粒子处于不均匀分布状态时，它将受到一个促使其均匀分布的力，这个力的一个宏观表现就是布朗运动，这个运动最终会使小粒子从高浓度区向低浓度区运动，这就是扩散。

气溶胶中的分散相粒子的扩散与气体扩散是有差别的，气体扩散是自身分子的热运动，气溶胶中的分散相粒子的扩散是受到分散介质空气的冲击而运动，空气的布朗运动推动了分散相粒子的扩散（图3-3）。

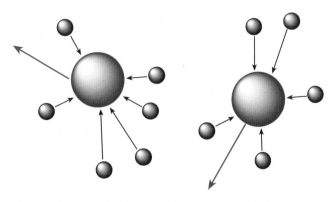

图 3-3　空气对气溶胶粒子的冲击运动(小球代表空气分子,大球代表分散相粒子)

二、气溶胶的光学性质

气溶胶的光学性质反映气溶胶分散相的不均匀性,对光学性质研究,可以解释气溶胶的一些光学现象,并利用光学现象对气溶胶颗粒的大小、形状以及浓度进行检测。

(一) 气溶胶粒子对光的散射或反射作用

光的本质是一种能引起视觉的电磁波,同时也是一种粒子(光子)。光可以在真空、空气、水等透明的物质中传播。光的速度:光在真空中的速度为 30 万 km/s。人类肉眼所能看到的可见光只是整个电磁波谱的一部分,可见光谱范围为 390～760nm,白光是由红、橙、黄、绿、蓝、靛、紫等各种色光组成的叫做复色光。红、橙、黄、绿等色光叫作单色光。

当一束光投射到物体上时,会发生吸收、通过、反射、折射、散射、干涉以及衍射等现象。

当入射光的频率与分子的固有频率相同时,发生光的吸收,如分光光度法、原子吸收分光光度法等就是利用光的吸收原理进行测定。

当光束与系统不发生任何相互作用时,则可透过。

当入射光的波长小于分散粒子的尺寸时,则发生光的反射。

当入射光的波长大于分散粒子的尺寸时,则发生光的散射。

可见光波长范围为 390～760nm,气溶胶粒子大小为 0.01～1 000nm,所以,气溶胶粒子可以使可见光发生散射或反射。

大气气溶胶粒子能使光发生散射,这使天空成为蓝色,太阳落山时成为红色的原因。另一方面,大气气溶胶粒子对天空的能见度也产生影响,如图 3-4 所示。图 3-4 表明随着气溶胶浓度的增加,天空的能见度在逐渐下降。

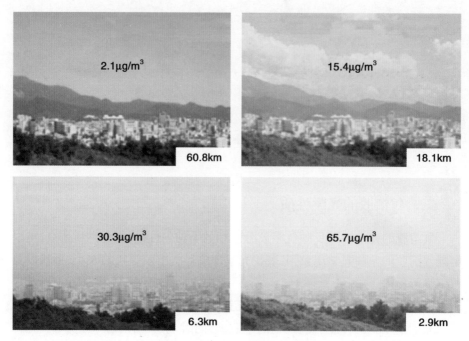

图 3-4 气溶胶对能见度的影响

在工作场所空气中,因气溶胶粒子对光的作用,使工作场所的能见度发生变化,从能见度的变化,可以初步判断工作场所空气粉尘浓度大小,如图 3-5 所示。由图看出,A 工作场所能见度高于 B 和 C,B 工作场所能见度又高于 C,从能见度上就判断,A 工作场所粉尘浓度最低,B 工作场所次之,C 工作场所粉尘浓度最高。

(二)丁铎尔效应

当一束强烈的光线射入气溶胶后,在入射光的垂直方向或气溶胶的侧面可以看到一发光的圆锥体(图 3-6)。这种被丁铎尔(Tyndall)首先发现的现象称为"丁铎尔效应"。

丁铎尔效应是光散射现象的结果。光散射是指当入射光的波长大于分散相粒子的尺寸时,在光的前进方向之外也能观察到的发光现象。反之,当入射光的波长小于分散相粒子的尺寸时,则发生光的反射。

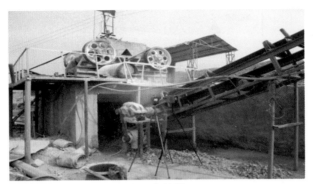

A 工作场所

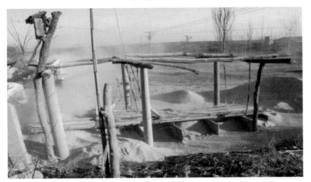

B 工作场所

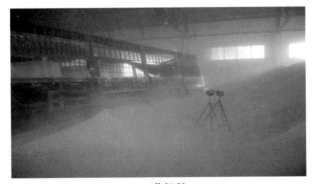

C 工作场所

图 3-5　工作场所空气粉尘浓度对能见度的影响

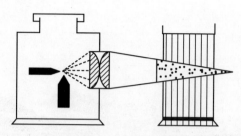

图3-6　丁铎尔效应

散射光的强度可用雷利（Rayleigh）公式表示：

$$I = \frac{24 \, \pi^3 \, v \, V^2}{\lambda^4} \left(\frac{n_1^2 - n_2^2}{n_1^2 + 2 \, n_2^2} \right)^2 I_0 \qquad\qquad 式（3-12）$$

或

$$I = \frac{9 \, \pi^2 \, \rho \, V^2}{2 \, \lambda^4 \, l^2} \left(\frac{n^2 - n_0^2}{n^2 + 2n_0^2} \right)^2 (1 + \cos^2\theta) I_0 \qquad\qquad 式（3-13）$$

式（3-12）及（3-13）中：

I——散射光强度，单位为坎德拉（cd）；

I_0——入射光的强度，单位为坎德拉（cd）；

λ——入射光的波长，单位为纳米（nm）；

v——粒子浓度（粒子数/体积），单位为个/立方米（m^{-3}）；

V——每个分散相粒子的体积，单位为立方米（m^3）；

n_1——分散相的折射率；

n_2——分散介质的折射率；

θ——散射角，即观察的方向与入射光方向间的夹角，单位为弧度（rad）；

l——观察者与散射中心的距离，单位为米（m）。

由（3-12）及（3-13）可知影响光散射的因素：

（1）散射光强度与粒子体积的平方成正比，也就是散射光强度与粒子大小的平方成正比。

（2）散射光强度与粒子浓度（粒子数/体积）成正比。

（3）θ 角的大小与颗粒的大小有关，颗粒越大，产生的散射光的 θ 角就越小；颗粒越小，产生的散射光的 θ 角就越大。

（三）气溶胶的光学性质在工作场所空气检测中的应用

1. 粉尘浓度测定　激光粉尘浓度测定仪都是利用气溶胶的光散射现象而研制的粉尘浓度测定仪，其原理如图 3-7 所示，光照射在流经传感器室的气溶胶中时，会产生散射，通过光电探测器来检测散射光的强度，根据式（3-12）或式(3-13),可知散射光强度与粒子浓度成正比,将光信号转换为电信号,该电信号正比于气溶胶的质量浓度。

2. 粉尘粒度测定　激光粒度仪是利用气溶胶的光散射现象而研制的粉尘粒度测定仪,其原理如图3-7所示,当光束遇到气溶胶的颗粒阻挡时,一部分光将发生散射现象,散射光的传播方向将与主光束的传播方向形成一个夹角 θ,θ 角的大小与颗粒的大小有关,根据式(3-13),可知颗粒越大,产生的散射光的 θ 角就越小;颗粒越小,产生的散射光的 θ 角就越大。即小角度的散射光是由大颗粒引起的;大角度的散射光是由小颗粒引起的。同时,散射光强度与相关粒子浓度成正比,将光信号转换为电信号,该电信号正比于气溶胶的质量浓度。这样,测量不同角度上的散射光的强度,就可以得到样品的粒度分布了。

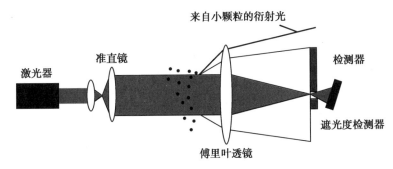

图 3-7　激光粉尘浓度测定仪和激光粒度仪原理图

三、气溶胶的电学性质

在电学性质方面,气溶胶粒子没有扩散双电层存在,但可以带电,其电荷来源于与大气中气体离子的碰撞或与介质的摩擦,所带电荷量不等,且随时间变化;粒子既可带正电也可带负电,说明其电性取决于外界条件。

气溶胶粒子的带电机制大致有三种:直接电离、静电带电和与空气中离子或离子束的碰撞而带电。

（一）　直接电离

气溶胶粒子本身直接产生电荷从而带电称为直接电离,通过直接电离成为带电粒子的基本原理多种多样。

（二）　静电带电

气溶胶粒子的静电带电有以下几种:①电解带电;②接触带电;③喷雾带电;④摩擦带电;⑤燃烧带电。

（三）　与空气中离子或离子束的碰撞而带电

空气中不乏离子源,气溶胶粒子在空气中与离子或离子束发生碰撞会吸附离子从而引起带电,这种带电机制是气溶胶带电的主要原因。

工作场所粉尘带电的原因有:

1. 加工、破碎或喷射　在工作场所因生产过程需要加工、破碎、喷射等原因,物料之间摩擦、撞击和物料与壁面发生的摩擦,使粉尘表面的一部分分子发生电离,产生带电粒子,从而使粉尘在产生过程中就可能已经带电。

2. 相互接触产生电　即摩擦带电。如:粉尘粒子与分散介质空气的相对运动;粒子之间或粒子与物体之间的摩擦。

3. 电磁场作用　在工作场所,因高压电场的作用,或放射性射线的照射,空气中某些气体发生电离而产生气体离子,粉尘粒子会与气体离子结合获得电荷,较大粒子与气体离子碰撞而得电荷,微小粒子则由于扩散而获得电荷,即气溶胶粒子附着了周围离子或电子。

粉尘粒子带电量和电荷极性(正或负)与生产工艺过程、环境条件、粒子化学成分及其接触物质的介电常数有关。表 3-5 为某些粉尘的天然电荷数据。

表 3-5　某些粉尘的天然电荷

粉尘	电荷分布/%			比电荷/C·g^{-1}	
	正	负	中性	正	负
飞尘	31	26	43	$6.3×10^{-6}$	$7.0×10^{-6}$
石膏尘	44	50	6	$5.3×10^{-10}$	$5.3×10^{-10}$
熔铜炉尘	40	50	10	$6.7×10^{-11}$	$1.3×10^{-10}$
铅烟	25	25	50	$1.0×10^{-12}$	$1.0×10^{-12}$
实验室油烟	0	0	100	0	0

注:摘自《大气污染控制工程》(第三版)

粉尘带电后,将改变其某些物理特性。如凝聚性、附着性及其在空气中的稳定性,同时对人体的危害也将增强。粉尘若带有异种电荷,粒子间吸引力增大而易于聚结沉降,反之则不利于沉降。带电的粉尘更易于黏附于人的支气管和肺泡上,对人类产生更大的危害。粉尘带的电荷随温度增高、表面积增大及含水率减小而增大。

利用气溶胶粒子带电性,可以提高颗粒物的采集效率。

四、气溶胶的流动性

气溶胶的流动性是指气溶胶的集合体在受外力(如风)的作用下,使集合体整体迁移运动的现象,同时,颗粒之间发生相对位置移动,近似于气体运动的特性,具有对流、平流、紊流、湍流等扩散现象。气溶胶粒子大小、形状、表面特征、含水量等因素影响气溶胶的流动性。

正是气溶胶的流动性影响着工作场所空气颗粒物的扩散和分布,风使气溶胶向下风向漂移,在漂移的过程中,较大颗粒物逐渐下沉,降落下来,而细小颗粒物随空气迁移。

工作人员在工作时,处于气溶胶产生点的上风向,可以利用溶胶的流动性躲避颗粒物的危害。采样人员在采样时,将采样点置于气溶胶产生点的下风向,能够采集到较高浓度的颗粒物。

五、气溶胶的稳定性

在稳定性方面,气溶胶粒子没有水溶胶粒子那样的溶剂化层和扩散双电层,相碰时即发生聚结,生成大液滴(雾)或聚集体(烟),此过程进展极其迅速,所以气溶胶是极不稳定的胶体分散体系,但由于布朗运动的存在,也具有一定的相对稳定性。

第三节 气溶胶的分类

气溶胶粒度大小不同,其化学和物理学性质差异也很大。极细的颗粒几乎与气体和蒸气一样,它们受布朗运动支配,在空气中经过碰撞,能聚集或凝聚成较大的颗粒,而较大的颗粒因受重力影响很大,很少聚集或凝聚,易沉降。气溶胶的化学性质受颗粒物的化学组成和表面所吸附物质的影响。目前对于气溶胶尚无统一的分类方法。

一、按形成方式分类

气溶胶按其形成方式分为以下三大类。

(一) 分散性气溶胶

由固态或液态物质经粉碎或喷射,形成微小粒子,从而分散在空气中形成的气溶胶称为分散性气溶胶。根据定义,分散性气溶胶可细分为:固态分散性气溶胶和液态分散性气溶胶,如煤粉尘、矿石粉尘属于固态分散性气溶胶;硫酸雾、喷洒农药产生的微小液滴属于液态分散性气溶胶。

(二) 凝聚性气溶胶

气体或蒸气(其中包括固态升华而成的蒸气)遇冷凝聚成液态或固态微粒而形成的气溶胶称为凝聚性气溶胶。根据定义,凝聚性气溶胶可细分为:固态凝聚性气溶胶和液态凝聚性气溶胶,例如铅冶炼时,形成的铅烟属于固态凝聚性气溶胶;有机溶剂遇冷凝聚形成的雾滴属于液态凝聚性气溶胶。

（三）化学反应形成的气溶胶

有些物质在空气中可发生多种化学反应,形成颗粒状物质,悬浮在空气中形成气溶胶。这种气溶胶称为化学反应形成的气溶胶:如 NO_2、SO_2 在一定条件下氧化还原并与水反应生成硝酸、亚硝酸和硫酸,再与空气中无机尘粒反应形成硝酸盐、亚硝酸盐和硫酸盐气溶胶。

二、按粒径大小分类

气溶胶按粒径大小可分为五类。

（一）总悬浮颗粒物(total suspended particulater,TSP)

用标准大容量颗粒采样器(流量在 $1.1 \sim 1.7 m^3/min$)在滤膜上所收集到的颗粒物的总质量,通常称为总悬浮颗粒物。它是分散在大气中各种粒子的总称。

（二）飘尘

可在大气中长期漂浮的悬浮物,其粒径主要是小于 $10 \mu m$ 的微粒。由于飘尘粒径小,能被人直接吸入呼吸道内造成危害;又由于它能在大气中长期飘浮,易将污染物带到很远的地方,导致污染范围扩大,同时在大气中还可为化学反应提供反应床。因此,飘尘是从事环境科学工作者所注目的研究对象之一。

（三）降尘

其粒径大于 $10 \mu m$ 的微粒,由于自身的重力作用会很快沉降下来的微粒。

（四）可吸入粒子(inhalable particles,IP)

易于通过呼吸过程而进入呼吸道的粒子,国家标准化组织(ISO)建议将可吸入粒子定为空气动力学直径小于 $10 \mu m$ 的粒子。

（五）细粒子

其粒径小于 $2.5 \mu m$ 的微粒,记为:PM2.5。

三、按物理形态分类

通常根据气溶胶的物理形态可分为尘(dust)、烟(smoke)和雾(fog)。尘是由于各种机械作用粉碎而成的颗粒,其化学性状与母体材料相同。烟是燃烧产物,是炭粒、水汽、灰分等燃烧产物的混合物。雾是悬浮在空气中的液体微粒,粒径一般在 $10 \mu m$ 以下。雾一般由蒸气冷凝或液体雾化而产生,如硫酸雾、硝酸雾等。

第四节　生产性粉尘

粉尘是一种气溶胶,固体微小尘粒分布于以空气作为分散介质的分散体系中。通俗地讲,"粉尘"是一种能较长时间悬浮于空气中的固体颗粒物的总称。

生产性粉尘就是特指在生产过程中形成的,并能长时间漂浮在空气中的固体颗粒。它是污染工作场所环境、损害劳动者健康的重要职业病有害因素。

一、生产性粉尘的来源

生产性粉尘来源甚广,几乎所有矿山和厂矿在生产过程中均可产生粉尘。如采矿和隧道的打钻、开凿、爆破、搬运等(图3-8和图3-9);矿石的破碎、磨粉、包装等;机械制造行业的铸造、翻砂、配砂、清砂、造型、打磨、抛光、电焊等(图3-10);建筑材料行业的原料加工、冶炼等(图3-11和图3-12),水泥、玻璃、陶瓷(如图3-13)、耐火材料生产;从事皮革、纺织、皮毛行业的原料处理;化学工业的固体原料加工、成品包装等。

不论什么行业,生产性粉尘来源主要有下列三个途径:

(1) 固体物料经机械性撞击、研磨、碾轧而形成,经气流扬散而悬浮于空气中的固体微粒。

(2) 物质加热时产生的蒸气在空气中凝结或被氧化形成的烟尘。

(3) 物质的不完全燃烧,形成的烟。

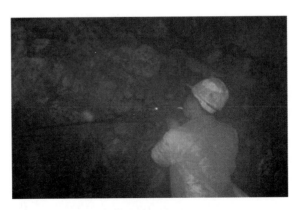

图3-8　煤矿、非煤矿山开采

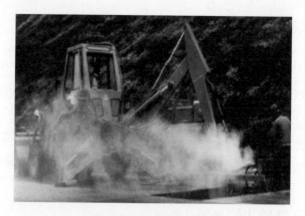

图 3-9　筑路/隧道开凿

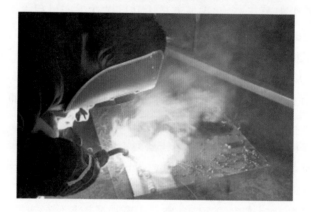

图 3-10　电焊

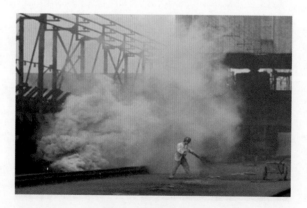

图 3-11　炼钢-焦炉

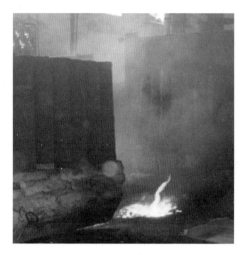

图 3-12 冶炼

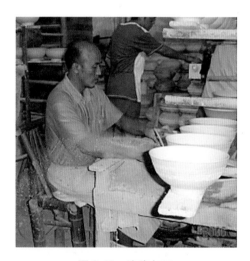

图 3-13 陶瓷加工

二、生产性粉尘的分类

生产性粉尘的分类有很多分类方法,每类分类方法的目的各不相同。

(一) 按粉尘的性质可概括为三类

1. 无机性粉尘 根据来源不同,可分:

(1) 金属性粉尘,例如铝、铁、锡、铅、锰等金属及化合物粉尘。

(2) 非金属的矿物粉尘,例如石英、石棉、滑石、煤等。

(3) 人工无机粉尘,例如水泥、玻璃纤维、金刚砂等。

2. 有机性粉尘

（1）植物性粉尘,例如木尘、烟草、棉、麻、谷物、茶、甘蔗等粉尘。

（2）动物性粉尘,例如畜毛、羽毛、角粉、骨质等粉尘。

（3）合成材料粉尘(synthetic material dust),主要见于塑料加工过程中。塑料的基本成分除高分子聚合物外,还含有填料、增塑剂、稳定剂、色素及其他添加剂。

3. 混合性粉尘　混合性粉尘包含无机性粉尘和有机性粉尘。

（二）按粉尘的来源分类

1. 尘　固态分散性气溶胶,固体物料经机械性撞击、研磨、碾轧而形成,粒径为 $0.25 \sim 20 \mu m$,其中大部分为 $0.5 \sim 5 \mu m$。

2. 烟　固态凝聚性气溶胶,包括:金属熔炼过程中产生的氧化微粒或升华凝结产物、燃烧过程中产生的烟,粒径 $<1 \mu m$,其中较多的粒径为 $0.01 \sim 0.1 \mu m$。

（三）生产性粉尘的卫生学分类

1. 粉尘也称全尘　粒径小于 $75 \mu m$ 所有粉尘。

2. 可吸入性粉尘　粉尘粒径(空气动力学直径)小于 $15 \mu m$。由于粉尘颗粒重力沉降作用及呼吸道的生理特点,使 $15 \mu m$ 以上的粉尘颗粒在鼻腔内被阻流,$15 \mu m$ 以下的粉尘颗粒可进入上、下呼吸道。

3. 呼吸性粉尘　粒径 $5 \mu m$ 以下的粉尘颗粒可进入呼吸道深部和肺泡区,对人体的危害极大。

4. 有毒粉尘

5. 放射性粉尘

（四）按颗粒大小分类

1. 可见粉尘(固有粉尘)　粉尘粒子直径 $10 \sim 100 \mu m$,颗粒较大,在静止空气中,以加速度下降,不扩散。

2. 显微镜粉尘(云)　粉尘粒子直径在 $0.25 \sim 10 \mu m$ 之间,在静止空气中,以等速度下降,不易扩散。

3. 超显微镜粉尘(烟)　该粉尘在普通显微镜下看不到,可在电子显微镜下看到,粒子直径小于 $0.25 \mu m$。因其大小接近于空气分子,受空气分子的冲撞而成布朗运动存在于空气中,有相当强的扩散能力,在静止空气中几乎完全不降落或非常缓慢而曲折地降落。

三、粉尘的理化特性及其危害

（一）粉尘的化学成分

1. 粉尘中游离二氧化硅含量　游离二氧化硅含量越高,对人体的危害越大,其致肺纤维化的能力越强。

2. 粉尘的其他化学成分 分别有中毒作用(如铅及其化合物、锰及其化合物)、过敏、刺激作用(如铍、铝等)。

（二）粉尘的分散度

粉尘的分散度指物质被粉碎的程度,用来表示粉尘粒子粒径大小的百分构成称为数量分散度,粒径较小的颗粒越多,其分散度越高;用来表示粉尘粒子质量大小的百分构成称为质量分散度,粒子质量小的颗粒占总质量百分比越大,其质量分散度越高。

现在国家标准测量的分散度为数量分散度。粉尘粒子大小一般用直径(μm)表示。

粉尘被吸入人体的机会及其在空气中的稳定程度与分散度有直接关系。分散度越高的粉尘,在空气中飘浮时间越长,沉降速度越慢,被机体吸入的机会也就愈多;而且分散度越高,表面积越大,越易参与理化反应,对人体的危害越大。

由于粉尘的粒径范围很宽,可从 0.001μm 到 10 000μm 以上。目前任何一种采样方法,都不可能将所有粒径的粉尘采集。对于职业卫生,主要关心那些通过人体呼吸就能够被带进体内的粉尘粒子。

（三）粉尘的空气动力学当量直径

1. 粉尘的空气动力学当量直径(d_a)定义 粉尘粒子的直径、比重、形状不同,其在呼吸道各区域的阻流沉积率不同。为便于测量和比较,用空气动力学当量直径表示。空气动力学当量直径是根据粒子在空气中的惯性和受地球引力作用的运动而确定的,具体表示为:当粉尘粒子 a,不论其几何形状、大小和密度如何,如果它在空气中与一种密度为 $1g/cm^3$ 的球形粒子 b 的沉降速度相同时,则 b 的直径即可作为 a 的空气动力学当量直径。

2. 空气动力学当量直径测定 空气动力学当量直径不能直接测定,但可以通过粉尘粒子投影直径或颗粒的沉降速度计算出来。

（1）由粉尘粒子投影直径(d_p)换算成空气动力学当量直径(d_a)

对于投影直径为 d_p 的球体粉尘,其质量为:

$$m=\rho V=\frac{1}{6}\rho\pi d_p{}^3 \qquad 式(3-14)$$

式(3-14)中:

m——颗粒的质量,单位为克(g);

V——颗粒的体积，单位为立方厘米（cm^3）；

ρ——颗粒的密度，单位为克/立方厘米（g/cm^3）；

d_p——投影直径，单位为厘米（cm）。

当转换为空气动力学当量直径为 d_a 时，其质量为：

$$m = \rho_0 V = \frac{1}{6}\pi d_a^{\,3} \qquad\qquad 式（3-15）$$

式（3-15）中：

d_a——粉尘的空气动力学当量直径，单位为微米（μm）；

ρ_0——颗粒的密度为1，单位为克/立方厘米（g/cm^3）。

则：

$$d_a = d_p\sqrt[3]{\rho} \qquad\qquad 式（3-16）$$

（2）由颗粒的沉降速度计算空气动力学当量直径（d_a）

其计算公式如下

$$d_a = \sqrt{\frac{18\mu v}{1\,000 g C_a}} \qquad\qquad 式（3-17）$$

式（3-17）中：

d_a——空气动力学当量直径，单位为微米（μm）；

C_a——与空气动力学当量直径相应的坎宁汉修正系数；

其他符号同式（3-7）和式（3-9）。

3. 空气动力学当量直径有以下特征

（1）同一空气动力学当量直径的尘粒，趋向于沉降在人体呼吸道内的相同区域。

（2）同一空气动力学当量直径的尘粒，在大气中具有相同的沉降速度和悬浮时间。

（3）同一空气动力学当量直径的尘粒，在透过滤料、旋风器和其他除尘装置时具有相同的概率。

（4）同一空气动力学当量直径的尘粒，在进入粉尘采样系统中具有相同的概率。

4. 空气动力学直径的意义　从空气动力学当量直径上来说，各种空气动力学当量直径的粒子均可沉积在鼻咽区，只是不同粒径的沉积比率不同。空气动力学当量直径小于 15μm 的尘粒可以沉积在气管、支气管区，沉积在此处的尘粒长期慢性刺激可引起慢性气管炎或支气管炎。而空气动力学当量直径小于 7.07μm 的粒子可以沉积在肺泡区,而只有长期沉积于肺泡区的尘粒才有可能引起尘肺。

空气动力学当量直径在 15μm 以上的粒子,在空气中沉降速度快,不易吸入机体,把空气动力学当量直径>15μm 的粒子称为非吸入性粉尘,而空气动力学当量直径<15μm 的粉尘多可吸入人体,称为可吸入性粉尘。一般来说,10~15μm 粉尘粒子主要沉着于鼻咽区,5~10μm 粉尘粒子主要沉着于气管、支气管区,而小于 5μm 的粉尘粒子多可达到呼吸道深部和肺区,称为呼吸性粉尘。

我国颁布的呼吸性粉尘卫生标准规定的呼吸性粉尘是指粉尘空气动力学当量直径均在 7.07μm 以下,而空气动力学直径 5μm 粉尘采集效率为 50% 的粉尘粒子。

(四) 粉尘浓度

指单位体积空气中粉尘的含量。空气中粉尘浓度越高,吸入量相对越大,尘肺病发生的可能性越大,对人体危害也越大。

质量浓度:单位体积空气中所含有固体微粒的质量。用 mg/m³ 表示。

为了更准确地反映工作场所的粉尘污染现状和对作业工人的危害程度,我国在规定总粉尘质量浓度的同时,也规定了部分危害较重粉尘的呼吸性粉尘的质量浓度,如矽尘、煤尘、水泥尘、石膏尘、石灰石尘等。根据采样方法的不同来确定总粉尘质量浓度和呼吸性粉尘的质量浓度。

数量浓度:单位体积空气中所含有固体微粒的颗粒数。颗粒粉尘的数量浓度用个/ml 表示;纤维粉尘浓度用根/毫升(f/ml)表示。

(五) 粉尘的密度

粉尘的密度是指粉尘自身的单位体积的质量(g/cm³),粉尘的密度不一定是形成它的母体物质的密度。一般说来,由破碎、碾磨等方法形成的固体颗粒与其母体物质的密度基本相同,但类似烟这一类的凝聚性粒子,因其本身往往含有空隙,粒子的密度就要比母体物质的密度小很多。

由于粉尘与粉尘之间有许多空隙,有些颗粒本身还有孔隙,所以粉尘的密度有多种表示方法。

1. 真密度 这是不考虑粉尘颗粒与颗粒间空隙,仅考虑颗粒本身实有的密度。若颗粒本身是多孔性物质,则它的密度还分为两种:

真密度:考虑颗粒本身孔隙在内的颗粒物质,在抽真空的条件下测得的密度,表3-6列出部分粉尘的真密度。

表 3-6 主要生产性粉尘密度(g/cm³)

粉尘名称或来源	真密度	粉尘名称	真密度
炼焦备煤	1.4~1.5	铝二次精炼炉尘	3.0
炭黑	1.85	造纸黑液炉尘	3.11
重油锅炉尘	1.98	硅酸盐水泥(0.7~91μm)	3.12
石墨	2.0	炼钢高炉尘	3.31
化铁炉尘	2.0	烧结机头(冷矿)	3.47
焦炭(焦楼)	2.08	烧结矿粉	3.8~4.2
煤粉锅炉尘	2.15	硫化矿烧结炉尘	4.17
飞(烟)灰	2.15	铜精炼炉尘	4~5
造型用黏土	2.47	电炉尘	4.50
硅砂粉(105μm)	2.63	黄铜溶解炉尘	4~8
硅砂粉(30μm)	2.63	烟道粉尘	4.88
硅砂粉(8μm)	2.63	铅熔炼炉尘	5.0
硅砂粉(0.5~72μm)	2.63	锌精炼炉尘	5.0
精致滑石粉(1.5~45μm)	2.70	炼钢平炉尘	5.0
铸造砂	2.70	炼钢转炉尘(顶吹)	5.0
滑石粉(1.6μm)	2.75	锡青铜炉尘	5.21
滑石粉(2.7μm)	2.75	黄铜电炉尘	5.4
滑石粉(3.2μm)	2.75	铅再精炼	约6
水泥生料尘	2.76	铅精炼炉尘	6.0
骨料干燥炉尘	2.9	氧化铜尘(0.9~42μm)	6.40
水泥干燥窑尘	3.0		

注:本表摘自《大气污染控制工程》(第3版)

　　颗粒密度(视密度):包含颗粒本身空隙在内的单个颗粒的密度称为颗粒密度,一般用比重瓶法测得,又称为视密度。

　　一般颗粒密度低于真密度,对于无孔隙颗粒的真密度和颗粒密度是一样的。

　　2. 假密度(或有效密度)　假密度是粉尘颗粒质量与所占体积之比。这个体积包括颗粒内闭孔、气泡、非均匀性等。光滑、单一的以及初始颗粒所具有的假密度实际上与真密度视为一致。对一般机械破碎过程产生的粉尘,其颗粒常没有内闭孔,具有凝聚和黏结性的初始粉尘颗粒的假密度与真密度的比值下降,这些粉尘如烟尘飞灰、炭黑、金属氧化物等,其真密度比假密度大。影响粉尘沉降速度的是假密度。

(六) 粉尘的溶解度

铅、砷等有毒性粉尘可在呼吸道溶解吸收,其溶解度越高,对人体毒性越强;石英粉尘很难溶解,可在体内持续产生危害作用。

(七) 粉尘的硬度

坚硬且外形尖锐的尘粒可引起呼吸道黏膜机械损伤。而进入呼吸道的尘粒,由于质量小,肺泡环境湿润,机械损伤不明显。

第四章

气体有害物质采集基本原理

工作场所空气中气体有害物质的采集通常分为直接采样法和富集采样法两大类。直接采样法也有叫集气法,又分注射器采样法、采气袋采样法和真空采样法。富集采样法也有叫浓缩采样法,富集和浓缩都是提高样品中物质浓度的方法,但浓缩含有体积缩小的含义,富集则有收集增多含义,因此,采用富集这个词,定义为富集采样法。富集采样法是将大量的工作场所空气通过收集器,使其中的有害物质被吸收、吸附或阻留在收集器内的采样方法。

富集采样法分为有动力采样法和无泵采样法。有动力富集采样法是以抽气泵为动力,将空气中气体有害物质采集在收集器的吸收介质中而被富集。以液体为吸收介质时,可用吸收管为收集器;用颗粒状或多孔状的固体物质为吸附介质时,可用吸附管等为收集器。因此,有动力富集采样法又分为溶液吸收法、固体吸附剂法和低温冷凝富集法等。

工作场所空气中气体有害物质浓度较低,或分析方法的灵敏度较低时,不能用直接采样法,需对空气样品进行富集,以满足分析方法的要求。

第一节　直接采样法

直接采样法就是直接采集工作场所空气的采样方法,即将工作场所空气直接采集在合适的收集器内,把收集器带回实验室,再根据分析方法要求进行分析检测。

该法主要适用于采集气体和蒸气状态的有害物质或不易被吸收液吸收以及被固体吸附剂所阻留的物质,适用于:

1. 空气中挥发性强、吸附力小的有害物质。
2. 气体有害物质浓度较高。

3. 分析方法灵敏度较高。

4. 不适宜使用动力采样的现场(如需要防爆的工作场所)的采样。用直接采样法所得的样品采样后应尽快分析。

直接采样法方法简单、能较快测知结果,多数直接采样法因采集的气体体积有限,检测结果多是很短时间内的平均浓度或者瞬时浓度,不符合我国现行职业接触限值的要求,因此现行工作场所空气有毒物质测定标准中,使用很少,若使用大体积的容器,也可以满足职业接触限值的要求,但运输、储存不便。但是,在易燃易爆、职业卫生应急等工作场所,不失为很好的采样方法,因此简要介绍。

根据所用收集器和操作方法的不同,直接采样法又可分为注射器采样法、采气袋采样法和真空罐采样法。

一、注射器采样法

该方法用 50ml 或 100ml 医用气密型注射器(图 4-1)作为收集器。在采样现场,先抽取工作场所空气将注射器清洗 3~5 次,再采集现场工作场所空气,然后将进气端密闭。在运输过程中,应将进气端朝下,注射器活塞在上方,保持近垂直位置。利用注射器活塞本身的重量,使注射器内空气样品处于正压状态,以避免外界空气渗入注射器,影响空气样品的浓度或使其被污染。采样时间最好不少于 5 分钟,即用大于 5 分钟的时间完成 100ml 空气的采集;一般要求当天检测分析采集的样品,存放时间不宜超过 24 小时。

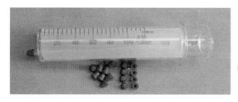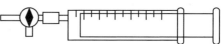

图 4-1 注射器

注射器采样法优点:操作简易、快速,不需空气采样动力,可反复使用,成本和费用低,适用于短时间的采样。

注射器采样法缺点:采样体积有限,注射器易破碎,携带不方便;样品保存时间短,采样后必须尽快分析;不适用于采集易吸附、对玻璃有腐蚀作用的气体有害物质样品,不能进行长时间采样。

使用注射器采样的注意事项：应选用气密性好的注射器；采样时保持腔内干燥，用现场空气抽洗 3 次后再采样；采样后应立即封闭进气口，封闭进气口用的材料应是惰性的，即不与待采集的气体有害物质起任何反应（化学反应或吸附作用等）；运输、保存期间注射器垂直放置，注射器活塞在上方；要防止玻璃注射器破碎。

二、采气袋采样法

该法用塑料袋（图 4-2）作为采样收集容器。要求塑料袋既不吸附工作场所空气中气体有害物质，也不能解吸出所采集的气体有害物质，还不与所采集的气体有害物质发生化学反应。

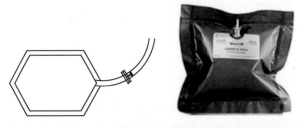

图 4-2　采气袋

使用前应检查采气袋的气密性，检查方法：充足气后，密封进气口，将其置于水中，不应冒气泡。并对气体有害物质在塑料采样袋中的稳定性进行试验。

通常使用 50~1 000ml 铝箔复合塑料袋、聚乙烯袋、聚氯乙烯袋、聚四氟乙烯袋和聚酯树脂袋采气袋。有些使用金属薄膜衬里的袋子，对样品的稳定性有好处，如聚氯乙烯袋，对一氧化碳和非甲烷碳氢化物，只能放置 10~15 小时，而铝箔复合塑料袋可以保存 100 小时而无损失。

现场采样，除塑料袋外，还需要二连球（图 4-3）或大注射器或手抽气筒。二连球是由橡皮制握球和空气储球连接起来的两个橡皮球，储球一端接橡皮管，握球有一个只进气不能出气的活动阀膜。一些对橡皮有腐蚀的活泼性气体，不能用二连球采样。

在现场采样时，用二连球或大注射器或手抽气筒将现场空气吸入或注入塑料袋内，然后用手轻轻挤压塑料袋，排尽袋内空气，这样重复 3~5次，再吸入或注入现场空气，密封袋口，带回实验

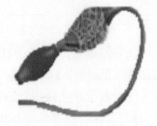

图 4-3　二连球

室分析。

采气袋采样优点:重量轻、不易破碎,可重复使用;样品保存时间比注射器长;采气袋采样法适应于工作场所空气中一氧化碳、二氧化碳、六氟化硫、丁烯、四氟乙烯、液化石油气、氯甲烷、二氯甲烷、环氧乙烷、环氧丙烷,以及应急采样。

可根据所需采样体积选择不同大小的采气袋。最高接触浓度(C_{ME})采样、瞬时采样,可选用1L以内采样袋,以0.5L/min的流量采集几十秒;短时间接触浓度(C_{STE})采样,可选用大一点采样袋,如3L采样袋,以0.1~0.2L/min的流量采集15分钟;若长时间采样,可选用5~10L采样袋,以20ml/min的流量采集4~8小时。

采气袋采样缺点:与注射器采样法相比需要空气采样器或其他采气动力;采样量有一定限制;对挥发性小的气体有害物质可能发生吸附,影响气体有害物质的浓度。

使用采气袋采样的注意事项:应有使用方便的采气和取气装置,并能反复使用;采气袋的死体积不能大于其总体积的5%;采样前应用现场空气抽洗3~4次;为了减少或防止吸附,可将采样袋保存在适当的温度下;采样后,应尽快分析;避免接触尖锐物件,造成破损。

三、真空采样法

采样容器为耐压玻璃或不锈钢制成的真空采气瓶(500~1 000ml)(图4-4)。采样前,先用真空泵将采样容器抽真空(图4-5),使瓶内剩余压力小于133Pa,在采样点将活塞慢慢打开,待现场空气充满采气瓶后,关闭活塞,带回

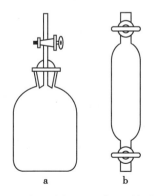

a.真空采气瓶;b.真空采气管

图4-4 玻璃集气瓶

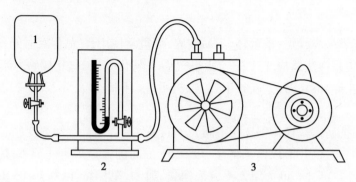

1. 集气瓶;2. 闭口压力计;3. 真空泵

图4-5　真空采样装置

实验室尽快分析。

当用开管压力计测量采气瓶内的压强时,依据波义耳-马略特定律,在一定温度下,气体体积和其压强成反比。

则采样体积为:

$$V_s = V_b \frac{P_2}{P_1} \qquad 式(4-1)$$

式(4-1)中:

V_s——实际采样体积,单位为毫升(ml);

V_b——集气瓶容积,单位为毫升(ml);

P_1——采样点采样时的大气压强,单位为千帕(kPa);

P_2——集气瓶内的测量压强,单位为千帕(kPa)。

当用闭管气压计测量采气瓶内的压强(P_2)时,P_2表示集气瓶的剩余压强。则采样体积为:

$$V_s = V_b \frac{(P_1 - P_2)}{P_1} \qquad 式(4-2)$$

式(4-2)中:

P_2——集气瓶的剩余压强,单位为千帕(kPa)。

其余参数同式(4-1)。

抽真空时,应将采气瓶放于厚布袋中,以防采气瓶炸裂伤人。为防止漏气,活塞应涂渍耐真空油脂。

四、影响直接采样法准确度的因素

直接采样法的优点是方法简便,可在有爆炸危险的现场使用。但要特别注意防止收集容器内壁的吸附和解吸现象。收集器内壁的吸附作用可使所采集的气体有害物质浓度降低,例如,用塑料袋采集工作场所空气中含二氧化硫、氧化氮、苯系物、苯胺等气体有害物质时,内壁会吸附这些气体有害物质,应该选用聚四氟乙烯塑料收集器采集这些性质活泼的气体有害物质。有些收集器的内壁吸附气体有害物质后又会解吸附,释放吸附的气体有害物质,使气体有害物质浓度增加。因此,用直接采样法采集的工作场所空气样品应该尽快测定,减少收集器内壁的吸附、解吸作用。同时,采样现场温度和气压与实验室的温度和气压有差别,也一定程度地影响后期的检测结果。

(一) 收集器内壁的吸附影响

用直接采样法采集工作场所空气中气体有害物质,特别是挥发性有机物气体时,收集器内壁的吸附作用对测定准确度有影响,而且在最初的一段时间内吸附速率最大,因此最重要的是缩短采样与仪器分析的时间间隔,研究表明聚四氟乙烯袋对有机物气体吸附小于塑料袋,气密性好的玻璃针筒对有机物气体吸附小于聚氯乙烯采样袋。

(二) 收集器内壁的解吸影响

对于多次使用的采气袋,因收集器内壁的吸附作用,收集器内壁多少都会吸附上次采集气体有害物质,被吸附的气体有害物质,在下次采集样品时,因气温气压的变化,可能又解吸到采集的空气样品中,使气体有害物质浓度增加。

(三) 温度的影响

温度有三个方面的影响:

1. 温度加剧或减弱塑料袋内壁的吸附作用   收集器内壁对挥发性有机物气体有吸附作用,温度越低吸附越强,若在较高工作场所温度采集样品,而在较低温度下运输或保存样品,挥发性有机物气体在塑料袋内壁的吸附加剧;若在较低工作场所温度采集样品,而在较高温度下运输或保存样品,挥发性有机物气体在塑料袋内壁的吸附减弱。

2. 温度影响有机物气体的凝聚或挥发   因有机物的饱和蒸气压,随着温度的升高而增大。当工作场所温度较高时,采集的空气中挥发性有机物气体浓度较高,在运输过程,环境温度降低,自然使采气袋的温度降低,可能导致挥发性有机物气体凝聚。当工作场所温度较低时,采集的空气中挥发性有机物气体浓度较低,但可能伴随有液滴,在运输过程,环境温度增高,自然使采气袋的温度增高,可能导致有机物液滴挥发为气体。

3. 温度对采样体积的影响　依据查理定律,当压强保持固定时,气体体积与其温度成正比:$\dfrac{V_1}{T_1}=\dfrac{V_2}{T_2}$,所以当温度变化超出国家有关标准时应进行体积校正。

所以用直接采样法采集工作场所空气中挥发性有机物气体时,温度对挥发性有机物气体测试准确度的影响很大。在实际工作中,为了尽可能减少采气袋的吸附或有机物气体凝聚,有的实验室在测定前,对采气袋预热处理。在应急工作,可以携带便携式仪器,在测试现场直接完成样品的测试,省去样品保存环节,将采样误差降到最小的程度。

(四) 气压的影响

依据盖·吕萨克定律,一定质量的气体,当其体积一定时,它的压强与温度成正比:$\dfrac{P_1}{T_1}=\dfrac{P_2}{T_2}$,所以当气压变化超出国家有关标准时应进行体积校正。

五、直接采样法收集器的性能要求

(一) 注射器性能要求

1. 气密性要求及检查方法　将玻璃注射器垂直架起,芯子应能自由下落;当抽入空气至满刻度,封闭进气口后,检查注射器芯的下落程度,下落越少,气密性能越佳。垂直架起24小时内,芯子自由下落不得超过满刻度的20%。使用塑料注射器时,将注射器内的空气全部排出,密封进气口,用力拉起芯子,并保持1~2分钟,然后放开,芯子应回到原处。

2. 吸附性要求　不能吸附或释放被采集气体有害物质。

(二) 采气袋性能要求

1. 密封性:当采气袋充满空气后,浸没在水中,不应冒气泡。

2. 具有使用方便的采气和取气装置,而且能反复多次使用。

3. 采气袋的死体积不应大于其总体积的5%。

4. 吸附性要求,不能吸附或释放被采集气体有害物质。

六、直接采样法在工作场所空气采样中的应用

依照 GBZ/T 160 和 GBZ/T 300,表 4-1 列举了现行国家标准中气体有害物质的直接采样法。

表 4-1 现行国家标准中气体有害物质的直接采样法

气体有害物质	收集器	采样器	国家职业卫生标准	
			原标准	现行标准
磷化氢	铝塑采气袋,体积 1.5L	二连球	—	GBZ/T 160.30—2004
硫酰氟	100ml 注射器	—	—	GBZ/T 160.33—2004
六氟化硫	1~10L 采气袋,或 100ml 注射器	空气采样器 0~500ml/min,或二连球	GBZ/T 160.33—2004	GBZ/T 300.51—2017
丁烯	1~10L 采气袋,或 100ml 注射器	空气采样器 0~500ml/min,或二连球	GBZ/T 160.39—2007	GBZ/T 300.61—2017
液化石油气	1~10L 采气袋,或 100ml 玻璃注射器	空气采样器 0~500ml/min,或二连球	GBZ/T 160.40—2004	GBZ/T 300.62—2017
氯甲烷	1~10L 采气袋,或 100ml 注射器	空气采样器 0~500ml/min,或二连球	GBZ/T 160.45—2007	GBZ/T 300.73—2017
二氯甲烷	1~10L 采气袋,或 100ml 注射器	空气采样器 0~500ml/min,或二连球	GBZ/T 160.45—2007	GBZ/T 300.73—2017
四氟乙烯	1~10L 采气袋,或 100ml 注射器	空气采样器 0~500ml/min,或二连球	GBZ/T 160.46—2004	GBZ/T 300.77—2017
环氧乙烷	100ml 注射器	—	—	GBZ/T 160.58—2004
环氧丙烷	100ml 注射器	—	—	GBZ/T 160.58—2004
环氧氯丙烷	100ml 注射器	—	—	GBZ/T 160.58—2004
甲基丙烯酸甲酯	100ml 注射器	—	—	GBZ/T 160.64—2004

第二节　溶液吸收法

　　溶液吸收法是利用空气中气体有害物质能迅速溶解于吸收液,或能与吸收液迅速发生化学反应而被采集的方法。具体方法为:用一个气体吸收管,内装吸收剂,后面接有抽气装置,以一定的气体流量,通过吸收管抽入空气样品。当空气通过吸收剂时,空气中的有害物质的分子被吸收在溶液中。采样结束后,倒出吸收液,分析吸收液中有害物质的含量。根据采样体积和含量,计算空气中有害物质的浓度。这种方法主要用于采集气态或蒸气态的有害物质。

　　溶液吸收法中,被吸收的气体物质,简称为吸收质或溶质,对于工作场所空气采样,吸收质就是被采集的气体有害物质;用于吸收气体的液体称为吸收剂或溶剂;吸收质或溶质溶解于吸收剂所得到的溶液称为吸收液。现行标准没有将吸收剂和吸收液分那么清楚,统称吸收液。

一、溶液吸收原理和机制

(一) 溶液吸收原理

　　当空气样品呈气泡状通过吸收剂时,气泡中吸收质的浓度高于气-液界面上的浓度,由于气态分子的高速运动,又存在浓度梯度,吸收质迅速扩散到气-液界面,被吸收剂吸收(图 4-6);或当吸收过程中还伴有化学反应时,扩散到气-液界面上的气态分子立即与吸收剂中试剂反应,使吸收质富集到吸收剂中。

　　吸收原理可分为两种类型:一种是气体分子溶解于吸收剂中的物理作用,如用水吸收工作场所空气中的氯化氢、甲醛;另一种吸收原理是基于发生化学反应,例如,用氢氧化钠溶液吸收工作场所空气中的硫化氢是基于中和反应,用四氯汞钾溶液吸收氨是基于络合反应等。理论和实践证明,伴有化学反应吸收剂的吸收速度比单纯靠溶解作用的吸收剂的吸收速度快得多。因此,除采集溶解度非常大的气体有害物质外,一般都

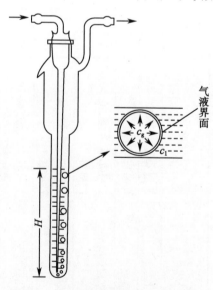

图 4-6　气体物质在溶液中的吸收过程

选用伴有化学反应的吸收剂。

（二）溶液吸收机制

对于吸收机制的解释以双膜理论模型应用较广。双膜理论模型见图 4-7 所示。图中，P 表示组分 A 在气相主体中的分压，P_i 表示在相界面上的分压，C 及 C_i 则分别表示组分 A 在液相主体及相界面上的浓度。

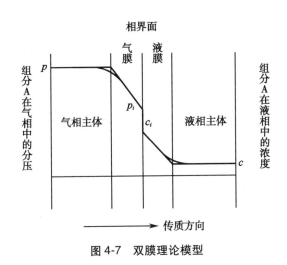

图 4-7　双膜理论模型

双膜理论模型的基本要点为：

1. 当气液两相接触时，两相之间有一个相界面，在相界面两侧分别存在着呈层流流动的气膜和液膜。吸收质必须以分子扩散方式从气流主体连续通过这两个膜层而进入液相主体。

2. 在相界面上，气液两相的浓度总是相互平衡，即界面上不存在吸收阻力。

3. 在膜层以外的气相和液相主体内，由于流体的充分湍动，溶质的浓度基本上是均匀的，即认为主体内没有浓度梯度存在，也就是说，浓度梯度全部集中在两层膜内。

双膜理论根据上述假设，把吸收过程简化为通过气液两层层流膜的分子扩散，通过此两层膜的分子扩散阻力就是吸收过程的总阻力。气体吸收的过程实际是吸收质分子从气相向液相的相际间质量传递过程。

（三）吸收速度

吸收质在单位时间内被吸收剂吸收的量称为吸收速度。它可以反映吸收的快慢。根据双膜理论，在稳态吸收中，从气相主体传递到界面吸收质的通量等于从界面传递到液相主体吸收质的通量，在界面上无吸收质累积或亏损。

在不考虑液相传质速度,只考虑气相传质速度时,可由菲克第一定律推导。根据菲克第一定律,在稳态扩散过程中,单位时间内通过垂直于扩散方向的单位截面积的扩散物质流量 J 与该截面处的浓度梯度成正比,那么,气泡中吸收质扩散到吸收剂中的流量 J 为:

$$J = \frac{m}{At} = D(C - C_0) \qquad \text{式}(4\text{-}3)$$

式(4-3)中:

J——扩散通量,单位为千克/平方米/秒($kg/(m^2 \cdot s)$);

m——被吸收到吸收剂中吸收质的质量,单位为毫克(mg);

t——吸收质从气泡中扩散到吸收剂的扩散时间,单位为秒(s);

A——气-液接触面积,单位为平方米(m^2);

C——平衡时气泡中吸收质的浓度,单位为毫克/立方米(mg/m^3);

C_0——达到平衡时吸收剂中吸收质的浓度,单位为毫克/立方米(mg/m^3);

D——吸收质的扩散系数,单位为平方米/秒(m^2/s)。

式(4-3)中的单位不限于上述单位,可以根据上述单位转换为更小的单位。

假设吸收质在吸收剂中的吸收速度为 v,则:$v = \frac{m}{t}$,那么,由式(4-3)得:

$$v = AD(C - C_0) \qquad \text{式}(4\text{-}4)$$

由于扩散到气-液界面的吸收质与吸收剂迅速发生反应,或被吸收剂溶解而被吸收,这时可认为 $C_0 = 0$。如果不考虑吸收质在液相的扩散,而只考虑在气泡内扩散的影响,则式(4-4)可写成:

$$v = ADC \qquad \text{式}(4\text{-}5)$$

由式(4-5)可知,吸收质在吸收液中的吸收速度与气-液接触面积成正比,与气泡中吸收质浓度成正比。增大气-液接触面积可以提高吸收效率。

工作场所空气若是以气泡状态通过吸收剂(图 4-6),气-液接触面积推导如下:

假设:气泡作为球体,则单个气泡的体积及表面积分别为:

$$V_{单} = \frac{1}{6}\pi d^3 \qquad \text{式}(4\text{-}6)$$

$$S_{单} = \pi d^2 \qquad \text{式}(4\text{-}7)$$

式(4-6)和(4-7)中：

$V_单$——单个气泡的体积，单位为毫升(ml)；

d——单个气泡的平均直径，单位为厘米(cm)，由采样流量单位决定；

$S_单$——单个气泡的表面积，单位为平方厘米(cm^2)。

若单个气泡以 v_g 线速度上升，经过吸收液高度 H 所用时间为 t_2，则：

$$t_2 = \frac{H}{v_g} \qquad 式(4\text{-}8)$$

式(4-8)中：

t_2——气泡通过吸收剂的时间，单位为秒(s)；

H——吸收管中吸收液高度，单位为厘米(cm)；

v_g——气泡上升的线速度，单位为厘米/秒(cm/s)。

那么，在 t_2 时间内的采样体积为：

$$V = Qt_2 = Q\frac{H}{v_g} \qquad 式(4\text{-}9)$$

式(4-9)中：

V——采样体积，单位为毫升(ml)；

Q——采样流量，单位为毫升/秒(ml/s)；

采样体积 V 毫升能够产生的气泡数量为：

$$n = \frac{V}{V_单} = \frac{6QH}{\pi d^3 v_g} \qquad 式(4\text{-}10)$$

式(4-10)中：

n——产生的气泡数量，单位为个。

那么，n 个气泡的总面积，就是气-液接触的总面积，为：

$$A = nS_单 = \frac{6QH}{d v_g} \qquad 式(4\text{-}11)$$

(四) 气液平衡

当气体与液体吸收剂接触时，部分吸收质向吸收剂进行质量传递(即吸收过程)，同时也发生液相中吸收质向气相逸出的质量传递过程(即解吸过程)。在一定的温度和压力下，吸收过程的传质速率等于解吸过程的传质速率时，气液两相就达到了动态平衡，简称相平衡。平衡时气相中的组分分压称平衡分压，液相吸收剂所溶解吸收质的浓度称为平衡溶解度，简称溶解度。

气体在溶剂中的溶解度：气体的溶解度是每100g溶剂中溶解气体的质量

（g）。它与气体和溶剂的性质有关，并受温度和压力的影响。选择溶解能力强、选择性好的溶剂，提高总压和降低温度，都会有利于增大气体的溶解度。

二、吸收剂的选择

溶液吸收法的吸收效率主要取决于吸收速率和气体与吸收剂的接触面积。欲提高吸收速率，必须根据吸收质的性质，选择吸收效率高的吸收剂，如，采集酸性气体有害物质可选用碱性吸收剂；采集碱性气体有害物质可选用酸性吸收剂；有机蒸气易溶于有机溶剂，可选用加有一定量可与水互溶的有机溶剂作为吸收剂。

（一）吸收剂的选择原则

1. 吸收剂应是理化性质稳定，在空气中及采样过程中自身不会发生变化。

2. 挥发性小，能够在较高气温下经受较长时间采样，没有显著的挥发损失。

3. 具有专一性吸收，仅仅吸收或主要吸收吸收质，而不吸附或很少吸收共存物。

4. 吸收效率高，能迅速地溶解吸收质、或与吸收质发生快速的化学反应、或既溶解又反应，两种作用兼有。

5. 吸收质被吸收液吸收后，要有足够的稳定时间，以满足测定所需时间的要求。

6. 吸收质被吸收后，应有利于下一步分析测定，最好能直接用于测定，即边采样边显色，这样，不仅采完样即可比色测定，而且可以控制采样时间，使显色强度正好在测定方法的测定范围。

7. 吸收液毒性小、价格低、易于购买，且尽可能回收利用。

（二）常用吸收剂介绍

水是常用的吸收剂，因为水的理化性质稳定，沸点较高，挥发性小，它既是许多毒物的优良溶剂，又是许多化学反应的良好介质，特别是颜色反应，水是极性溶剂，对极性化合物来说，有高的采样效率，例如，甲醇、乙醇、丙醇、甲醛等在水中溶解度大、溶解速度快；氟化氢、氯化氢、铬酸酐等既能迅速溶于水中，还能与水生成稳定的化合物。但是，有些化合物既不能与水直接发生化学反应，溶解度小，溶解速度也较慢，采样效率不理想。另外，溶解在水中的易挥发性化合物，在采样过程中和采样后，有可能从水中挥发掉，特别在长时间采样过程中或气温较高时采样，更易产生挥发，如氨的采集。

水溶液也是常用吸收剂。为了提高水的吸收效率，在水中加入合适的化合物，制成水溶液，作为吸收剂，既具有水的优点，又利用溶液中的溶质与吸收质发生化学反应，可以克服单纯水的缺点，大大提高采样效率，扩大使用范围。

选择水溶液作为吸收剂的基本原则是:能与吸收质生成稳定且易溶于水的物质,例如,氰化氢、氯化氢等酸性物质用氢氧化钠溶液吸收;苯胺、乙腈等碱性物质用稀硫酸溶液吸收。在水中溶解度小的有机物,常用甲醇、乙醇等水溶液,可以得到高的采样效率,例如,酶化学法测定甲拌磷、内吸磷等有机磷农药时,用5%甲醇水溶液作为吸收液,既考虑到对有机磷农药的采样效率,又考虑到5%甲醇溶液对以后的酶化学测定没有影响。还有的水溶液既是吸收剂,又是显色剂,如用盐酸萘乙二胺测定二氧化氮,边采样边显色。

有机溶剂作为吸收剂,常用于采集难溶于水和水溶液的有机化合物,例如,四氯化碳用丙酮或丁酮作吸收剂;乙酸酯类、溴甲烷等用无水乙醇作吸收剂。使用有机溶剂吸收剂时,因为它们的挥发性通常较大,在采样过程中容易造成挥发,因此,在采样流量大、采样时间长、采样地点气温高的情况下,必须冷却吸收管,以减少吸收剂的挥发。在选择有机溶剂作吸收剂时,尽量选择沸点较高、挥发性较小的有机溶剂;也可以制成有机溶剂溶液或混合溶剂作吸收剂,以提高采样效率。

三、收集器

溶液吸收法常用的收集器主要有气泡吸收管、多孔玻板吸收管和冲击式吸收管。有关溶液吸收法常用的收集器规格要求,在《作业场所空气采样仪器的技术规范》(GB/T 17061—1997)中有明确要求,虽然该标准2017年12月15日已经废止,但有关收集器规格要求依然可以参考使用。

(一) 气泡吸收管

气泡吸收管有大型和小型气泡吸收管两种,其规格见图4-8。制造用的材料应是硬质玻璃。

气泡吸收管由两部分组成,一是内管,内管的内外直径上大下小,内管出气口的内径为(1 ± 0.1)mm,距管底距离为(4.5 ± 0.5)mm;二是外管,外管上部直径较大,可以避免吸收剂随气泡溢出吸收管;外管下部内外直径上大下小,有利于增加吸收液液柱高度,增加空气与吸收剂的接触时间,提高采样效率。内管和外管的接口应是标准磨口,以利于提高密封性。固定小突应牢固。

大型气泡吸收管可装$5\sim10$ml吸收剂,采样速度一般为$0.5\sim1.5$L/min;小型气泡吸收管可装$1\sim3$ml吸收剂,采样速度一般为0.3L/min。

通常要求单个气泡吸收管的采样效率大于90%;若单管采样效率低,可将两个气泡吸收管串联采样。采样时应垂直放置,采样完毕,应该用管内的吸收液洗涤进气管内壁3次,再将吸收液倒出分析。

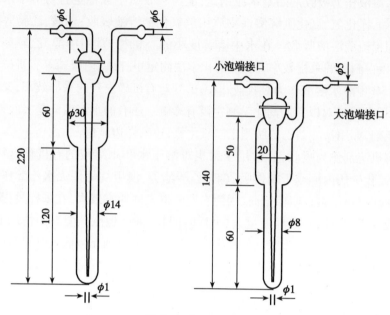

图4-8 气泡吸收管

（二）多孔玻板吸收管

有直型和 U 型两种,如图 4-9 所示,制造用的材料应是硬质玻璃,进气管应与缓冲球熔接。用于工作场所采样的多孔玻板吸收管性能要求:多孔玻板的孔径和厚度应均匀;当管内装 5ml 水,以 0.5L/min 的流量抽气时,产生的气泡应均匀,不应有特大的气泡;气泡上升高度为 40~50mm,阻力为 4~5kPa。

在环境大气采样时,还应用多孔玻板吸收瓶,小型的多孔玻板吸收瓶可以装 10~30ml 吸收剂,采样流量 0.5~2.0L/min,大型的多孔玻板吸收瓶可以装 50~100ml 吸收剂,采样流量 3.0L/min。

采样时,空气流经多孔玻板的微孔进入吸收剂,大气泡分散成许多小气泡,增大了气-液接触面积,同时又使气泡的运动速度减小,阻留时间长,从而提高了吸收效率。使采样效率较气泡吸收管明显提高。它们除适合采集气体和蒸气形式物质外,也能采集气溶胶形式的物质。

多孔玻板吸收管通常用单管采样,主要用于采集气体和蒸气形式的物质,也可以采集雾状和颗粒较小的烟状有害物质。但颗粒较大的烟、尘容易堵塞多孔玻板的孔隙,不宜用多孔玻板吸收管采集。采样完毕,应该用管内的吸收液洗涤多孔玻板吸收管进气管内壁 3 次后,再取出样品溶液供分析测定。

洗涤多孔玻板吸收管时,最好连接在抽气装置上,抽洗多孔玻板,防止孔

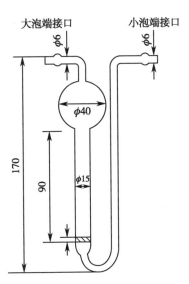

图 4-9　多孔玻板吸收管

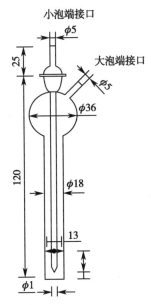

图 4-10　冲击式吸收管

板堵塞。

（三）冲击式吸收管

可分为小型冲击式吸收管和大型冲击式吸收管两种。其结构及尺寸见图 4-10,用硬质玻璃制造。

冲击式吸收管由两部分组成,一是内管,内管的内外直径上大下小,出气口的内径为(1.0±0.1)mm,管尖距外管底(5.0±0.1)mm;二是外管,外管上部直径较大,可以避免吸收液随气泡溢出吸收管;外管下部内外直径上大下小,有利于增加吸收液液柱高度,增加空气与吸收液的接触时间,提高采样效率。内管和外管的接口应是标准磨口,以利于提高密封性。固定小突应牢固。

小型冲击式吸收管内装入 5~10ml 吸收剂,大型冲击式吸收管可装 50~100ml 吸收剂;工作场所空气采样主要用小型冲击式吸收管,除适合采集气体和蒸气式物质外,也能采集气溶胶形式的物质,但不适用采集气体和气溶胶共存物质,这是因为,采集气溶胶时,需要使空气以很快的速度冲击到盛有吸收剂的管底部,使气溶胶颗粒因惯性作用被冲撞到管底部,再被管中吸收剂洗去。而气体分子的惯性很小,在快速气流情况下,容易随空气一起跑掉,不能完全吸收。

使用于工作场所空气采样的气泡吸收管和多孔玻板吸收管性能要求及适用范围见表4-2。

表 4-2 吸收管性能要求及适用范围

吸收管	吸收剂用量/ml	采样流量/L·min⁻¹	性能要求	规格	适用范围	备注
大型气泡	5~10	0.5~2.0	内管和外管的接口应是标准磨口;内管出气口的内径为(1±0.1)mm,距管底距离≤5mm	优质无色或棕色硬质玻璃	气体或蒸气	
小型气泡	2	0.1~1.0			气体或蒸气	
多孔玻板	5~10	0.1~1.0	玻板及孔径均应均匀,不产生特大气泡	优质无色或棕色硬质玻璃	气体或蒸气,雾状气溶胶	管内装 5ml 溶液,0.5L/min 抽气,气泡上升 40~50mm,且均匀无特大气泡,阻力 4~5kPa
冲击式吸收管	5~10	0.5~2.0;3(气溶胶)	内管和外管的接口应是标准磨口;内管垂直于外管底;内管出气口的内径为(1±0.1)mm,距管底距离(5.0±0.1)mm	优质无色或棕色硬质玻璃	气体或蒸气,气溶胶	以3L/min 采样,对小颗粒气溶胶采样效率较低

四、浸渍滤料法简介

滤料是不能阻挡气体的,因此不能直接用于采集空气中的气体有害物质,当滤料涂渍某种化学试剂后,气体有害物质与化学试剂迅速反应,生成稳定的化合物,保留在滤料上而被采集。因此,浸渍滤料法也属于溶液吸收法的一种。

影响浸渍滤料采样效率的因素:

1. 滤料中的含水量　因为在水中有利于化学反应,化学试剂需要溶解在水中,且化学反应的产物也可能要溶解在水中。为了使浸渍滤料含有一定量的水分,常常在浸渍液中加入甘油等试剂。

2. 浸渍的试剂量　因为浸渍滤料的厚度一般小于1mm,所浸渍的试剂量有限,限制了采集有害物质的量。

3. 化学反应速度　采样流量取决于有害物质和化学试剂间的化学反应速度,采样流量过快,化学反应来不及反应,就有部分气体有害物质通过滤料,降低了采样效率。

因此,浸渍滤料采样只适用于空气中气体有害物质浓度低的情况,或短时间采样。使用中,应避免气体有害物质超过滤料的吸收容量,造成气体有害物质穿透。

五、影响溶液吸收法采样效率的因素

从溶液吸收原理图4-6可以看出,溶液吸收法采样效率由两个时间决定,一是吸收质在气泡中的扩散时间,假设为t_1,另一个是气泡通过吸收液的时间,假设为t_2。当气泡通过吸收液的时间大于吸收质在气泡中的扩散时间,即$t_2 > t_1$,则吸收质将被完全吸收,采样效率就高;当气泡通过吸收液的时间小于吸收质在气泡中的扩散时间,即$t_2 < t_1$,则吸收质将不能被完全吸收,采样效率就低。吸收质在气泡中的扩散时间t_1,不仅与吸收质的扩散速度有关,而且也与吸收剂的吸收速率有关,与气泡大小有关。气泡通过吸收液的时间t_2与吸收剂高度以及采样流量有关。因此,凡是影响吸收质在气泡中的扩散时间t_1和气泡通过吸收剂的时间t_2的因素,都是影响溶液吸收法采样效率的因素。

影响溶液吸收法采样效率的因素主要有三个方面,一是吸收剂对吸收质的吸收速度,即吸收剂的性质;二是吸收管(瓶)的结构;三是采样条件,包括采样流量、采样时的气温、气压和湿度。

（一） 吸收剂对吸收质的吸收速度

吸收速度反映吸收的快慢程度。根据双膜理论,吸收速度是由以下两个因素决定:①气相传质速度;②液相传质速度。

对于易溶气体组分,吸收质在吸收剂的溶解度很大,组分在液相中的传质速度很快,那么吸收速度就由气相传质速度所决定,气相传质速度由分子扩散速率决定,即由菲克定律就可以计算吸收速度。

对于难溶气体组分,吸收质在吸收剂中的溶解度很小,组分在液相中的传质速度很慢,那么吸收速度就由液相传质速度所决定,如碱液吸收二氧化碳、水吸收氧气过程。

对于中等溶解度的气体组分,吸收质在吸收剂的溶解度适中,组分在气、液两相传质速度很接近,那么吸收速度就由气、液两相传质速度共同决定,如水吸收二氧化硫、丙酮等过程。

在工作场所空气采样中,采样方法研制初期的主要任务就是寻找对气体有害物质有很大溶解度的吸收液,若单一溶剂的溶解度达不到目标,可以用混合溶剂,若还达不到目标,可以采用化学反应方法,使吸收质快速反应,而后反应产物能在吸收剂中有很大的溶解度。

（二） 吸收管的结构的影响

溶液吸收法原理是要让空气样品呈气泡状通过吸收剂,因此吸收管的结构对气泡生成、气泡大小、气泡移动速度起到决定性作用。吸收管的结构还影响吸收剂的用量。由于吸收管是由玻璃制造,在吸收管的使用和洗刷过程会造成破损,改变原有吸收管的结构,因此,在采样前应检查吸收管,发现破损应及时剔除。

由式(4-11)可知,当采样流量一定时,为使气-液接触面积 A 增大,提高采样效率,应该尽量使气泡的直径缩小、吸收管中液体的高度加大、气泡通过吸收液的速度减慢。多孔玻板吸收管就是根据这个原理而设计的。多孔玻板含有很多微孔,气体通过多孔玻板后,大气泡分散成许多小气泡,小气泡的直径由微孔决定,气泡越小,气-液接触面积 A 越大,同时,气泡通过吸收液的速度越慢,所以,多孔玻板吸收管的采样效率比较高。

对于气态和气溶胶共存的有害物质,单靠气泡通过溶液吸收是不完全的。因为某些气溶胶的小颗粒的表面附有一层气体,当气泡通过溶液时,小颗粒不易被吸收完全,同时气泡中的气溶胶颗粒也不像气体分子那样能很快地扩散到气-液界面上。所以,用气泡吸收管吸收气溶胶,效果较差。而多孔玻板吸收管能够较好地克服气泡吸收管的缺陷。空气通过多孔玻板,使其分散成极细的小气泡进入吸收剂中,气溶胶(主要指雾状)一部分在通过多孔玻板时,被弯曲的孔道所阻留,然后被洗入吸收剂中;另一部分在通过多孔玻板后,形成细小的气泡,被吸收剂吸收。所以,多孔玻板吸收管不仅对气体有害物质有较高的吸收效率,而且对与其共存的气溶胶也有很高的吸收效率。

(三) 采样条件的影响

采样条件包括采样流量、采样时的气温、气压、湿度等。

1. 采样流量的影响　采样流量越大,气流通过吸收液时间越短,采样效率就低;采样流量小,气流通过吸收液时间就长,采样效率就高,但采样流量过低,影响采样体积,对测定造成困难。采样流量要通过实验,选择合适的采样流量,在实际采样时,可依据标准,在标准许可范围内选择采样流量,既不能大于最大采样流量,也不能低于最小采样流量。

2. 气温的影响　采样时的气温对采样效率的影响比较复杂,一方面气温影响吸收剂对吸收质的吸收能力,温度在一定的范围内,能够促进吸收质在吸收剂中溶解,或促进吸收质在吸收剂中的化学反应,起到促进吸收作用,提高了采样效率;温度过低或过高,不利于吸收质的溶解或化学反应,都可能使采样效率降低。另一方面气温影响吸收剂自身的挥发性,气温越高,挥发性越快越大,造成吸收剂的损失越多,降低采样效率。

3. 气压的影响　采样时的气压对采样效率的影响,气压升高增大了吸收质在吸收剂中的溶解度,或增大了吸收质在吸收剂中的化学反应速度,提高了采样效率;反之,气压降低,会降低吸收质在吸收剂中的溶解度,或降低吸收质在吸收剂中的化学反应速度,使采样效率降低,同时,气压越低,吸收剂的挥发越快,造成吸收剂的损失越多,也使采样效率降低。

4. 湿度的影响　采样时的湿度对采样效率的影响,一方面是对吸收剂的挥发影响,湿度大,相对挥发性小,湿度小相对挥发性大;另一方面湿度也影响吸收质的分子结构,特别是极性分子的有机物,易和水分子形成水合物,影响吸收质的挥发性。

六、溶液吸收法在工作场所空气采样中的应用

(一) 溶液吸收法的优点

适用范围广,可用于各种物质的各种存在形式的采样;采样后,样品往往可以直接进行测定,不需要经过样品处理;吸收管可以反复使用,费用低。

(二) 溶液吸收法的缺点

吸收管易损坏,携带和使用不方便;不适用个体采样和长时间采样;需要

空气采样动力。

（三）溶液吸收法的注意事项

1. 要根据被采集气体有害物质的理化性质及其在空气中的存在形式,正确选择吸收管和吸收剂。

2. 要正确和准确使用采样流量,即采样流量不能超过使用范围和流量波动<5%。

3. 采样时间要准确适当。

4. 在使用易挥发的吸收剂或在高气温下采样时,采样时间不能过长,吸收管与采样器之间应有干燥管,避免湿气进入采样器,引起采样流量变化。

5. 吸收剂用量要准确,采样过程中若有损失,采样后要补充到原来用量。

6. 吸收管与采样器连接要正确,吸收管要垂直放置,避免倾斜,注意不能有泡沫抽出。

7. 采样前后密闭进出气口,直立放置,防止吸收管破碎。

（四）应用

依照 GBZ/T 160 和 GBZ/T 300,表4-3 列举了现行国家标准中气体有害物质的溶液吸收法采样方法。

表4-3　现行国家标准中气体有害物质的溶液吸收法采样方法

被采集物质	采样试剂（用量及吸收管）	采样流量采样时间	国家职业卫生标准	
			原标准	现行标准
汞、氯化汞	汞吸收液:将 3.2g/L 高锰酸钾溶液与 10%（体积分数）硫酸溶液等体积混合。氯化汞吸收液:0.5mol/L 硫酸溶液（串联 2 支各装有 5.0ml 吸收液的大型气泡吸收管）	500ml/min 15 分钟	GBZ/T 160.14—2004	GBZ/T 300.18—2017
二月桂酸二丁基锡	pH 8.4 硼酸缓冲液吸收液:1.9g 四硼酸钠、0.25g 乙二胺四乙酸钠和 1.2g 硼酸溶于水中,并定容至 100ml（4ml 吸收液多孔玻板吸收管）	1L/min 15 分钟	GBZ/T 160.22—2004	GBZ/T 300.27—2017
三甲基氯化锡	水（10ml 水多孔玻板吸收管）	500ml/min 15 分钟	GBZ/T 160.22—2004	GBZ/T 300.27—2017

续表

被采集物质	采样试剂（用量及吸收管）	采样流量 采样时间	国家职业卫生标准	
			原标准	现行标准
三氟化硼	0.2mol/L 氢氧化钠溶液（将装好超细玻璃纤维滤纸的小采样夹（在前）和装10.0ml 氢氧化钠溶液的多孔玻板吸收管串联）	1L/min 15 分钟	GBZ/T 160.27—2004	GBZ/T 300.35—2017
叠氮酸和叠氮化钠（蒸汽态和雾态）	0.04g/L 氢氧化钾溶液（10.0ml 吸收液的多孔玻板吸收管）	1L/min ≤20 分钟	GBZ/T 160.29—2004	GBZ/T 300.43—2017
一氧化氮、二氧化氮	氮氧化物吸收液：将 50ml 冰乙酸（优级纯）加入 900ml 水中，摇匀；加入 5g 对氨基苯磺酸，搅拌溶解后，加入 0.05g 盐酸萘乙二胺，溶解后，用水稀释至 1 000ml，为贮备液。置于棕色瓶中于冰箱内保存，可稳定 1 个月。临用前，取 4 份此液与 1 份水混合（平行放置两支各装有 5.0ml 吸收液的多孔玻板吸收管，采集 NO 加装氧化管）	0.5L/min	—	GBZ/T 160.29—2004
氨	氨吸收液：将 26.6ml 硫酸缓缓加入 1 000ml 水中（串联两只各装有 5.0ml 吸收液的大型气泡吸收管）	0.5L/min 15 分钟	—	GBZ/T 160.29—2004
氰化氢	40g/L 氢氧化钠溶液（串联两只装有 2.0ml 吸收液的小型气泡吸收管）	0.2L/min 10 分钟	—	GBZ/T 160.29—2004
磷化氢	高锰酸钾溶液（0.1mol/L）与硫酸溶液（1mol/L）等体积混合（装有 10.0ml 吸收液的多孔玻板吸收管）	1L/min 15 分钟	—	GBZ/T 160.30—2004
五氧化二磷、五硫化二磷	水（装有 10.0ml 水的多孔玻板吸收管）	1L/min 15 分钟	GBZ/T 160.30—2004	GBZ/T 300.45—2017

续表

被采集物质	采样试剂（用量及吸收管）	采样流量采样时间	国家职业卫生标准	
			原标准	现行标准
三氯化磷、三氯硫磷	水（装有 10.0ml 水的多孔玻板吸收管）	1L/min 15 分钟	GBZ/T 160.30—2004	GBZ/T 300.46—2017
砷化氢	吸收液（次溴酸钠溶液）：30ml 饱和溴水加入 30ml 水和 20ml 20g/L 氢氧化钠溶液中，摇匀（装有 5ml 吸收液的多孔玻板吸收管）	1L/min 15 分钟	GBZ/T 160.31—2004	GBZ/T 300.47—2017
臭氧	前管装 1ml 丁子香酚，后管装 10.0ml 水（串联两只大气泡吸收管）	2L/min 15 分钟	GBZ/T 160.32—2004	GBZ/T 300.48—2017
臭氧	4g 硫酸氧钛溶于 5ml 硫酸（ρ20 = 1.84g/ml）中，缓慢倒入约 80ml 水中，放至室温后，用水定容至 100ml。临用前，用水稀释 10 倍（装有 10ml 吸收液的多孔玻板吸收管）	1L/min 采至溶液出现淡黄色时停止采样	GBZ/T 160.32—2004	GBZ/T 300.48—2017
二氧化硫	甲醛缓冲液吸收液：称取 1.82g 环己二胺四乙酸，溶于 10ml 氢氧化钠溶液，用水稀释至 100ml，置于冰箱内保存。取 20ml 此液和 5.3ml 甲醛、2.04g 邻苯二甲酸氢钾，用水稀释至 100ml，置于冰箱内保存。临用前，再用水稀释 100 倍（装有 10ml 吸收液的多孔玻板吸收管）	0.5L/min 15 分钟	—	GBZ/T 160.33—2004
三氧化硫、硫酸	称取 1.908g 碳酸钠和 1.428g 碳酸氢钠溶于 100ml 水中，置冰箱内备用。临用前，取出 10ml，用水稀释至 1L（装有 5ml 吸收液的多孔玻板吸收管）	1L/min 15 分钟	—	GBZ/T 160.33—2004

续表

被采集物质	采样试剂（用量及吸收管）	采样流量采样时间	国家职业卫生标准	
			原标准	现行标准
硫化氢	溶解 2g 亚砷酸钠于 100ml 碳酸铵溶液（50g/L）中，用水稀释至 1 000ml（串联 2 只各装有 10.0ml 吸收液的多孔玻板吸收管）	0.5L/min 15 分钟	—	GBZ/T 160.33—2004
氯化亚砜	吸收液：四氯化碳（装有 10ml 吸收液的多孔玻板吸收管）	0.5L/min 15 分钟	GBZ/T 160.33—2004	GBZ/T 300.52—2017
硒化氢	0.1mol/L 氢氧化钠吸收液（装有 10ml 吸收液的多孔玻板吸收管）	0.5L/min 15 分钟	GBZ/T 160.34—2004	GBZ/T 300.53—2017
氟化氢	称取 1.908g 碳酸钠和 1.428g 碳酸氢钠溶于 100ml 水中，置冰箱内备用。临用前，取出 10ml，用水稀释至 1L（装有 5ml 吸收液的多孔玻板吸收管）	1L/min 15 分钟	—	GBZ/T 160.36—2004
氯气	称取 0.100 0g 甲基橙，溶于约 100ml 40~50℃ 水中，冷却后加入 20ml 95%（V/V）乙醇，用水定量转移入 1 000ml 容量瓶中，并稀释至刻度（装有 5ml 吸收液的大型气泡吸收管）	0.5L/min 10 分钟	—	GBZ/T 160.37—2004
氯化氢、盐酸	4g/L 氢氧化钠溶液（装有 10ml 吸收液的多孔玻板吸收管）	0.5L/min 15 分钟	—	GBZ/T 160.37—2004
二氧化氯	称取 5g 丙二酸和 20mg 酸性紫 R，溶于 500ml 0.05mol/L 硫酸溶液中（装有 5ml 吸收液的大型气泡吸收管）	0.1L/min 15 分钟	—	GBZ/T 160.37—2004
苯酚	0.2g/L 碳酸钠溶液（装有 10ml 吸收液的大型气泡吸收管）	500ml/min 15 分钟	GBZ/T 160.51—2004	GBZ/T 160.51—2007

续表

被采集物质	采样试剂（用量及吸收管）	采样流量采样时间	国家职业卫生标准	
			原标准	现行标准
间苯二酚	吸收液：水（装有 10ml 水的多孔玻板吸收管）	500ml/min 15 分钟	GBZ/T 160. 51—2007	GBZ/T 300. 110—2017
甲醛	50mg/L 酚试剂（装有 5ml 吸收液的大型气泡吸收管）	200ml/min	GBZ/T 160. 54—2007	GBZ/T 300. 99—2017
糠醛	25g/L 草酸溶液和 50g/L 磷酸氢二钠溶液等体积混合（装有 10ml 吸收液的多孔玻板吸收管）	500ml/min 15 分钟	GBZ/T 160. 54—2004	GBZ/T 160. 54—2007
草酸	吸收液：水（装有 5ml 水的多孔玻板吸收管）	500ml/min 15 分钟	GBZ/T 160. 59—2004	GBZ/T 300. 114—2017
马来酸酐	吸收液：0.01%（体积分数）磷酸溶液（装有 10ml 吸收液的多孔玻板吸收管）	1L/min 15 分钟	GBZ/T 160. 60—2004	GBZ/T 300. 118—2017
光气（碳酰氯）	吸收液：0.25g/L 苯胺溶液（串联两只各装有 10ml 吸收液的多孔玻板吸收管）	500ml/min 15 分钟	—	GBZ/T 160. 61—2004
二甲基甲酰胺、二甲基乙酰胺	吸收液：水（装有 10ml 水的多孔玻板吸收管）	1L/min 15 分钟	—	GBZ/T 160. 62—2004
丙烯酰胺	吸收液：水（装有 10.0ml 水的冲击式吸收管）	3L/min 15 分钟	—	GBZ/T 160. 62—2004
甲基丙烯酸环氧丙酯	吸收液：环己烷（装有 5.0ml 吸收液的大型气泡吸收管）	500ml/min 15 分钟	—	GBZ/T 160. 64—2004
甲苯二异氰酸酯和二苯基甲烷二异氰酸酯	甲苯二异氰酸酯吸收液：用水稀释 3.5ml 盐酸和 2.2ml 冰乙酸至 100ml；二苯基甲烷二异氰酸酯吸收液：用水稀释 3.5ml 盐酸和 4.4ml 冰乙酸至 100ml（串联 2 个各装有 10.0ml 吸收液的冲击式吸收管	3L/min 15 分钟	GBZ/T 160. 67—2004	GBZ/T 300. 132—2017

续表

被采集物质	采样试剂（用量及吸收管）	采样流量采样时间	国家职业卫生标准	
			原标准	现行标准
丙酮氰醇	吸收液:4g/L 氢氧化钠溶液（串联两只装有 5.0ml 吸收液的大型气泡吸收管）	200ml/min 15 分钟	GBZ/T 160.68—2007	GBZ/T 300.134—2017
乙醇胺	吸收液:0.01mol/L 硫酸溶液（串联两只各装有 5.0ml 吸收液的大型气泡吸收管）	500ml/min 15 分钟	GBZ/T 160.70—2004	GBZ/T 300.139—2017
三氯苯胺	吸收液:环己烷（装有 10.0ml 吸收液的冲击式吸收管）	3L/min 15 分钟	GBZ/T 160.72—2004	GBZ/T 300.142—2017
三氯硝基甲烷（氯化苦）	吸收液:于 1 000ml 烧杯中,加入 500ml 无水乙醇和 2.5g 金属钠碎块,反应完毕（装有 5.0ml 吸收液的多孔玻板吸收管）	250ml/min 15 分钟	—	GBZ/T 160.73—2004
磷胺、内吸磷、甲基内吸磷和马拉硫磷	吸收液:5%（体积分数）甲醇水溶液（装有 5.0ml 吸收液的多孔玻板吸收管）	1L/min 15 分钟（磷铵 25 分钟）	GBZ/T 160.76—2004	GBZ/T 300.153—2017
敌百虫	吸收液:水（串连两只各装有 10.0ml 水的多孔玻板吸收管）	250ml/min 15 分钟	—	GBZ/T 160.76—2004

第三节　固体吸附剂法

固体吸附剂法:当空气通过装有固体吸附剂的小柱时,空气中气体有害物质因吸附、溶解或化学反应等作用被固体吸附剂吸附而采集。

一、固体吸附剂吸附的原理和机制

固体吸附剂是一种多孔物质,对空气中多种气体有害物质有较强的吸附能力或化学反应,通过吸附或化学反应作用使气体有害物质滞留富集在吸附剂中。被吸附到固体表面的物质称为吸附质,对于工作场所空气的固体吸附剂采样,吸附质就是被采集的气体有害物质;能够附着吸附质的物质称为吸附剂。

（一）固体吸附剂吸附的原理

根据吸附剂表面与吸附质之间作用力的不同,吸附可分为物理吸附和化学吸附。

1. 物理吸附　物理吸附是由分子间范德华力引起的,是通过吸附质与吸附剂表面原子间微弱的相互作用而在表面附近形成分子层,它可以是单层吸附,亦可以是多层吸附,物理吸附的吸附量大。物理吸附的特征有:

（1）吸附质与吸附剂之间不发生化学反应。

（2）吸附过程极快,参与吸附的各相间常常瞬间即达平衡。

（3）吸附为放热反应。

（4）吸附质与吸附剂之间的吸附力不强,容易在物理作用影响下,使吸附质分子解吸,当气体中吸附质分压降低或温度升高时,被吸附的气体易于从固体表面逸出,而不改变气体原来的性质。工作场所空气采样与检测正是利用这种可逆性进行采集和解吸。

2. 化学吸附　化学吸附是由吸附质与吸附剂之间的化学键作用力而引起的,是伴随着电荷移动相互作用或生成化学键的吸附,化学吸附的作用力有较强的价键力,是单层吸附,化学吸附的吸附量小,吸附需要一定的活化能。化学吸附主要特征有:

（1）吸附有很强的选择性。

（2）吸附速率较慢,达到吸附平衡需要相当长时间。

（3）升高温度可提高吸附速率。

（4）化学吸附不易在物理作用下解吸。

应当指出,某些吸附质与吸附剂可能不仅发生物理吸附或化学吸附单一吸附,而可能同时发生两种吸附。甚至某种吸附质可能在较低温度下发生物理吸附,随着吸附放出的热量,使吸附剂温度增高,在较高温度下又发生了化学吸附,即物理吸附发生在化学吸附之前,当吸附剂吸热逐渐具备高的活化能后,就发生化学吸附(图 4-11)。

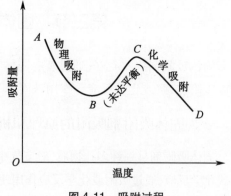

图 4-11　吸附过程

（二）固体吸附剂吸附的机制

当气流通过固体吸附剂时,气

流可能从吸附剂外表面经过,也可能进入吸附剂微孔,因此,吸附过程的物质传递可分为以下几个步骤(图 4-12):

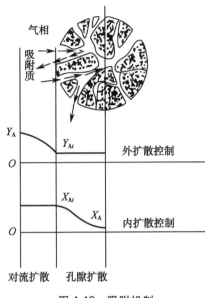

图 4-12　吸附机制

1. 外扩散　吸附质分子从气流主体穿过气泡膜扩散至吸附剂外表面。

2. 内扩散　吸附质分子由外表面经微孔扩散至吸附剂微孔表面。

3. 吸附　到达吸附剂外表面或微孔表面的吸附质被吸附。对于化学吸附,吸附之后还有化学反应过程发生。

在吸附质分子被吸附的同时,由于分子不断运动,吸附质分子可能从吸附剂中脱附出来,经历的过程与上述过程相反。

(三)　吸附平衡

当吸附质与吸附剂长时间接触后,终将达到吸附平衡,平衡吸附量是吸附剂对吸附质的极限吸附量,也称吸附容量。

二、固体吸附剂选择

(一)　固体吸附剂类型

根据吸附剂吸附作用的原理,可分为吸附型、分配型和反应型三种类型。

1. 吸附型固体吸附剂　这种固体吸附剂是颗粒状固体吸附剂,如活性炭、硅胶、分子筛、高分子多孔微球等。它们都是多孔性物质,比表面积大,对气体和蒸气有较强的吸附能力。有两种表面吸附作用,一种是由于分子间引力引起的物理吸附,吸附力较弱;另一种是由剩余价键力引起的化学吸附,吸附力较强。极性吸附剂如硅胶等,对极性化合物有较强的吸附能力;非极性吸附剂如活性炭等,对非极性化合物有较强的吸附能力。一般说来,吸附能力越强,采样效率越高,但这往往会给解吸带来困难。因此,在选择吸附剂时,既要考虑吸附效率,又要考虑易于解吸。在这类固体吸附剂管中既可装填一种吸附剂,也可装填两种或多种吸附剂,这取决于吸附剂的比表面积大小和被吸附物质的性质。

2. 分配型固体吸附剂　这种固体吸附剂是表面涂渍了高沸点有机溶剂(如异十三烷)的惰性多孔颗粒物(如硅藻土),类似于气液色谱柱中的固定相,只是有机溶剂的用量比色谱固定相大。当气体有害物质通过吸附柱时,在有机溶剂(固定液)中分配系数大的组分保留在吸附剂上而被富集。例如,工作场所空气中的有机氯农药(六六六、滴滴涕等)和多氯联苯(polychorinated biphenyls,PCB)多以蒸气或气溶胶形式存在,用溶液吸收法采样效率低,但用涂渍5%甘油的硅酸铝载体吸附剂采样时,采集效率可达90%~100%。

3. 反应型固体吸附剂　这种吸附剂是由惰性多孔颗粒物(如石英砂、玻璃微球等)或纤维状物(如滤纸、玻璃棉等)表面涂渍了能与空气中有害物质发生化学反应的试剂制成。也可以用能和气体有害物质发生化学反应的纯金属(如 Au、Ag、Cu 等)丝毛或细粒作吸附剂。空气通过吸附柱时,气体有害物质在吸附剂表面因发生化学反应而被阻留。采样后,将反应产物用适宜的溶剂洗脱或加热吹气解吸下来进行分析。例如,空气中的微量氨可用装有涂渍硫酸的石英砂吸附柱富集。采样后,用水洗脱下来测定。

（二）　固体吸附剂选择原则

虽然所有的固体表面,对于气体都或多或少地具有物理吸附作用,但工作场所空气采样不仅仅只需要吸附能力强,而且还要能通过一定的程序将吸附质解吸出来,因为这个特殊的要求,适合采样需求的固体吸附剂并不多,根据工作场所空气采样的特殊要求,固体吸附剂选择原则有:

1. 具有巨大的内表面积　外表面积往往仅占总表面积的极少部分,故可看作是一种极其疏松的固态泡沫体。例如,硅胶和活性炭的内比表面积分别高达 $500 m^2/g$ 和 $1\,000 m^2/g$ 以上。

2. 对不同气体具有选择性的吸附作用　例如,木炭吸附 SO_2 或 NH_3 的能力较吸附空气的大。一般地说,吸附剂对各种吸附组分的吸附能力,随吸附组分沸点的升高而加大,在与吸附剂相接触的气体混合物中,首先被吸附的是高沸点的组分。在多数情况下,被吸附组分的沸点与不被吸附组分(即惰性组分)的沸点相差很大,因而惰性组分的存在,基本上不影响吸附的进行。

3. 较高的机械强度、化学与热稳定性。

4. 吸附容量大 吸附容量是指在一定温度和一定的吸附质浓度下,单位质量或单位体积吸附剂所能吸附的最大吸附质质量,吸附容量除与吸附剂表面积有关外,还与吸附剂的空隙结构、孔径分布、分子极性及吸附剂分子上官能团性质有关。

5. 具有良好的解吸性能。

6. 空白值低。

7. 来源广泛,造价低廉。

三、常用吸附剂的种类

工作场所空气采样常用的颗粒状吸附剂有硅胶、活性炭、高分子多孔微球和浸渍固体吸附剂等。

(一)硅胶

别名叫硅酸凝胶,透明或乳白色粒状固体,是一种高活性吸附材料,其化学分子式为 $mSiO_2 \cdot nH_2O$(图 4-13),除强碱、氢氟酸外不与任何物质发生反应,不溶于水和任何溶剂,无毒无味,化学性质稳定。硅胶是一种极性吸附剂,对极性物质有强烈的吸附作用。它既具有物理吸附作用,也具有化学吸附作用,起到吸附作用的基团是硅醇基上的羟基(吸附中心)。

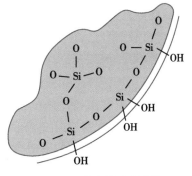

图 4-13 硅胶分子式结构

一般来说,硅胶按其性质及组分可分为有机硅胶和无机硅胶两大类。无机硅胶是一种高活性吸附材料,硅胶根据其孔径的大小分为:大孔硅胶、粗孔硅胶、B 型硅胶、细孔硅胶。由于孔隙结构的不同,因此它们的吸附性能各有特点。粗孔硅胶在相对湿度高的情况下有较高的吸附量,细孔硅胶则在相对湿度较低的情况下吸附量高于粗孔硅胶,而 B 型硅胶由于孔结构介于粗、细孔之间,其吸附量也介于粗、细孔之间。

细孔硅胶适用于干燥,防潮,防锈。粗孔硅胶又叫 C 型硅胶,粗孔硅胶的化学组份和物理结构,决定了它具有许多其他同类材料难以取代的特点:吸附性能高、热稳定性好、化学性质稳定、有较高的机械强度等。通常粗孔及中孔硅胶用于吸附型吸附柱的颗粒状吸附剂。

空气中水分对硅胶吸附剂管吸附作用有影响,吸水后会失去部分吸附能力,当硅胶含水量超过70%时,硅胶就完全失去吸附能力。因此硅胶在使用前,必须经过活化处理,活化的方法是:硅胶要在100~200℃下烘干,以除去物理吸附水;活化温度不能过高,在500~600℃干燥时,就会失去化学结合水,使硅胶变性;在600℃以上,硅胶开始烧结,失去一部分表面积。对于商品硅胶采样管,在加装前已经活化处理,在使用时,打开即可使用。

硅胶的吸附力较弱,吸附容量小,已吸附的物质容易解吸,在350℃条件下,通氮气或清洁空气可解吸所采集的物质,也可用极性溶剂(如水、乙醇等)洗脱,还可用饱和水蒸气在常压下蒸馏提取。

硅胶管采样的注意事项:只宜在较干燥的环境中采样,采样时间不宜长,一般1~2小时;若在硅胶管前,加放一段吸水性强的吸附剂,可以采集较长时间,但,前提是加放的吸水性强的吸附剂不能吸附吸附质;当有几种极性物质共存时,会发生吸附竞争,极性大的物质优先吸附,还能将已经吸附在吸附剂上的低极性物质替代下来。

(二)活性炭

活性炭是一种非极性吸附剂,可用于非极性和弱极性有机蒸气的吸附;吸附容量大,吸附力强,但较难解吸。少量的吸附水对活性炭吸附性能影响不大,因所吸附的水可被非极性或弱极性物质所取代。

活性炭的吸附特性不但取决于其空隙结构,而且取决于其表面化学性质(表面的化学官能团、表面杂原子和化合物)。不同的表面官能团、杂原子和化合物对不同的吸附物质有明显的吸附差别。在活化过程中,活性炭的表面会形成大量的羟基、羧基、酚基等含氧表面络合物,不同种类的含氧基团是活性炭上的主要活性位,它们能使活性炭的表面呈微弱的酸性、碱性、氧化性、还原性、亲水性和疏水性等。一般而言,活性炭表面含氧官能团中的酸性化合物越丰富,吸附极性化合物的效率越高;而碱性化合物较多的活性炭易吸附较弱的或非极性的物质。图4-14是高倍显微镜下观察的吸附物质被活性炭吸附的情况,对比a、b两图,明显看到吸附物质被吸附在活性炭的空腔中。

活性炭可由许多种含炭物质制成,这些物质包括木材、锯屑、煤、焦炭、泥煤、木质素、果核、硬果壳、蔗糖浆粕、骨、褐煤、石油残渣等。不同原料烧制的活性炭的性能不完全相同。其中椰壳活性炭是目前最常用的。椰壳活性炭因制造工艺不同,分为物理法椰壳活性炭和化学法椰壳活性炭,一般说来物理法椰壳活性炭的微孔(孔直径或孔宽小于1.5nm的孔隙)发达,主要用于气体吸

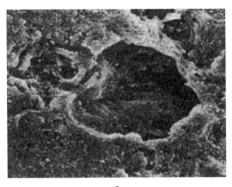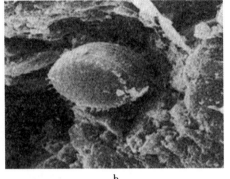

a

b

a.激活后的可见空腔 b.吸附物质被吸附在空腔中

图 4-14 吸附物质被活性炭吸附

附。物理法椰壳活性炭的制造基本上分为两过程,第一过程包括脱水及炭化,将原料加热,在 170~600℃ 的温度下干燥,并使原有的有机物大约 80% 炭化。第二过程是使炭化物活化,这是经由用活化剂如水蒸气与炭反应来完成的,在吸热反应中主要产生由 CO 及 H_2 组成的混合气体,用以燃烧加热炭化物至适当的温度(800~1 000℃),以烧除其中所有可分解的物质,由此产生发达的微孔结构及巨大的比表面积,比表面积可达 1 000~1 600m^2/g,每克椰壳活性炭的吸附面积相当于八个网球场的面积,微孔体积 90% 左右,其微孔孔径为 10~40Å。具有比表面积大、孔径适中、分布均匀、吸附速度快、杂质少等优点,有很强的吸附能力,对有机气体吸附能力比普通活性炭高 5 倍至以上,且吸附速率更快。其组成物质除了碳元素外,尚含有少量的氢、氮、氧,其结构则为碳形成六环物堆积而成。由于六环碳的不规则排列,造成了椰壳活性炭多微孔体积及高表面积的特性。

活性炭适宜于采集非极性或弱极性有机蒸气,可在常温下或降低采集温度的条件下,有效采集低沸点的有机蒸气,沸点高于 0℃ 的各类物质蒸气,常温下可以被有效地吸附,但是沸点低于 -150℃ 的物质,如一氧化碳、甲烷等,不能吸附。沸点在 -100~0℃ 之间的物质,如氨、乙烯、甲醛、氯化氢、硫化氢等,常温下不能定量吸附。被吸附的气体或蒸气可通氮气加热(250~300℃)解吸或用适宜的有机溶剂(如二硫化碳)洗脱。

(三) 高分子多孔微球

它是一种合成的多孔性芳香族化合物的聚合物,使用较多的是二乙烯基与苯乙烯基的共聚物。它具有表面积大、机械强度较高、热稳定性较好、疏水性强、耐腐蚀、耐辐射和耐高温(250~290℃)等性质,对一些化合物具有选择性的吸附作用、较容易解吸,是一种较好的吸附剂,已广泛用作气相色谱固定相或载体,也用于空气有害物质的采集。主要用于采集一些分子量较大,沸点较高,又有一定挥发性的有机化合物,且能以蒸气形式或蒸气同气溶胶共存于空气中,如有机磷、有机氯农药以及多环芳烃等。

高分子多孔微球(high polymer porosity micro-sphere)使用较多的是二乙烯基苯同苯乙烯的共聚物,如 Amberlite XAD 类、Chromosorb 类、Porapak 类等;其他共聚物,如 Tenax 类,能耐450℃高温;国产的高分子多孔微球,如 GDX 类、501 有机载体类等。不同类型的高分子多孔微球不仅表面积、孔径不同,而且有着不同的极性。例如,GDX-1 是非极性,GDX-3 和 Porapak P 是弱极性,GDX-4 和 Porapak S 是中极性。可以根据有害物质的性质,选择适用于采样的高分子多孔微球。通常使用 20~50 目的高分子多孔微球,因其颗粒较大,通气阻力较小,有利于用较大的采样流量采集低浓度的有机蒸气。常用于采集空气样品的高分子多孔微球见表 4-4。

表 4-4 常用于采集空气样品的高分子多孔微球

商品名	化学组成	平均孔径/nm	表面积/m² · g⁻¹
Amberlite XAD-2	二乙烯基苯-苯乙烯共聚物	9	300
Amberlite XAD-4	二乙烯基苯-苯乙烯共聚物	5	750~800
Chromosorb 102	二乙烯基苯-苯乙烯共聚物	8.5	300~400
Porapak Q	甲苯乙烯基苯-二乙烯基苯共聚物	7.5	840
Porapak R	二乙烯基苯-苯乙烯极性单体共聚物	7.6	547~780
Tenax GC	聚 2,6-苯基对苯醚	72	18.6

在使用前,应将高分子多孔微球进行纯化处理,处理方法举例如下,方法一:先用乙醚浸泡,振摇 15 分钟,除去高分子多孔微球吸附的有机物,弃除乙醚,再用甲醇清洗,以除去残留的乙醚;然后用水洗净甲醇,放入瓷盘内,于102℃干燥 25 分钟。方法二:用石油醚在索氏提取器内提取 24 小时,然后在清洁空气中挥发除去石油醚,再在 60℃活化 24 小时。纯化处理的高分子多孔微球保存于密封干燥瓶内。

(四)浸渍固体吸附剂

将固体吸附剂涂渍化学试剂,利用浸渍的化学试剂与待采集的有害物质发生化学反应,产生稳定的化合物被收集。这种吸附剂在物理吸附的基础上,增加了化学吸附,可以扩大固体吸附剂的使用范围,增加吸附容量,提高采样效率。通常采集酸性化合物时,可浸渍碱性物质;采集碱性化合物时,可浸渍酸性物质。为了保持浸渍吸附剂含有一定量的水分,以利于进行化学反应和溶解作用,往往在浸渍溶液中加少量甘油等。

四、工作场所空气中气体有害物质采样中常用的固体吸附剂采样管

(一) 硅胶管

硅胶管规格见图 4-15。用硬质玻璃制造,内外径应均匀;两端应熔封,并附有塑料套帽。

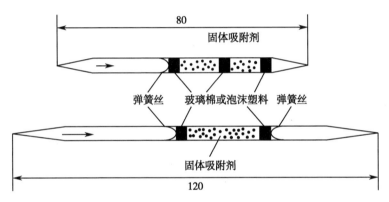

图 4-15　硅胶管及活性炭管规格

1. 性能要求

(1) 使用的硅胶应有足够的吸附容量,能满足检测的需要。在气温 35℃、相对温度 80% 以上的环境条件下,穿透容量不低于 0.5mg 气体有害物质。

(2) 硅胶的两端和前后两段之间用玻璃棉或聚氨酯泡沫塑料等固定材料加以固定和分隔,在进气口端的固定材料前和热解吸型的固定材料后各用一个弹簧钢丝固定。装好的硅胶不应有松动;所用的玻璃棉等固定材料不应发生影响采样或检测的作用。

(3) 在 200ml/min 流量下,硅胶管的通气阻力应为 2~4kPa。

(4) 硅胶管的空白值应低于标准检测方法的检出限。

(5) 塑料套帽应能封住管的两端,保持良好的气密性,且不易脱落,不存

在或产生影响测定的物质。

（6）装载的硅胶要偏向玻璃管的一端,空白玻璃管长的那端为进气端,如图 4-15 中箭头所示,空白玻璃管长起到使吸进管中气体混匀的目的,有利于吸附剂的均匀吸附。

2. 规格要求

（1）常见溶剂解吸型硅胶管:管长 80mm。内径 3.5～4.0mm,外径 5.5～6.0mm;前段装 200mg 硅胶,后段装 100mg 硅胶。

（2）常见热解吸型硅胶管:管长 120mm,内径 3.5～4.0mm,外径（6.0±0.1）mm;内装 200mg 硅胶。

根据检测需要,可以制作其他规格的硅胶管,必须符合性能要求。

（二）活性炭管

活性炭管规格也见图 4-15。用硬质玻璃制造,内外径应均匀;两端应熔封,并附有塑料套帽。

1. 性能要求

（1）使用的活性炭应有足够的吸附容量,能满足检测的需要。在气温 35℃、相对湿度 80% 以上的环境条件下,穿透容量不低于 1mg 气体有害物质。

（2）以下同硅胶管性能要求的（2）～（6）。

2. 规格要求

（1）常见溶剂解吸型活性炭管:管长 80mm,内径 3.5～4.0mm,外径 5.5～6.0mm;前段装 100mg 活性炭,后段装 50mg 活性炭。

（2）常见热解吸型活性炭管:管长 120mm,内径 3.5～4.0mm,外径（6.0±0.1）mm;内装 100mg 活性炭。

根据检测需要,可以制作其他规格的活性炭管,必须符合性能要求。

活性炭管和硅胶管的两种规格简要列于表 4-5。

表 4-5　两种固体吸附剂管的标准规格

类型	管长/mm	内径/mm	外径/mm	活性炭管 前段	活性炭管 后段	硅胶管 前段	硅胶管 后段
溶剂解吸型	70～80	3.5～4.0	5.5～6.0	100	50	200	100
热解吸型	120	3.5～4.0	6.0±0.1	100		200	

五、影响固体吸附剂法采样效率的因素

像溶液吸收原理一样,固体吸附剂采样效率由两个时间决定,一是吸附质在固体吸附剂微孔中的扩散时间,假设为 t_1,另一个是空气气流通过固体吸附剂的时间,假设为 t_2。当空气气流通过固体吸附剂的时间大于吸附质在固体吸附剂微孔中的扩散时间,即 $t_2 > t_1$,则吸附质将被完全吸收,采样效率就高;当空气气流通过固体吸附剂的时间小于吸附质在固体吸附剂微孔中的扩散时间,即 $t_2 < t_1$,则吸附质将不能被完全吸收,采样效率就低。吸附质在固体吸附剂微孔中的扩散时间,不仅与吸附质的扩散速度有关,而且也与固体吸附剂吸附性质有关,与微孔大小有关。空气气流通过固体吸附剂的时间与固体吸附剂管长度以及采样流量有关。因此,凡是影响吸附质在固体吸附剂微孔中的扩散时间和空气气流通过固体吸附剂的时间的因素,都是影响固体吸附剂采样效率的因素。

影响固体吸附剂采样效率的因素主要有三个方面:

1. 吸附剂的吸附能力。

2. 吸附剂的解吸效率。

3. 采样因素,包括采样流量,采样时的气温、气湿,共存物,采样时间,人为因素等。

也就是说固体吸附剂法不仅要能够吸附上,而且要能够解吸出来,吸附能力要强,解吸效率要高,才能有高的采样效率,同时采样因素也影响着采样效率。

(一) 吸附剂的吸附能力

1. 表示吸附剂的吸附能力的概念及定义

(1) 吸附剂的活性:吸附剂的活性是指单位吸附剂所能吸附吸附质的量,是吸附剂吸附能力的标志,常以吸附剂上已吸附吸附质的量与所用吸附剂量之比(或百分比)表示。

吸附剂的活性分为静活性和动活性。静活性是在一定温度下,与气体中吸附质的初始浓度达平衡时单位吸附剂上可能吸附的最大吸附质的量。也即在一定温度下,吸附达饱和时,单位吸附剂所能吸附吸附质的量。动活性是当流动气体通过吸附剂时,吸附逐渐趋于饱和,当流出气体中发现有吸附质时,吸附剂已穿透,这时单位吸附剂所能吸附吸附质的量。

(2) 穿透容量(也称吸附容量):穿透容量是指在采集空气样品过程中,

固体吸附剂管发生穿透时所吸附吸附质的量。是固体吸附剂管的主要性能评价指标,表示了固体吸附剂管对吸附质的吸附容量。穿透容量也就是吸附剂的动活性。实际在开始采样时,吸附质阻留在固体吸附剂管的进口部分,继续采样,这个阻留区的前沿逐渐向前推进,直至整个吸附剂管达到饱和状态,吸附质才开始从管中漏出来,当流出气中吸附质浓度等于进气的浓度的 5% 时,固体吸附剂管中吸附质的量为穿透容量。

(3) 穿透体积:穿透体积是指在采集空气样品过程中,固体吸附剂管发生穿透时所采集的空气体积。穿透容量决定穿透体积,穿透容量等于穿透体积乘以气体中吸附质的浓度,因此气体中吸附质的浓度高时,穿透体积就小;气体中吸附质的浓度低时,穿透体积就大。

(4) 穿透时间:穿透时间是指在采集空气样品过程中,固体吸附剂管从开始采集到发生穿透的时间。

穿透容量和穿透体积可以表示固体吸附剂采样管对被采集气体有害物质的采样效率。穿透容量和穿透体积越大,表明采样效率越高。

穿透容量和穿透体积主要由吸附剂的性质和用量决定,同时受采气流速、被采集组分的浓度、吸附剂采样管的直径和长度的影响。此外,也受采样时的温度、空气中水分和共存可吸附气体含量的影响。

2. 确定穿透容量的实验方法　穿透容量必须通过实验获得,《职业卫生标准制定指南第 4 部分　工作场所空气中化学物质测定方法》(GBZ/T 210.4—2008)提供两种方法,一是标准气法,另一种是实验用气法。

标准气法:在室温、相对湿度 80% 以上的条件下,配制吸附质的标准气,浓度为国家标准容许浓度的 2 倍以上,每次用一支热解吸型固体吸附剂管,以一定的流量(通常测定方法规定的采样流量)采样,当流出气中吸附质浓度为标准气浓度的 5% 时,停止采样,测定固体吸附剂上吸附质的量,即为穿透容量,也可按下式计算穿透容量。

$$m = \frac{cqt}{10^6} \qquad\qquad 式(4\text{-}12)$$

式(4-12)中:

m——穿透容量,单位为毫克(mg);

c——标准气浓度,单位为毫克/立方米(mg/m³);

q——采样流量,单位为立方米/分钟(m³/min);

t——采样时间,单位为分钟(min)。

实验用气法:在室温、相对湿度 80%以上的条件下,配制吸附质的实验用气,浓度为国家标准容许浓度的 2 倍以上,每次用一支溶剂解吸型或串联两支热解吸型固体吸附剂管,以一定的流量(通常测定方法规定的采样流量)采样,采样时间分别为 2、4、6、8 小时,然后分别测定吸附质的量(溶剂解吸型固体吸附剂管分别测定前、后段吸附剂中吸附质的量,热解吸型固体吸附剂管分别测定前、后两支管吸附剂中吸附质的量),当溶剂解吸型固体吸附剂管后段吸附剂中吸附质的量等于前段的 5%,或热解吸型固体吸附剂管后管吸附剂中吸附质的量等于前管的 5%时,溶剂解吸型固体吸附剂管前段的量或热解吸型固体吸附剂管前管的量称为穿透容量。

穿透容量通常表示为:×××mg 吸附质/×××mg 固体吸附剂,也可以:mg 吸附质/g 固体吸附剂,也可以:×××mg 吸附质(×××mg 固体吸附剂)。

若经过 8 小时采样,后段或后管测得吸附质的量<5%前段或前管的量,穿透容量表示为>×××mg 吸附质/×××mg 固体吸附剂或 mg 吸附质/g 固体吸附剂。

(二) 解吸效率

1. 解吸方法　解吸是指吸附的逆过程,是将吸附的吸附质与吸附剂分开的操作技术。解吸的作用是回收吸附质,同时再生吸附剂(恢复吸附剂的活性)。解吸分为物理解吸(无化学反应)和化学解吸(伴有化学反应)。而工作场所空气采集样品的解吸主要是物理解吸。解吸方法有加热解吸(简称热解吸)、降压或真空解吸、溶剂萃取解吸(简称溶剂解吸)、置换解吸、化学转化解吸。工作场所空气采样检测中,主要用热解吸和溶剂解吸,降压或真空解吸也曾经用于玻璃纤维滤纸采集苯并芘的荧光分析法。

(1) 热解吸,将吸附剂管插入加热器中,迅速加热解吸,用载气吹出,用100ml 注射器收集载气,然后分析测定,或直接将载气通入测定仪器中进行分离和测定。热解吸时,要采用逆流吹脱的方式,即:载气通过热解吸管的方向同采样时气流方向相反,即图 4-15 中箭头的反方向,其目的是:采样进气口段的吸附质较多,避免气化后再次被吸附剂吸附。热解吸时的加热温度要适当,既要保证能定量解吸,也要避免吸附质在高温下分解或聚合。

(2) 溶剂解吸,选用合适的溶剂,使吸附质在该溶剂中的溶解性能远大于吸附剂对吸附质的吸附作用,将吸附质定量溶解下来。

2. 解吸效率的测定　解吸效率指解吸出吸附质的量占固体吸附剂上该物质总量的百分数。

解吸效率必须通过实验获得,下述方法是《职业卫生标准制定指南第4部分 工作场所空气中化学物质测定方法》(GBZ/T 210·4—2008)提供的方法。

取18支活性炭管,分3组,每组6支。分别加入3个剂量的吸附质(标准溶液或标准气),加入量一般为在0.5倍、1倍、2倍国家标准容许浓度下,测定方法规定的采样体积所采集的量。加入的吸附质若是标准溶液,则加入溶液应≤10μl。密封吸收管,放置过夜,解吸并测定每支管吸附质的量;同时做一组固体吸附剂管空白,计算前减去空白值。测定时将上述炭管分别倒入解吸瓶中,加入1.0ml二硫化碳(Carbon disulfide,CS_2),振摇1分钟,解吸30分钟。取1.0μl解吸液上机测定。同时做空白试验。按下式计算解吸效率。

$$E = \frac{m_1}{m_2} \times 100\% \qquad\qquad 式(4\text{-}13)$$

式(4-13)中

E——解吸效率,单位为百分比(%);

m_1——解吸下来的吸附质的量,单位为微克(μg);

m_2——加入吸附剂管上的吸附质的量,单位为微克(μg)。

平均解吸效率要求应≥90%,相对标准差应≤7%。

在实际工作中,因固体吸附剂管的生产厂家不同、使用的固体吸附剂产地、批次、时间等差异,固体吸附剂的性能有差异,因此,每批采样管进入实验室后都应做解吸效率实验。

(三) 采样因素对采样效率的影响

穿透容量和解吸效率通常在方法研制阶段做了大量实验,采样标准方法一定是现阶段较好、较稳定可靠的方法,因此,穿透容量和解吸效率对采样效率的影响是可以确定下来,那么,采样因素成为影响采样效率的主要变化因素。采样因素包括:采样流量、采样时的温度和湿度、采样时间、共存物的干扰、人为因素等。

1. 采样流量对采样效率的影响 从微观角度讲,固体吸附剂管的采样类似于多孔玻板吸收管采样,都是空气通过微孔产生微小气泡,然后被吸收(附),所不同的是,通过固体吸附剂产生的微小气泡,在通过固体吸附剂的过程中不断发生合并破裂,再合并再破裂,多孔玻板吸收管产生的微小气泡,在通过吸收液的过程中只能逐渐合并,因此,使用固体吸附剂的吸收效率要好于多孔玻板吸收管,但影响固体吸附剂法的采样效率的因素和溶液吸收采样法一样,一方面是空气气流通过固体吸附剂的时间,另一方面是气态吸附质在固体吸附剂微孔中的扩散时间。空气气流通过固体吸附剂的时间越长,气态吸附质在固体吸附剂微孔中的扩散时间越短,采样效率就越高。

严格地讲,使用标准采样方法规定的采样流量,对吸附剂管的采样效率是没有影响的,但在实际工作中发现,个体长时间非恒流采样器采样,结束时的采样流量往往大于开始时的流量,有时甚至大几倍,如,活性炭采样管开始时采样流量为 200ml/min,8 小时后结束时可能是 1 000ml/min,这样的流量差,可能主要有两个方面引起,一是采样时空气干燥,随着采样时间的延长,吸附剂中的水分被带出,使吸附剂的通透性增大,采样流量增大;二是在采样过程中,劳动者的移动和身体的弯曲,使采样管受到不同程度的震动,造成采样管中吸附剂的松动,使吸附剂之间或吸附剂与玻璃管壁之间的空隙增大,采样流量增大,空隙增大,气态吸附质在固体吸附剂微孔中的扩散时间 t_1 增长,吸附效率就减低,采样效率就减低。

2. 温度对采样效率的影响　温度影响固体吸附剂的吸附能力,当温度降低时,气体分子运动的能量减少,因而排除每一个分子的剩余能力所需要的吸引力就比较小,气体分子较容易被吸附。反之,当温度升高时,气体分子运动的能量加大,因而排除每一个分子的剩余能力所需要的吸引力就比较大,气体分子被吸附就困难。所以,温度降低可以增加采样效率,温度升高将降低采样效率。温度同时还影响采样体积。

3. 湿度对采样效率的影响　湿度对不同的采样管都有或多或少的影响,湿度对吸水性高的采样管影响大,反之,影响小。在湿度较大的条件,硅胶采样管采样时,水可能置换已经被采集的气体有害物质,使采样效率降低。湿度对活性炭采样管影响小。

4. 采样时间对采样效率的影响　一般在标准规定的条件下,规定的采样时间对采样效率影响很小,但,在工作场所空气中有害物质浓度很高时,在规定的采样时间内,可能引起穿透现象。当温度大于标准规定的条件,活性炭采样管采样时,采样时间越长,过高温度可以使已经被采集的气体有害物质解吸处理,使采样效率降低。解决办法,适当缩短采样时间。

5. 共存物对采样效率的影响　具有相同或相近属性的共存物能使采样效率显著下降,如,丙酮、丁酮、环己酮、甲苯共存,4 种有机蒸气的共吸附,使丙酮的穿透容量下降 41.7%。解决办法,调查现场可能的共存物,根据工艺生产条件预估共存物浓度,结合穿透容量,评估影响程度,用缩短采样时间的方法,采集体积应不超过穿透容量最小组分的最大采气体积,降低共存物对采样效率的影响。

6. 人为因素对采样效率的影响　包括采样器材的人为破坏、采样管的意外受损等。解决办法,在采样时应不时检查,不能发放下去就不再查看。

六、固体吸附剂法在工作场所空气采样中的应用

（一）固体吸附剂法的优点

1. 固体吸附剂管体积小,重量轻,携带和操作方便;

2. 适用范围广,有机和无机、极性和非极性化合物的气体或蒸气都适用;

3. 可用于短时间采样和定点采样,也可用于长时间采样和个体采样。克服了溶液吸收法在采样过程中吸收液的蒸发、挥发等损失和采样时间短等缺点。

4. 只要选用适当,固体吸附剂对气体、蒸气和气溶胶都有较高的采样效率。

5. 采集在固体吸附剂上的吸附质比在溶液中更稳定,可存放几天甚至数周。

6. 与溶液吸收法相比,样品发生污染、洒漏等机会要少得多。

（二）固体吸附剂法的缺点

需要空气采样器;对不同的毒物有不同的穿透容量;硅胶管容易吸湿,不能在湿度大的工作场所过长时间持续采样。

固体吸附剂法的注意事项:

1. 防止穿透　采样前需要检查固体吸附剂管中的吸附剂是否装填好;采样时,将进气口朝上垂直放置;使用正确的采样流量,短时间采样时,流量为100 或 200ml/min,一般不能超过 500ml/min;长时间采样时,流量为 20ml/min或 50ml/min。当空气中被采集有害物质浓度高或有共存物吸附时,要适当缩短采样时间,或降低采样流量,或采用大剂量的固体吸附剂管。

2. 防止污染　采样前后要密封好固体吸附剂管的两端,保存在清洁的容器内,不能放在有被采集有害物质的容器或环境中。

3. 防止假穿透　溶剂解吸型固体吸附剂管要在稳定期内测定,既防止假穿透,又避免浓度下降。

（三）应用

依照 GBZ/T 300 和 GBZ/T 160,表 4-6 列举了现行国家标准中气体有害物质的固体吸附剂采样方法。

表 4-6　现行国家标准中气体有害物质的固体吸附剂法

被采集物质	采样试剂/吸收管	采样仪器及流量	样品的采集			国家职业卫生标准	
			短时间采样	长时间采集	个体采样	原标准	现行标准
四乙基铅	活性炭管（热解吸型，内装100mg活性炭）	空气采样器 0~500ml/min	300ml/min 15分钟	50ml/min 2~8小时	50ml/min 2~8小时	GBZ/T 160.10—2004	GBZ/T 300.15—2017
三甲基氯化锡	OVS管（溶剂解吸型）	空气采样器 0~2L/min	1L/min 15分钟	250ml/min 2~8小时	250ml/min 2~8小时	GBZ/T 160.22—2004	GBZ/T 300.27—2017
三乙基氯化锡	聚氨酯泡沫塑料管（溶剂解吸型）	空气采样器 0~1.5L/min 0~3L/min	1L/min 15分钟	200ml/min 1~4小时	200ml/min 1~4小时	GBZ/T 160.22—2004	GBZ/T 300.27—2017
二硫化碳	活性炭管（溶剂解吸型，内装100mg/50mg活性炭）	空气采样器 0~500ml/min	200ml/min 15分钟	50ml/min 2~8小时	50ml/min 2~8小时	GBZ/T 160.33—2004	GBZ/T 300.38—2017
碘蒸气	碱性活性炭管（溶剂解吸型，内装100mg/50mg碱性活性炭）	空气采样器 0~1L/min	0.5L/min 15分钟	—	—	GBZ/T 160.85—2007	GBZ/T 300.58—2017
正己烷、正庚烷等37中挥发性有机物	活性炭管（溶剂解吸型，内装100mg/50mg活性炭）	空气采样器 0~500ml/min	100ml/min 15分钟	50ml/min 2~8小时	50ml/min 2~8小时	—	GBZ/T 300.59—2017
戊烷、己烷、庚烷、辛烷、壬烷和壬烷	活性炭管（溶剂解吸型，内装100mg/50mg活性炭）	空气采样器 0~500ml/min	100ml/min 15分钟	50ml/min 2~8小时	50ml/min 2~8小时	GBZ/T 160.38—2004	GBZ/T 300.60—2017

续表

被采集物质	采样试剂/吸收管	采样仪器及流量	样品的采集			国家职业卫生标准	
			短时间采样	长时间采样	个体采样	原标准	现行标准
戊烷、己烷、庚烷	活性炭管(热解吸型,内装100mg活性炭)	空气采样器 0~500ml/min	200ml/min 15分钟	50ml/min 2~8小时	50ml/min 2~8小时	GBZ/T 160.38—2004	GBZ/T 300.60—2017
1,3-丁二烯	活性炭管(溶剂解吸型,内装200mg/100mg活性炭)	空气采样器 0~500ml/min	200ml/min 15分钟	50ml/min 2~8小时	50ml/min 2~8小时	GBZ/T 160.39—2007	GBZ/T 300.61—2017
二聚环戊二烯	活性炭管(溶剂解吸型,内装100mg/50mg活性炭)	空气采样器 0~500ml/min	200ml/min 15分钟	30ml/min 2~8小时	30ml/min 2~8小时	GBZ/T 160.39—2007	GBZ/T 300.61—2017
溶剂汽油、抽余油	活性炭管(热解吸型,内装100mg活性炭)	空气采样器 0~500ml/min	100(抽余油为200)ml/min 15分钟	50ml/min 2~8小时	50ml/min 2~8小时	GBZ/T 160.40—2004	GBZ/T 300.62—2017
松节油	活性炭管(溶剂解吸型,内装100mg/50mg活性炭)	空气采样器 0~500ml/min	100ml/min 15分钟	50ml/min 2~8小时	50ml/min 2~8小时	GBZ/T 160.40—2004	GBZ/T 300.62—2017
环己烷、甲基环己烷	活性炭管(溶剂解吸型,内装100mg/50mg活性炭)	空气采样器 0~500ml/min	100ml/min 15分钟	50ml/min 2~8小时	50ml/min 2~8小时	GBZ/T 160.41—2004	GBZ/T 300.65—2017
环己烷、甲基环己烷	活性炭管(热解吸型,内装100mg活性炭)	空气采样器 0~500ml/min	100ml/min 15分钟	50ml/min 2~8小时	50ml/min 2~8小时	GBZ/T 160.41—2004	GBZ/T 300.65—2017
苯、甲苯、二甲苯和乙苯	活性炭管(溶剂解吸型,内装100mg/50mg活性炭)	空气采样器 0~500ml/min	100ml/min 15分钟	50ml/min 2~8小时	50ml/min 2~8小时	GBZ/T 160.42—2007	GBZ/T 300.66—2017

续表

被采集物质	采样试剂/吸收管	采样仪器及流量	样品的采集			国家职业卫生标准	
			短时间采样	长时间采样	个体采样	原标准	现行标准
苯、甲苯、二甲苯和乙苯	活性炭管(热解吸型,内装100m活性炭)	空气采样器 0~500mL/min	100mL/min 15分钟	50mL/min 2~8小时	50mL/min 2~8小时	GBZ/T 160.42—2007	GBZ/T 300.66—2017
苯乙烯和甲基苯乙烯	活性炭管(溶剂解吸型,内装100mg/50mg活性炭)	空气采样器 0~500mL/min	100mL/min 15分钟	50mL/min 2~8小时	50mL/min 2~8小时	GBZ/T 160.42—2007	GBZ/T 300.68—2017
二乙烯基苯	活性炭管(溶剂解吸型,内装100mg/50mg活性炭)	空气采样器 0~500mL/min	200mL/min 15分钟	50mL/min 2~8小时	50mL/min 2~8小时	GBZ/T 160.42—2007	GBZ/T 300.68—2017
苯乙烯	活性炭管(热解吸型,内装100m活性炭)	空气采样器 0~500mL/min	100mL/min 15分钟	50mL/min 2~8小时	50mL/min 2~8小时	GBZ/T 160.42—2007	GBZ/T 300.68—2017
联苯	活性炭管(溶剂解吸型,内装100mg/50mg活性炭)	空气采样器 0~500mL/min	200mL/min 15分钟	50mL/min 2~8小时	50mL/min 2~8小时	GBZ/T 160.43—2004	GBZ/T 300.69—2017
氢化三联苯	活性炭管(溶剂解吸型,内装100mg/50mg活性炭)	空气采样器 0~500mL/min	300mL/min 15分钟	50mL/min 2~8小时	50mL/min 2~8小时	GBZ/T 160.43—2004	GBZ/T 300.69—2017
萘、萘烷、四氢化萘	活性炭管(溶剂解吸型,内装100mg/50mg活性炭)	空气采样器 0~500mL/min	200mL/min 15分钟	50mL/min 2~8小时	50mL/min 2~8小时	—	GBZ/T 160.44—2004
三氯甲烷和四氯化碳	活性炭管(溶剂解吸型,内装100mg/50mg活性炭)	空气采样器 0~500mL/min	300mL/min 15分钟	50mL/min 2~8小时	50mL/min 2~8小时	GBZ/T 160.45—2007	GBZ/T 300.73—2017

续表

被采集物质	采样试剂/吸收管	采样仪器及流量	短时间采样	长时间采样	个体采样	原标准	现行标准
六氟丙烯	活性炭管（热解吸型，内装200mg活性炭）	空气采样器 0~500ml/min	200ml/min 15分钟	50ml/min 2~8小时	50ml/min 2~8小时	GBZ/T 160.46—2004	GBZ/T 300.77—2017
氯乙烯、二氯乙烯、三氯乙烯和四氯乙烯	活性炭管（热解吸型，内装100mg活性炭）	空气采样器 0~200ml/min	100ml/min 15分钟	50ml/min 2~8小时	50ml/min 2~8小时	GBZ/T 160.46—2004	GBZ/T 300.78—2017
二氯乙烯	活性炭管（溶剂解吸型，内装100mg/50mg活性炭）	空气采样器 0~200ml/min	100ml/min 15分钟	50ml/min 2~8小时	50ml/min 2~8小时	GBZ/T 160.46—2004	GBZ/T 300.78—2017
三氯乙烯和四氯乙烯	活性炭管（溶剂解吸型，内装100mg/50mg活性炭）	空气采样器 0~500ml/min	100ml/min 15分钟	50ml/min 2~8小时	50ml/min 2~8小时	GBZ/T 160.46—2004	GBZ/T 300.78—2017
氯丙烯和二氯丙烯	活性炭管（热解吸型，内装100mg活性炭）	空气采样器 0~500ml/min	200ml/min 15分钟	50ml/min 2~8小时	50ml/min 2~8小时	GBZ/T 160.46—2004	GBZ/T 300.80—2017
氯苯、二氯苯和三氯苯	活性炭管（溶剂解吸型，内装100mg/50mg活性炭）	空气采样器 0~500ml/min	200ml/min 15分钟	50ml/min 2~8小时	50ml/min 2~8小时	GBZ/T 160.47—2004	GBZ/T 300.81—2017
苄基氯和对氯甲苯	活性炭管（溶剂解吸型，内装100mg/50mg活性炭）	空气采样器 0~500ml/min	200ml/min 15分钟	50ml/min 2~8小时	50ml/min 2~8小时	GBZ/T 160.47—2004	GBZ/T 300.82—2017
溴苯	活性炭管（溶剂解吸型，内装100mg/50mg活性炭）	空气采样器 0~500ml/min	200ml/min 15分钟	50ml/min 2~8小时	50ml/min 2~8小时	GBZ/T 160.47—2004	GBZ/T 300.83—2017

（样品的采集包含：短时间采样、长时间采样、个体采样；国家职业卫生标准包含：原标准、现行标准）

续表

被采集物质	采样试剂/吸收管	采样仪器及流量	样品的采集			国家职业卫生标准	
			短时间采样	长时间采样	个体采样	原标准	现行标准
甲醇	硅胶（溶剂解吸型，内装200mg/100mg硅胶）	空气采样器 0~500mL/min	100mL/min 15分钟	50mL/min 1~4小时	50mL/min 1~4小时	GBZ/T 160.48—2004	GBZ/T 300.84—2017
甲醇	硅胶（热解吸型，内装200mg硅胶）	空气采样器 0~500mL/min	100mL/min 15分钟	50mL/min 1~4小时	50mL/min 1~4小时	GBZ/T 160.48—2004	GBZ/T 300.84—2017
丙醇和辛醇	活性炭（溶剂解吸型，内装100mg/50mg活性炭）	空气采样器 0~200mL/min	100mL/min 15分钟	50mL/min 2~8小时	50mL/min 2~8小时	GBZ/T 160.48—2004	GBZ/T 300.84—2017
丁醇、戊醇和丙烯醇	活性炭（溶剂解吸型，内装100mg/50mg活性炭）	空气采样器 0~200mL/min	100mL/min 15分钟	50mL/min 2~8小时	50mL/min 2~8小时	GBZ/T 160.48—2004	GBZ/T 300.85—2017
乙二醇	硅胶（溶剂解吸型，内装200mg/100mg硅胶）	空气采样器 0~200mL/min	100mL/min 15分钟	50mL/min 1~4小时	50mL/min 1~4小时	GBZ/T 160.48—2007	GBZ/T 300.86—2017
氯乙醇和1,3-二氯丙醇	活性炭（溶剂解吸型，内装100mg/50mg活性炭）	空气采样器 0~200mL/min	100mL/min 15分钟	—	—	GBZ/T 160.48—2007	GBZ/T 300.88—2017
1,3-二氯丙醇	硅胶（溶剂解吸型，内装200mg/100mg硅胶）	空气采样器 0~500mL/min	200mL/min 15分钟	50mL/min 1~4小时	50mL/min 1~4小时	GBZ/T 160.48—2007	GBZ/T 300.88—2017
2-甲氧基乙醇、2-乙氧基乙醇、2-丁氧基乙醇	活性炭（溶剂解吸型，内装100mg/50mg活性炭）	空气采样器 0~500mL/min	300mL/min 15分钟	50mL/min 2~8小时	50mL/min 2~8小时	—	GBZ/T 160.50—2004

续表

被采集物质	采样试剂/吸收管	采样仪器及流量	样品的采集			国家职业卫生标准	
			短时间采样	长时间采样	个体采样	原标准	现行标准
苯酚，甲酚	硅胶管（溶剂解吸型，内装200mg/100mg硅胶）	空气采样器 0~500ml/min	300ml/min 15分钟	50ml/min 1~4小时	50ml/min 1~4小时	GBZ/T 160.51—2004	GBZ/T 160.51—2007
乙醚，异丙醚	活性炭管（热解吸型，内装100mg活性炭）	空气采样器 0~500ml/min	200ml/min 15分钟	50ml/min 2~8小时	50ml/min 2~8小时	GBZ/T 160.52—2004	GBZ/T 160.52—2007
正丁基缩水甘油醚	活性炭管（溶剂解吸型，内装100mg/50mg活性炭）	空气采样器 0~500ml/min	200ml/min 15分钟	30ml/min 2~8小时	30ml/min 2~8小时	—	GBZ/T 160.52—2007
氨基茴香醚	硅胶管（溶剂解吸型，内装200mg/100mg硅胶）	空气采样器 0~3L/min	500ml/min 15分钟	50ml/min 1~4小时	50ml/min 1~4小时	—	GBZ/T 160.53—2004
苯基醚	活性炭管（溶剂解吸型，内装100mg/50mg活性炭）	空气采样器 0~500ml/min	200ml/min 15分钟	50ml/min 2~8小时	50ml/min 2~8小时	—	GBZ/T 160.53—2004
二丙二醇甲醚和1-甲基-2-丙醇	活性炭管（溶剂解吸型，内装100mg/50mg活性炭）	空气采样器 0~500ml/min	100ml/min 15分钟	50ml/min 2~8小时	50ml/min 2~8小时	GBZ/T 160.82—2007	GBZ/T 300.97—2017
乙醛	硅胶管（溶剂解吸型，内装400mg/200mg硅胶）	空气采样器 0~200ml/min	100ml/min	—	—	GBZ/T 160.54—2007	GBZ/T 300.99—2017
丁醛	硅胶管（热解吸型，内装200mg硅胶）	空气采样器 0~200ml/min	100ml/min	50ml/min 1~4小时	50ml/min 1~4小时	GBZ/T 160.54—2007	GBZ/T 300.99—2017

被采集物质	采样试剂/吸收管	采样仪器及流量	样品的采集			国家职业卫生标准	
			短时间采样	长时间采样	个体采样	原标准	现行标准
三氯乙醛	GDX-502管（溶剂解吸型）	空气采样器 0~500ml/min	200ml/min 15分钟	—	—	GBZ/T 160.54—2007	GBZ/T 300.101—2017
异丁醛	硅胶管（热解吸型，内装 200mg 硅胶）	空气采样器 0~500ml/min	100ml/min 15分钟	50ml/min 1~4小时	50ml/min 1~4小时	GBZ/T 160.54—2004	GBZ/T 160.54—2007
丙酮、丁酮、和甲基异丁基甲酮	活性炭管（溶剂解吸型，内装 100mg/50mg 活性炭）	空气采样器 0~500ml/min	100ml/min 15分钟	50ml/min 2~8小时	50ml/min 2~8小时	GBZ/T 160.55—2007	GBZ/T 300.103—2017
二乙基甲酮、2-己酮和二异丁基甲酮	活性炭管（溶剂解吸型，内装 100mg/50mg 活性炭）	空气采样器 0~500ml/min	100ml/min 15分钟	50ml/min 2~8小时	50ml/min 2~8小时	GBZ/T 160.55—2007	GBZ/T 300.104—2017
双乙烯酮	硅胶管（热解吸型，内装 500mg 硅胶）	空气采样器 0~500ml/min	200ml/min 15分钟	50ml/min 1~4小时	50ml/min 1~4小时	GBZ/T 160.55—2004	GBZ/T 160.55—2007
异佛尔酮	活性炭管（溶剂解吸型，内装 100mg/50mg 活性炭）	空气采样器 0~500ml/min	200ml/min 15分钟	—	—	GBZ/T 160.55—2004	GBZ/T 160.55—2007
环己酮	活性炭管（溶剂解吸型，内装 100mg/50mg 活性炭）	空气采样器 0~500ml/min	100ml/min 15分钟	50ml/min 2~8小时 h	50ml/min 2~8小时	—	GBZ/T 160.56—2004

续表

被采集物质	采样试剂/吸收管	采样仪器及流量	样品的采集			国家职业卫生标准	
			短时间采样	长时间采样	个体采样	原标准	现行标准
甲酸	浸渍硅胶管（溶剂解吸型，内装 600mg/300mg 浸渍硅胶）	空气采样器 0～500ml/min	300ml/min 15分钟	50ml/min 1～4小时	50ml/min 1～4小时	GBZ/T 160.59—2004	GBZ/T 300.112—2017
乙酸	硅胶管（溶剂解吸型，内装 100mg/50mg 硅胶）	空气采样器 0～500ml/min	300ml/min 15分钟	50ml/min 1～4小时	50ml/min 1～4小时	GBZ/T 160.59—2004	GBZ/T 300.112—2017
氯乙酸	硅胶管（溶剂解吸型，内装 300mg/150mg 硅胶）	空气采样器 0～2L/min	1L/min 15分钟	—	—	GBZ/T 160.59—2004	GBZ/T 300.115—2017
丙酸、丙烯酸	硅胶管（溶剂解吸型，内装 300mg/150mg 硅胶）	空气采样器 0～3L/min 0～500ml/min	1L/min 15分钟	50ml/min 1～4小时	50ml/min 1～4小时	—	GBZ/T 160.59—2004
乙酸酐	活性炭管（溶剂解吸型，内装 100mg/50mg 活性炭）	空气采样器 0～500ml/min	200ml/min 15分钟	50ml/min 2～8小时	50ml/min 2～8小时	GBZ/T 160.60—2004	GBZ/T 300.118—2017
甲酸甲酯、甲酸乙酯	活性炭管（溶剂解吸型，内装 100mg/50mg 活性炭）	空气采样器 0～500ml/min	100ml/min 15分钟	50ml/min 2～8小时	50ml/min 2～8小时	GBZ/T 160.63—2007	GBZ/T 300.122—2017
硫酸二甲酯	硅胶管（溶剂解吸型，内装 100mg/50mg 硅胶）	空气采样器 0～500ml/min	300ml/min 15分钟	50ml/min 1～4小时	50ml/min 1～4小时	GBZ/T 160.63—2007	GBZ/T 300.126—2017

续表

被采集物质	采样试剂/吸收管	采样仪器及流量	样品的采集			国家职业卫生标准	
			短时间采样	长时间采样	个体采样	原标准	现行标准
乙酸甲酯、乙酸乙酯、乙酸丙酯、乙酸丁酯、乙酸戊酯和1,4-丁内酯	活性炭管（溶剂解吸型，内装100mg/50mg活性炭）	空气采样器 0~500ml/min	100ml/min 15分钟	50ml/min 2~8小时	50ml/min 2~8小时	GBZ/T 160.63—2004	GBZ/T 160.63—2007
丙烯酸酯类（包括丙烯酸甲酯、丙烯酸乙酯、丙烯酸丙酯、丙烯酸丁酯、丙烯酸戊酯等）	活性炭管（溶剂解吸型，内装100mg/50mg活性炭）	空气采样器 0~200ml/min	100ml/min 15分钟	50ml/min 2~8小时	50ml/min 2~8小时	GBZ/T 160.64—2004	GBZ/T 300.127—2017
丙烯酸甲酯	硅胶管（热解吸型，内装200mg硅胶）	空气采样器 0~200ml/min	100ml/min 15分钟	50ml/min 1~4小时	50ml/min 1~4小时	GBZ/T 160.64—2004	GBZ/T 300.127—2017
乙酸乙烯酯	活性炭管（热解吸型，内装100mg浸渍活性炭）	空气采样器 0~500ml/min	100ml/min 15分钟	50ml/min 2~8小时	50ml/min 2~8小时	—	GBZ/T 160.64—2004
氯乙酸甲酯和氯乙酸乙酯	活性炭管（溶剂解吸型，内装100mg/50mg活性炭）	空气采样器 0~500ml/min	200ml/min 15分钟	50ml/min 2~8小时	50ml/min 2~8小时	GBZ/T 160.65—2004	GBZ/T 300.129—2017

续表

被采集物质	采样试剂/吸收管	采样仪器及流量	样品的采集			国家职业卫生标准	
			短时间采样	长时间采样	个体采样	原标准	现行标准
邻苯二甲酸二丁酯和邻苯二甲酸二辛酯	硅胶管（溶剂解吸型，内装200mg/100mg硅胶）	空气采样器 0~500mL/min	200mL/min 15分钟	50mL/min 1~4小时	50mL/min 1~4小时	GBZ/T 160.66—2004	GBZ/T 300.130—2017
乙腈、丙烯腈和甲基丙烯氰	活性炭管（溶剂解吸型，内装100mg/50mg活性炭）	空气采样器 0~1L/min	500mL/min 15分钟	50mL/min 1~4小时	50mL/min 1~4小时	GBZ/T 160.68—2007	GBZ/T 300.133—2017
丙烯腈	硅胶管（热解吸型，200mg硅胶）	空气采样器 0~500mL/min	100mL/min 15分钟	50mL/min 1~4小时	50mL/min 1~4小时	GBZ/T 160.68—2007	GBZ/T 300.133—2017
苄基氰	活性炭管（溶剂解吸型，内装100mg/50mg活性炭）	空气采样器 0~500mL/min	200mL/min 15分钟	50mL/min 1~8小时	50mL/min 2~8小时	GBZ/T 160.68—2007	GBZ/T 300.134—2017
三甲胺、二乙胺和三乙胺	硅胶管（溶剂解吸型，200mg/100mg碱性硅胶）	空气采样器 0~1L/min	500mL/min 15分钟	50mL/min 1~4小时	50mL/min 1~4小时	GBZ/T 160.69—2004	GBZ/T 300.136—2017
乙胺、乙二胺和环己胺	硅胶管（溶剂解吸型，200mg/100mg碱性硅胶）	空气采样器 0~1L/min	500mL/min 15分钟	50mL/min 1~4小时	50mL/min 1~4小时	GBZ/T 160.69—2004	GBZ/T 300.137—2017
正丁胺	硅胶管（溶剂解吸型，200mg/100mg碱性硅胶）	空气采样器 0~500mL/min	500mL/min 15分钟	50mL/min 1~4小时	50mL/min 1~4小时	—	GBZ/T 160.69—2004
肼、甲基肼和偏二甲基肼	酸性硅胶管（溶剂解吸型，内装200mg/100mg酸性硅胶）	空气采样器 0~0.2L/min 0~2L/min	1L/min 15分钟	50mL/min 1~4小时	50mL/min 1~4小时	GBZ/T 160.71—2004	GBZ/T 300.140—2017

续表

被采集物质	采样试剂/吸收管	采样仪器及流量	样品的采集			国家职业卫生标准	
			短时间采样	长时间采样	个体采样	原标准	现行标准
对硝基苯胺	硅胶管（溶剂解吸型，内装200mg/100mg硅胶）	空气采样器 0~500ml/min	200ml/min 15分钟	50ml/min 1~4小时	50ml/min 1~4小时	GBZ/T 160.72—2004	GBZ/T 300.143—2017
苯胺、N-甲基苯胺、N,N-二甲基苯胺	硅胶管（溶剂解吸型，内装200mg/100mg硅胶）	空气采样器 0~500ml/min	200ml/min 15分钟	50ml/min 1~4小时	50ml/min 1~4小时	—	GBZ/T 160.72—2004
硝基苯、硝基甲苯和硝基氯苯	蒸气态用硅胶管采集；气溶胶态用玻璃纤维滤纸采集；两种状态共存时用串联采样	防爆型空气采样器 0~500ml/min 0~5L/min	200ml/min 15分钟	50ml/min 1~4小时	50ml/min 1~4小时	GBZ/T 160.74—2004	GBZ/T 300.146—2017
四氢呋喃	401有机担体管（溶剂解吸型，内装150mg/75mg 401有机担体）	空气采样器 0~500ml/min	100ml/min 15分钟	50ml/min 2~8小时	50ml/min 2~8小时	—	GBZ/T 160.75—2004
呋喃和四氢呋喃	活性炭管（热解吸型，内装100mg活性炭）	空气采样器 0~500ml/min	100ml/min 15分钟	50ml/min 2~8小时	50ml/min 2~8小时	—	GBZ/T 160.75—2004
吡啶	活性炭管（溶剂解吸型，内装100mg/50mg碱性活性炭）	空气采样器 0~500ml/min	100ml/min 15分钟	50ml/min 2~8小时	50ml/min 2~8小时	—	GBZ/T 160.75—2004

续表

被采集物质	采样试剂/吸收管	采样仪器及流量	样品的采集			国家职业卫生标准	
			短时间采样	长时间采样	个体采样	原标准	现行标准
杀螟松、倍硫磷、亚胺硫磷和甲基对硫磷	硅胶管（溶剂解吸型，内装600mg/200mg硅胶）	空气采样器 0~500ml/min	200ml/min 15分钟	50ml/min 1~4小时	50ml/min 1~4小时	GBZ/T 160.76—2004	GBZ/T 300.149—2017
敌敌畏、甲拌磷和对硫磷	聚氨酯泡沫塑料管	空气采样器 0~2L/min	1L/min 15分钟	200ml/min 1~4小时	200ml/min 1~4小时	GBZ/T 160.76—2004	GBZ/T 300.150—2017
久效磷、氧乐果和异稻瘟净	硅胶管（溶剂解吸型，内装600mg/200mg硅胶）	空气采样器 0~500ml/min	500ml/min 15分钟	50ml/min 1~4小时	50ml/min 1~4小时	GBZ/T 160.76—2004	GBZ/T 300.151—2017
溴氰菊酯和氰戊菊酯	聚氨酯泡沫塑料采样管	空气采样器 0~5L/min	3L/min 15分钟	1L/min 2~8小时	1L/min 2~8小时	—	GBZ/T 160.78—2004
硝化甘油	GDX-103管（溶剂解吸型，内装100mg/50mg GDX-103）	防爆型空气采样器 0~500ml/min	200ml/min 15分钟	—	—	GBZ/T 160.80—2004	GBZ/T 300.159—2017

第四节　无泵采样法

无泵采样法又称无动力采样法、被动式采样法或扩散采样法,与有动力采样法相比,进入无泵采样法收集器的气体,不是含气体有害物质的空气,仅是气体有害物质本身,空气被隔离在挡风屏之外,且不断在挡风屏处流动更新,气体有害物质利用气体分子的扩散或渗透作用,自动到达吸附剂或吸收液表面,被吸附或吸收。因此,该采样方法较准确的定义应为"自动富集法"。该法适宜于采集空气中的气体有害物质,更适用于浓度很低时的采集。

一、无泵采样法原理

根据采样原理不同,无泵采样法可分为扩散法和渗透法两类。

(一)扩散法

扩散法是利用气体分子的扩散性质,自动扩散到吸附剂表面而被采集的方法。该法与固体吸附剂法所不同的是,气体物质自动扩散到吸附剂表面,其吸附原理完全相同。

根据菲克扩散第一定律,在稳态扩散过程中,在空气中气体物质由高浓度向低浓度方向扩散,其质量的传递速度与物质的浓度梯度、物质在空气中的扩散系数以及扩散层的截面积成正比,与扩散层的长度成反比,用公式表示为:

$$W = \frac{AD(C-C_0)}{L}$$

式(4-14)

式(4-14)中

W——质量传递速度或分子扩散速度,单位为纳克/秒(ng/s);

D——分子扩散系数,单位为平方厘米/秒(cm²/s);

A——扩散层的截面积,单位为平方厘米(cm²);

L——扩散层的长度,单位为厘米(cm);

C——空气中物质浓度,单位为纳克/立方厘米(ng/cm³);

C_0——吸附剂表面处物质浓度,单位为纳克/立方厘米(ng/cm³)。

$C-C_0$ 表示在整个扩散层长度 L 上的物质浓度变化,即浓度梯度。W 表示为在 t 时间内,物质扩散到吸附剂中的质量(m),即:

$$W = \frac{m}{t}$$

式(4-15)

式(4-15)中

m——吸附剂上吸附质的质量,单位为纳克(ng);

t——扩散时间,单位为秒(s)。

如果扩散至吸附剂表面的气体物质可以迅速而定量地被吸收,则可认为 $C_0 = 0$,此时,由式(4-14)和式(4-15),计算出吸附剂上吸附质的质量:

$$m = \frac{DtAC}{L} \qquad \text{式(4-16)}$$

式(4-16)表明,无泵型采样器采集物质的质量与采样器本身的构造、物质在空气中的浓度及其分子扩散系数、采样时间有关。

无泵型采样器既然是采样器,一定要有采样流量,对于有动力采样,可以通过采样器的流量计或数显计观察采样流量,而无泵型采样器是依据扩散原理而采的,因此,采样流量可以通过菲克扩散第一定律推算。

空气中物质的浓度,可以由吸附剂上吸附质的质量除以采样体积计算,即:

$$C = \frac{m}{V} \qquad \text{式(4-17)}$$

式(4-17)中:

V——采样体积,单位为毫升(ml);

其他同式(4-14)和(4-15)。

将式(4-17)代入(4-16),整理得:

$$\frac{V}{t} = \frac{DA}{L} \qquad \text{式(4-18)}$$

采样体积 V 除以采样时间 t 就是采样流量 Q,因此:

$$Q = \frac{DA}{L} \qquad \text{式(4-19)}$$

式(4-19)中:

Q——无泵型采样器的采样流量,单位为立方厘米/秒(cm^3/s)。

由(4-19)可知,无泵型采样器的采样流量由无泵型采样器的结构所决定,当无泵型采样器的结构确定后,即 A、L 值不变,而且某一物质在空气中的分子扩散系数也不会改变,DA/L 为常数,因此,采样流量为恒定值。其采样流量与扩散的截面积、物质在空气中的分子扩散系数成正比,与扩散距离成反比。当然,采样流量也可通过实验测得。

将式(4-19)中代入式(4-16),整理得:

$$C = \frac{mL}{DAt} = \frac{m}{Qt} \qquad\qquad 式(4-20)$$

由(4-20)可知,只要测定得出吸附剂上吸附质的质量和记录采样时间,即可计算空气中气体物质的浓度。这与有泵采样的计算完全一样,即:

$$C = \frac{m}{V} = \frac{m}{Qt}。$$

(二)渗透法

渗透法利用气体物质分子的渗透性质,自动渗透到吸附剂表面而被采集的方法。

分子通过渗透膜后被吸附剂所吸附(收)。其采样原理与扩散法相似,可用扩散法相同的公式计算空气中物质的浓度。不过,采样流量除与气体物质的性质有关外,还与渗透膜的材料有关。

二、无泵采样器的结构

无泵采样器的基本结构是由壳体、挡风层、扩散腔和吸收层等部分组成,其造型主要为两个基本类型,一是方形(图 4-16),二是圆柱形(图 4-17)。外观有的像徽章,有的像钢笔。不论哪种造型,其基本性能必须符合《无泵型采样(检测)器技术规范》(GB/T 18470—2001)的要求。挡风层是由滤纸和丝网组成,图 4-16 中的金属网和挡风屏,图 4-17 中的核孔滤膜和涤纶纱网,为阻挡较大的风速而避免扩散腔中涡流的形成,用以减少气体分子在扩散腔的机械混淆,以保证在扩散腔的气体扩散处于一种静态分子扩散状态。扩散腔是一个塑料框架,如图 4-16 所示的扩散腔,图 4-17 中的压环,用以支持挡风层并形成扩散路。吸收层为吸附介质,是活性炭片,或是浸渍化学试剂的定性滤纸或

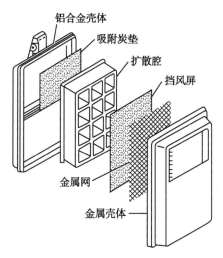

图 4-16 方形无泵采样器

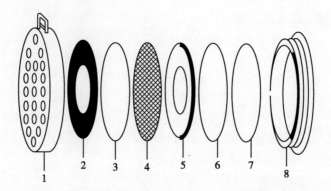

注:1. 前盖;2. 密封圈;3. 核孔滤膜;4. 涤纶纱网;5. 压环;
6. 吸收层;7. 托板;8. 底座(引自崔九思、王钦源、王汉平主编,
大气污染检测方法(第2版))

图 4-17　圆形(徽章式)无泵采样器

无纺布,可以定量吸收或吸附气体分子。壳体是由前盖和底座组成,用以支撑和固定挡风层、扩散腔和吸收层,并使周边密封成一个整体。

在安装时,要特别注意各个部件——对齐,并用力将前盖和底座扣合,确保无泵采样器周边密封,这样,工作场所空气中有害物质的气体分子只能从前盖的过气孔,穿过挡风屏,进入静态扩散腔,扩散传质到吸收层,并采集在吸收层上。

(一) 无泵型采样器的基本要求

1. 无泵型采样器的性能必须满足相应的卫生标准的要求,其采集和检测气体物质的量应 $\geq 0.5 \times$ PC-TWA$\times 2h$(即在 0.5 倍时间加权平均容许浓度下采样 2 小时所得气体物质的量。以下表述相同)。

2. 无泵型采样器的结构应满足体积小、质量轻、响应时间短、采样流量适宜、抗风速能力强、携带使用方便等要求。

3. 无泵型采样器所用的收集介质(固体吸附剂或液体吸收剂),其性能和用量应满足吸附或吸收容量和稳定性的要求。

4. 无泵型采样器的外壳和盒盖应有良好的密闭性能,应不吸附和吸收气体物质,不干扰气体物质的测定;在正常使用和保存的条件下,不发生变形。保证无泵型采样器的性能在使用和保存期间不受外界环境的影响,保持稳定不变。

(二) 无泵型采样器的性能要求及其试验方法

1. 响应时间　响应时间是指无泵型采样器中的扩散层内气体物质全部被收集介质吸附或吸收所需要的时间。

根据气体的扩散公式,扩散层的厚度为 L,所以:

$$t = \frac{L^2}{2D} \qquad \text{式}(4\text{-}21)$$

式(4-21)说明,响应时间与气体物质的扩散系数和无泵型采样器的扩散层厚度有关,与空气中气体物质的浓度无关。因每种气体物质的扩散系数在一定条件下是恒定的,因此可以通过改变扩散层厚度来调节响应时间。响应时间越短越好,不应大于 30s。

2. 采样流量 采样流量是指无泵型采样器每分钟采集空气的体积。决定了无泵型采样器的采样能力。一般不宜小于 20ml/min。

可采用计算法和实验法确定采样流量,如果二法所得结果不一致时,以实验法为准。

(1) 计算法:按式(4-19)计算。

(2) 实验法:在配气柜中,配制约 2× PC-TWA 的气体物质标准气体,温度(20±5)℃,大气压(101±10)kPa,相对湿度(50±10)%,在适宜的风速条件下,放入 6 个无泵型采样器和 6 个经过验证的有泵型采样器,同时采样 2~4 次;取出后,分别测定,由式(4-22)计算采样流量。

$$Q = \frac{m}{ct} \qquad \text{式}(4\text{-}22)$$

式(4-22)中:

Q——采样流量,单位为毫升/分钟(ml/min);

m——无泵型采样器收集介质上测得的气体物质量,单位为纳克(ng);

c——有泵型仪器测得的气体物质浓度,单位为纳克/毫升(ng/ml);

t——采样时间,单位为分钟(min)。

3. 吸附(吸收)容量 吸附(吸收)容量是指无泵型采样器中收集介质能有效地吸附(吸收)气体物质的最大量,以毫克表示。与所用收集介质的性质和数量有关。在相对湿度≥80%时,无泵型采样器的吸附(吸收)容量至少应满足 2× PC-TWA×8h 气体物质量的采集或检测。

4. 采样范围 采样范围是指无泵型采样器能够有效地采集或检测空气中气体物质的浓度范围。无泵型采样器的采样范围至少应采集或检测(0.5~5)×PC-TWA 的气体物质浓度范围。

5. 最短采样时间 最短采样时间是指无泵型采样器从开始采样到采样流量达到稳定所需的时间。无泵型采样器的最短采样时间宜越短越好。

6. 解吸效率 使用固体吸附剂作为收集介质的无泵型采样器必须测试其解吸效率,更换固体吸附剂时和每次使用无泵型采样器前都应测试。解吸效率最好应≥90%,不应<75%;6 次测定的相对标准偏差不应>7%。若解吸效率在 70%~90%之间,应在计算测定结果时除以解吸效率。

7. 用前稳定性 用前稳定性是指无泵型采样器在制作后其采样性能保持不变的时间,即放置后测定结果的均值与制作当天测定结果的均值相差不大于±10%的最长时间。无泵型采样器的空白值应为零,或有一个不影响检测的稳定的低空白值。在室温下保存,用前稳定性不应少于 30 天,最好在一年以上。

8. 样品稳定性 样品稳定性是指无泵型采样器在采样后能够保持气体物质浓度不变,即保持测定结果的变化小于等于±10%的时间。无泵型采样器的样品稳定性要求在 14 天以上。

9. 准确度和精密度 在采样范围内,在 95%置信水平下,无泵型采样(检测)器的检测偏差应为参考值的±25%,总的相对标准偏差应小于等于±10%。

三、影响无泵型采样器采样效率的因素

影响无泵型采样器采样效率的因素主要是风速、温度和湿度。

1. 风速 影响扩散法的因素主要是风速,因为风速直接影响气体物质在空气中的浓度梯度。风速太小(<10cm/s)时,空气很稳定,不能在挡风屏处流动更新,可能会引起"饥饿"造成"欠样采样",浓度不能代表空气中气体物质的实际浓度;当风速太大时(如大于 500cm/s),可能会造成扩散腔内气流紊动,又会破坏静态扩散层,造成"超量采样",这两种情况都直接影响采样器的采样效率,应该予以避免。为了克服较大风速对采样效率的影响,采样器内设置挡风层。最适合的风速在 0.1~0.6m/s。

2. 气温 由气体扩散系数 D 的计算公式[第二章的式(2-23)]可知,当其他因素不变时,仅温度变化时:

$$D = K\sqrt{T^3} \qquad\qquad 式(4-23)$$

式(4-23)表明,气体扩散系数 D 与绝对温度的 1.5 次幂成正比。将式(4-23)代入式(4-16)中,当其他因素不变时,仅温度变化时:

$$m = K_1 D = K_2\sqrt{T^3} \qquad\qquad 式(4-24)$$

式(4-24)表明,无泵型采样器采集物质的质量与绝对温度的 1.5 次幂成

正比。

根据查理定律可知,当其他因素不变时,仅温度变化时,采样体积 V 为: $V = K_3 T$。当气体物质的浓度用单位体积中的质量(mg/m^3)表示时,即:

$$C = \frac{m}{V} = \frac{K_2 \sqrt{T^3}}{K_3 T} = K_4 \sqrt{T} \qquad\qquad 式(4-25)$$

式(4-25)表明,无泵型采样器采集的气体物质浓度与绝对温度的平方根成正比。所以,无泵型采样器采样要考虑温度对采样效率的影响,可通过实验得出温度校正系数。

3. 相对湿度　相对湿度对采样效率的影响,主要是三个方面:

(1) 相对湿度有可能影响采样容量,无泵型采样器的吸附层材料若吸水性强,由于气体物质与水蒸气在吸附层有竞争吸收,使得采样容量明显下降。

(2) 气体物质能与水分子作用产生结合物,这时气体物质就不是游离状态分子扩散,由此直接引起采样速率本质的改变。

(3) 当相对湿度特别大时,能在无泵型采样器的壳体上或挡风屏障上形成雾滴,对易溶于水的气体物质产生明显的影响,在这种情况下,采样器不能使用。

四、无泵型采样器在工作场所空气采样中的应用

(一) 与溶液吸收法和固体吸附剂法相比,无泵型采样器具有以下优点

1. 不需采样泵、体积小、轻便、携带和操作方便。

2. 适合用作个体采样和长时间采样,也可以作为定点采样和短时间采样。

(二) 无泵型采样器的缺点

由于它的采样流量与被采集物分子的扩散系数成正比,扩散系数低的被采集物因采样流量太小只能进行长时间采样,因此不适合用于空气中被采集物扩散系数小、且浓度低的情况下作短时间采样。无泵型采样器有一定的吸附容量,若超过吸附容量,这时式(4-14)中 $C_0 \neq 0$,不能满足公式的要求,此时,采样性能变差,但采样器本身不能反映这一现象。

(三) 无泵型采样器使用时的注意事项

1. 在使用无泵型采样器时,首先要检查其使用期限,过期不能使用。一般情况下,所制作的采样器,并不是立即使用,往往要把它密封在塑料膜铝箔夹层中,保存一段时间后使用。采样器在放置过程中会因老化变质而失效。

2. 采样前后要检查无泵型采样器的包装和扩散膜,是否有破损,若有破损

者应废弃。

3. 在高浓度的被采集物和干扰物环境中，要缩短采样时间，防止收集介质的饱和。

4. 应在有一定风速下采样，以防止"欠样采样"或"超量采样"现象发生。

5. 只能采集气体或蒸气形式的物质，不能用于气溶胶的采样。

6. 采样前后都要将无泵型采样器放在密封良好的容器内运输和保存，以防止污染。

7. 采样后应检查扩散膜是否有破损、或沾污被采集物液滴，若有，则这个样品不能采用，应舍弃。

（四）应用

依照 GBZ/T 160 和 GBZ/T 300，表 4-7 中列举了现行国家标准中使用无泵型采样法采集的气体有害物质。

表 4-7　现行国家标准中气体有害物质的无泵型采样法

气体有害物质	收集器	采样流量/ml · min^{-1}	国家职业卫生标准
苯	GJ-1 型个体采样器	73.86	GBZ/T 300.66—2017
甲苯	GJ-1 型个体采样器	64.94	GBZ/T 300.66—2017
二甲苯	GJ-1 型个体采样器	58.61	GBZ/T 300.66—2017
乙苯	GJ-1 型个体采样器	59.64	GBZ/T 300.66
三氯乙烯	GJ-1 型个体采样器	69.30	GBZ/T 300.66—2017
四氯乙烯	GJ-1 型个体采样器	63.12	GBZ/T 300.66—2017
乙酸乙酯	GJ-1 型个体采样器	68.19	GBZ/T 160.63—2007
二氯乙烷	GJ-1 型个体采样器	71.83	GBZ/T 160.45—2007
氯苯	GJ-1 型个体采样器	59.16	GBZ/T 300.81

第五章

气溶胶形式有害物质采集基本原理

工作场所空气中气溶胶形式有害物质的采集主要是滤料采样法。冲击法和旋风式分离法仅在呼吸性粉尘采样方面应用，沉降法主要用于降尘采集，冲击式吸收管采样法主要用于采集油雾类等气溶胶。气溶胶的采样方法与检测方法紧密相关，也就是说根据检测目的的不同，选择相适应的采集方法。

第一节　滤料采集法

滤料采集法是通过动力抽气，使气溶胶穿过安装在采样夹上的滤料，利用气溶胶颗粒在滤料上发生直接阻截、惯性碰撞、扩散沉降、静电吸引和重力沉降等作用，将颗粒物收集在滤料上的方法。

图 5-1 为滤料采集法的原理示意图。通过抽气泵动力带动，使空气从采样头的进气口进入，经滤膜过滤后，气溶胶中的颗粒物被阻留在滤料上，空气继续流经流量计，后经抽气泵排出。记录流量计的采样流量和采样时间，计算采样体积，称量滤料上颗粒物的质量，就可以算出空气中颗粒物浓度。

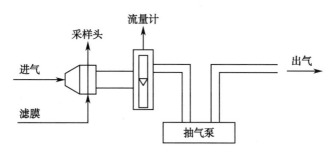

图 5-1　滤料采集法原理示意图

在气溶胶采样的各种技术中，滤料采集法是一种比较方便、有效的方法，是目前采集气溶胶中颗粒物的主要方法，其原理是过滤原理，因此，该法主要用于气溶胶中固体颗粒物的采集,对于气溶胶中液体粒子的采集效果就不是太好;而且不同的过滤材料,会对阻留在滤料上颗粒物的大小或量有影响。由于滤料具有体积小、重量轻,易存放,携带方便,保存时间较长等优点,滤料采集法已被广泛用于采集空气中的颗粒物。

一、滤料的过滤原理

过滤的目的是把气溶胶中颗粒物阻留在滤料上,因此不仅仅要利用滤料孔径的直接阻截作用,还要利用气溶胶中颗粒物惯性碰撞、扩散沉降、静电吸引和重力沉降等作用,在采样过程中,这些作用所产生的影响与采样流速、滤料性质以及气溶胶的性质有着密切关系。对于工作场所空气,气溶胶中颗粒物粒径分布很广泛,滤料的过滤是不可能将气溶胶中所有颗粒物完全阻留在滤料上,通常特别细小粒径的颗粒物会穿过滤料,跟随气流运动,除非所有颗粒物粒径都大于滤料孔径。

(一) 直接阻截作用

直接阻截是指因颗粒物的粒径大于滤料孔径而被拦截到滤料中的作用。当空气中的气溶胶颗粒物随气流到达滤料表面时,粒径大于滤料孔径的颗粒物就阻截在滤料表面上而被采集。通常直接阻截作用是滤料的主要作用,主要拦截粒径大于等于滤料孔径的颗粒物,因此这部分颗粒物在采样过程容易从滤料表面脱落。

(二) 惯性碰撞作用

惯性碰撞是指由颗粒物运动的惯性使其碰撞而被捕集在滤料中的作用。颗粒物的质量往往比空气分子的质量大,因此气流中颗粒物粒子的惯性比空气分子的惯性大,当气流通过滤料空隙时,气流方向发生改变,由于惯性作用,颗粒物脱离气流,撞击到滤料内弯曲的空隙中,失去动能,停止运动,阻留在滤料内而被采集。在高速采样时,惯性碰撞起着重要作用,空气流量越大,颗粒物质量越大,则惯性越大,惯性碰撞作用越显著。

(三) 扩散沉降作用

扩散沉降是细小颗粒物在滤料表面处和空隙内因扩散作用而沉降在滤料中。颗粒越小,空气流量越小,浓度梯度越大,则扩散沉降的颗粒越多。由于扩散速度与浓度梯度和气流经过路径有关,所以扩散沉降只在低气流速度下才有意义。

(四) 静电吸引作用

静电吸引是带有静电的滤料和/或气溶胶中带电的颗粒物,产生相互的静电吸引,将颗粒物吸附在滤料上的作用。不同的滤料带有程度不同的静电,通常多数合成纤维素滤料带有较强的静电。空气流动的摩擦也可以感应滤料上的电荷,使这种作用增强。如果滤料和/或气溶胶中粒子带有电荷,则静电吸引对采样效率影响很大,由于静电吸引作用,使得直径远小于滤料空隙的颗粒物,也能有效地采集。

(五) 重力沉降作用

重力沉降是指由颗粒物的重力使其沉降在滤料上的作用。这种作用一般很小,因为颗粒小,重力沉降很缓慢。加之采样时,滤料面通常是与地面几乎垂直,即滤料面平行于重力沉降方向,采样流量往往足以克服小颗粒的重力沉降,但在采样流量低时,对大颗粒物的重力沉降不能忽视,可能会采集不到大颗粒。

各种滤料的采集机制不尽相同,有的以直接阻截作用为主,有的静电吸引起较大作用,有的几种机制同时起作用。除滤料本身性质外,滤料的采样效率还决定于气溶胶颗粒的大小和采样流量等因素。在低采样流量下,以扩散沉降作用为主,细小颗粒物采样效率高;在大的采样流量下,以惯性碰撞作用为主,较大颗粒物采样效率高。所以,一种指定的滤料对一定大小的颗粒物的采样效率,会随着采样流量的变化而变化。在工作场所空气中,气溶胶存在着多种粒径的颗粒,在采样时可能会有某一部分粒径的颗粒采样效率偏低的现象。另外,在采集过程中,颗粒还可能发生从纤维上弹回或被吹走的现象,特别是在采样流量大的情况下,粒径大质量大的颗粒容易发生弹回,而脱离滤料;颗粒小的粒子容易穿透滤料而被吹走,这些都将成为采样效率低的原因。

二、常用滤料

滤料采样法关键是选择合适的滤料,常用滤料有过氯乙烯滤膜、有机合成纤维滤料、微孔滤膜、玻璃纤维滤纸、定量滤纸和聚氨酯泡沫塑料等。

(一) 过氯乙烯滤膜

过氯乙烯滤膜又称为聚氯乙烯滤膜,俗称测尘滤膜,由过氯乙烯纤维互相重叠而成,它的纤维较细,介于慢速定量滤纸和超细玻璃纤维滤纸之间,构成许多大小不等形状不规则的孔隙,孔径较细而均匀。膜厚一般在 0.1mm 左右,表面有毛絮,其中一面较多且长。

其采集气溶胶的机制包括了所有滤料采集气溶胶颗粒物的作用,即:直接阻截、惯性碰撞、扩散沉降和静电吸引等作用,特别是静电吸引作用较其他滤料更为显著,是应用范围最广的滤料。

过氯乙烯滤膜具有明显的憎水性,一般不需干燥处理,可直接在天平上称量,实验表明,相对湿度80%以上高湿度所致滤膜增重差异无统计学意义($P > 0.05$)。

过氯乙烯滤膜的优点:具有强的静电性;通气阻力小(是工作场所空气采样现用滤料中最小的);吸湿性小;耐酸碱;孔径小;机械强度好;重量轻;金属空白值较低;采样效率较高,但比微孔滤膜和玻璃纤维滤纸稍低;可溶于某些有机溶剂(如乙酸乙酯、乙酸丁酯、丙酮),遇到这些有机溶剂蒸气,变成透明,常用于颗粒分散度或石棉纤维测定。

过氯乙烯滤膜的缺点:不耐热,最高使用温度为65℃左右,受热容易发生卷曲变形;采样后样品处理时,洗脱困难,因过氯乙烯滤膜是憎水的,在水溶液中不易浸透,加热时又容易发生卷曲,把颗粒物包裹在里面,造成洗脱难以完成;用湿法消解也较定量滤纸、微孔滤膜等困难,一般不应采用高氯酸消解样品,以防发生剧烈氧化燃烧,造成样品损失;近些年,因环境保护原因,生产过氯乙烯厂家减少,其价格不断攀升,造成价格昂贵。

(二) 有机合成纤维滤膜

有机合成纤维滤膜是采用合成的高分子化合物作原料,经化学合成至直径在$1\mu m$以下的纤维,再由合成纤维交织而成。主要有聚苯乙烯、聚酰胺纤维、聚酯纤维、聚丙烯腈纤维、聚乙烯醇缩甲醛纤维等品种。与过氯乙烯滤膜相比,表面毛絮较短且少,滤膜的厚度较薄。

其采集气溶胶的机制主要是直接阻截、惯性碰撞、扩散沉降和静电吸引。主要用于粉尘浓度样品采集。

有机合成纤维滤膜的优点:吸湿性小、阻力小、孔径小、机械强度好、重量轻、容尘量大、金属空白值较低。

有机合成纤维滤膜的缺点:不耐热,如:聚酰胺纤维滤料宜在温度为80℃以下的场合使用,聚酯纤维滤料宜在温度为127℃以下的场合使用;对酸碱耐受程度有差异,如聚酰胺纤维滤料耐碱不耐酸,聚丙烯腈纤维滤料耐酸不耐碱,因此在样品处理时,要选择合适的酸碱。

(三) 微孔滤膜

微孔滤膜由硝酸纤维素同少量乙酸纤维素基质混合交连成筛孔状薄膜,质轻色白,表面光滑,滤膜的厚度为$0.1 \sim 0.15mm$;在通常情况下,机械强度较好,较耐热,可在沸水中煮沸,乃至高压蒸煮,最高使用温度为125℃。它能溶于丙酮、乙酸乙酯、甲基异丁酮等有机溶剂;也易溶于热的浓酸,但几乎不溶于稀酸中。微孔滤膜的孔隙细而均匀,孔径范围为$0.1 \sim 1.2\mu m$,用于工作场所空气中气溶胶采集的常为 0.8μm 孔径。灰分低,金属元素的含量很微,很适宜于采集和测定金属类气溶胶。

其采集气溶胶的机制与有机合成纤维滤膜的相似,主要是直接阻截、惯性碰撞、扩散沉降和静电吸引。其采样效率随孔径的减小而增加,主要用于金属类粉尘浓度样品采集。

微孔滤膜的优点:采样效率高,远远小于其孔径的颗粒物也能被有效的采集,其表面收集性能要比玻璃纤维滤纸要好得多;微孔滤膜的表面光滑,空隙细,其采集的颗粒物主要收集在微孔滤膜表面上或浅表层内,因而不需转移步骤,就能直接在显微镜下检查颗粒物的特性,从而避免因转移而造成颗粒物形态的改变;样品容易消解处理,因微孔滤膜易溶于热的浓酸;样品容易酸洗处理,因在稀酸中,微孔滤膜几乎不变;可以用于石棉纤维测定,因微孔滤膜能溶于丙酮、乙酸乙酯、甲基异丁酮等有机溶剂。

微孔滤膜的缺点:通气阻力较大,它的采样速度明显低于聚氯乙烯滤膜和玻璃纤维滤纸的采样速度,而且因颗粒物沉积在表面后,阻力迅速增加,采样过程采样流量不断减小,因此需要负载性能好的采样器;颗粒物主要沉积在表面,容易从滤料上脱落下来,特别是工作场所粉尘浓度较大时,在采样过程中可能直接脱落到采样夹中,因此,在取卸微孔滤膜时,采样夹要口朝上才能打开,取滤膜时,接尘面应朝上,然后折叠包装;微孔滤膜极脆易碎。

(四) 慢速定量滤纸

定量滤纸由许多粗细不等的纯净天然纤维互相重叠而成,形成大小和形状都不规则的孔隙。它的厚度一般小于 0.25mm。

定量滤纸采集气溶胶的机制主要是直接阻截、惯性碰撞和扩散沉降。是最早用于气溶胶态毒物采样的滤料。空气采样时主要使用中、慢速定量滤纸或层析滤纸。

定量滤纸的优点:灰分低,纯度高,即无机物的含量小;机械强度大,不易破损;耐热(150℃);价格低廉。

定量滤纸的缺点:采样效率较低,滤纸的质地和空隙决定采样效率的高低,空隙均匀而细、质地均匀的,采样效率高,反之则低;孔隙较小,通气阻力大,且随滤纸上颗粒负荷量增加而迅速增大,采样器耗电量大,长时间采样容易流量不恒定;采集的气溶胶颗粒能进入滤纸内部,解吸较困难;滤纸的吸湿性大,不宜用作称重法测定空气中颗粒物的浓度。

(五) 超细玻璃纤维滤纸

超细玻璃纤维滤纸是由许多很细且均匀的超细玻璃纤维,经过特殊加工工艺生产而成,形成不规则而较细的孔隙,厚度一般小于 1mm,是工作场所空气采样滤料中厚度最大的一种。

其采集机制主要是直接阻截、惯性碰撞和扩散沉降,几乎没有静电吸引。多用于有机气溶胶的采集,如 3,4-苯并芘等多环芳烃的采集。

超细玻璃纤维滤纸的优点:耐高温,可在低于 500℃烘烤,去除滤纸上存在的有机杂质,减少对有机化合物采集及分析的干扰;吸湿性小;通气阻力小,因组成滤纸纤维细,构成的空隙多,故通气阻力远比慢速定量滤纸、微孔滤膜小;寿命长;适用于大流量法采集空气中低浓度的有害物质;容尘量大,稳定性好;超细玻璃纤维滤纸不溶于酸、水和有机溶剂,采样后可用水、有机溶剂和稀硝酸等提取被采集物质。

超细玻璃纤维滤纸的缺点:强度较差;灰分较高;样品处理困难。玻璃纤维机械强度较差,质地疏松,易造成脱落现象,对采样及称量造成误差,或给样品处理和测定造成困难,如用苯、水和硝酸提取被采集物质时,易成糊状,需要离心或过滤来分离浸渍液。玻璃纤维灰分较高,某些金属空白值高,不利于金属元素的测定,但用纯石英制作的超细玻璃纤维滤纸,克服了普通玻璃纤维滤纸空白值高的缺点,但是价格昂贵。若要将玻璃纤维消解,需用氢氟酸或焦磷酸,而用酸消解法处理样品时有一定的困难,因玻璃纤维不溶于水、普通酸和有机溶剂。

(六) 聚氨酯泡沫塑料

聚氨酯泡沫塑料是由泡沫塑料的细泡互相连通而成的多孔滤料,表面积大,通气阻力小,适宜于较大流量的采样。常用于同时采集气溶胶和蒸气两种形式共存的某些有害物质。使用前应进行处理,先用 1mol/L 氢氧化钠煮沸浸泡几十分钟,然后用水洗净,风干。用于有机有害物质的采集时,可用正己烷等有机溶剂经索氏提取 4~8 小时后,除尽溶剂,再风干。处理好的聚氨酯泡沫塑料应密闭保存,使用过的聚氨酯泡沫塑料经处理后可以反复使用。

三、滤料选择原则

采样滤料种类较多,在选择滤料时要根据采样和测定的需要、采样工作场所的环境条件,选择合适的滤料。滤料选择原则是:采样效率要高,满足检测目的和要求,通气阻力低,空白值低,机械强度好,采样后样品容易处理,适合采样的环境条件,价格便宜。

(一) 采样效率要高

滤料采样法的采样效率主要与滤料和气溶胶的性质有关,同时还受采样流速及环境等因素的影响。要求采样效率大于97%。

滤料的采样效率一般用0.3μm的邻苯二甲酸二辛酯雾粒,在不同流速下进行试验。

从各种滤料的结构和性质上比较,慢速定量滤纸、过氯乙烯滤膜(或有机合成纤维滤膜)和玻璃纤维滤纸都是由粗细不等的纤维相互重叠网织而成,形成的孔径大小和形状都不规则不均匀。因此,他们具有相似的采集气溶胶的性能。它们的纤维直径大小,按下列顺序排列:玻璃纤维滤纸<过氯乙烯滤膜(或有机合成纤维滤膜)<慢速定量滤纸。滤料的厚度按下列顺序排列:玻璃纤维滤纸>慢速定量滤纸>过氯乙烯滤膜(或有机合成纤维滤膜)。仅从这两点比较,玻璃纤维滤纸采样效率要优于过氯乙烯滤膜(或有机合成纤维滤膜)和慢速定量滤纸。但由于过氯乙烯滤膜(或有机合成纤维滤膜)具有很强的静电吸引作用,其采样效率也很高。微孔滤膜具有较均匀孔径的筛网结构,孔径又小,其采样效率优于其他三种滤料。

从气溶胶的性质上比较,气溶胶颗粒直径大的、带电荷多的,采集效率要高,反之效率要低。

(二) 满足检测目的和要求

气溶胶检测目的和要求主要有:颗粒物分散度、总粉尘浓度、呼吸性粉尘浓度、颗粒物化学成分及浓度(如金属、有机物)。由于滤料本身性能的差异,不是某一种滤料就能满足这些检测要求的,因此,应根据滤料性能和检测目的和要求选择滤料。

用称量法测定粉尘浓度,用吸水性强的定量滤纸就不合适,因定量滤纸的吸湿性大,不宜用作称重法测定空气中颗粒物的浓度,而应选择憎水性滤料,如过氯乙烯滤膜或有机合成纤维滤料具有不同程度的憎水性。过氯乙烯滤膜虽是憎水性的,但也能吸附空气中的水分,吸湿性的大小与空气湿度有关,湿度越大,滤料吸附的水分越多。滤料的吸湿作用是很迅速的,当从干燥器里取出滤料,放入潮湿的空气中,在开始的1~2分钟内,吸水量几乎直线上升,3~5分钟后,就达到平衡,吸水量不再增加。因此,在进行称量分析时,采样前后将滤料放在温湿度相同的天平室内一定的时间,是保证称量准确的一个实用方法。另外,在称量分析中,要考虑滤料的大小和质量不宜太大,滤料小而轻有利于准确快速的称量。

检测粉尘的分散度或石棉纤维数量用玻璃纤维滤纸采样就不合适,因玻璃纤维滤纸不能溶于有机溶剂且玻璃纤维干扰石棉纤维检测,必须用过氯乙烯滤膜或微孔滤膜。

在需要进行光学显微镜或电子显微镜观察气溶胶颗粒的形状和大小时，宜选择滤膜表面光滑、孔径小而均匀的滤料，最好是透明的，采样后颗粒主要沉积在滤料的表面上，微孔滤膜是理想滤料。

　　检测气溶胶的大分子有机物时，常选择玻璃纤维滤纸，因玻璃纤维滤纸不溶于有机物质，且耐高温，易除去滤纸中干扰有机物质。

（三）通气阻力小

　　滤料的通气阻力要尽可能的小，这样不仅容易解决采样动力问题，而且可以提高采样效率，在短时间内获得足够检测样品量。对于允许浓度低的物质，在工作场所空气中可能浓度很低，为了满足检测方法检出限的要求，必须采集足够量体积的空气，这时，必须选择通气阻力小、采样流量大的滤料，如过氯乙烯滤膜、玻璃纤维滤纸和聚氨酯泡沫塑料等，方能在规定的采样时间内，采集符合检测要求体积的空气。若需选用通气阻力较大的微孔滤膜时，则可采用较大直径的滤膜和采样夹，以加大有效采样面积，提高采样流量。

（四）滤料空白值低

　　滤料的空白值对测定结果影响很大，直接影响测定方法的灵敏度和准确度。所以要选择滤料中有害物质含量低，且比较稳定，特别是采集重金属样品。微孔滤膜和定量滤纸的金属空白值都很低，玻璃纤维滤纸的金属空白值较高。一般在滤料使用之前，要做本底试验。分析时，应从样品检测结果中扣除本底值。表5-1为常用滤料中杂质的含量。若采集的有害物质是金属类，最好选用金属空白值低的微孔滤膜，采集的有害物质是有机化合物，要选用经高温预处理后的玻璃纤维滤纸等。

表 5-1　几种滤料中的无机元素含量（本底值，单位：μg/cm²）

元素	玻璃纤维滤纸	有机滤膜
As	0.08	—
Be	0.04	0.000 3
Bi	—	<0.001
Cd	—	0.005
Co	—	0.000 02
Cr	0.08	0.002
Cu	0.02	0.006
Fe	4	0.03
Mn	0.4	0.01

续表

元素	玻璃纤维滤纸	有机滤膜
Mo	—	0.000 1
Ni	<0.08	0.001
Pb	0.8	0.008
Sb	0.03	0.001
Si	7 000	0.1
Sn	0.05	0.001
Ti	0.8	2
V	0.03	0.001
Zn	160	0.002

（五）机械强度好

因为采样时,空气不断通过滤料,若滤料的机械强度差,容易撕裂滤料,因此滤料的机械强度要好,若达不到一定的机械强度,可以在采样夹上加装支持筛网。

在采样和样品处理过程中,滤料机械强度好坏可能造成滤料本身的质量的损失,影响检测结果,例如,玻璃纤维滤纸质地疏松,在使用过程中有可能发生纤维脱落现象,影响采样后的检测结果。

（六）采样后样品容易处理

采样后,通常要将被采集物质从滤料上转移到溶液中,或将滤料溶解,供测定。如金属元素浓度检测,常用的方法有浸洗法、干法灰化法和湿消解法等。在选择滤料时,要选择样品处理比较简便快速、回收率高的滤料。微孔滤膜采样后,容易洗脱和消解,而玻璃纤维滤纸和过氯乙烯滤膜样品处理比较困难。

在分散度或石棉纤维数量检测中,过氯乙烯滤膜比微孔滤膜的处理要简单易行,所以通常选择过氯乙烯滤膜。

（七）适合采样的环境条件

在高温工作场所采样,要选择较耐热的滤料,如在熔炉附近采样时,气温可高达 40℃以上,辐射热达 10cal/（cm·min）以上,宜选用玻璃纤维滤纸、微孔滤膜等滤料,表 5-2 是几种滤料的最高使用温度。

表 5-2 滤料的最高使用温度

滤料	过氯乙烯滤膜	微孔滤膜	慢速定量滤纸	玻璃纤维滤纸
最高使用温度/℃	65	125	150	500

在高湿环境中采样,必须选择基本上不受湿度影响的滤料。如果滤料的采样效率与静电吸引有关,在吸湿后,静电吸引作用大大降低,从而影响采样效率。此外,像定量滤纸这样的滤料,吸收大量水后,机械强度会下降,容易破裂,微孔滤膜则相反,吸湿后,机械强度会得到改善。许多滤料吸湿后,通气阻力上升,影响采样流量,表 5-3 是几种滤料的吸水性。

表 5-3 滤料的吸水性

滤料	很低	低	高	很高
过氯乙烯滤膜	√			
微孔滤膜	√			
玻璃纤维滤纸	√			
慢速定量滤纸			√	
聚氨甲酸酯泡沫				√
纤维素酯滤膜		√		
银滤膜	√			
聚苯乙烯	√			

(八) 成本

进行大量调查时,滤料用量大,就要选择来源有保证,价格便宜的滤料。还要注意每批产品和不同产地之间的滤料质量的差异。

四、收集器

滤料采样法的收集器就是常说的采样夹或采样头,主要有大开口采样夹、小型采样夹、冲击式分离采样头和旋风式分离采样头。

1. 规格要求

(1) 大开口采样夹规格尺寸见图 5-2,用优质塑料或硬质铝合金制造,由采样夹底座、采样夹上盖及密封圈组成,密封圈的内直径为 35mm,使用的滤膜直径为 40mm。

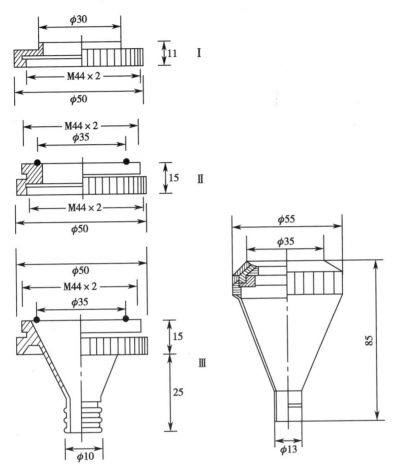

图 5-2　铝合金采样夹

（2）小型采样夹规格尺寸见图 5-3，用优质塑料制造，通常由 4 部分组成，分别是前盖、中层、滤料支撑垫和底座，可以安装一张或两张滤料，安装一张滤料时，只需要连接前盖和底座，串联两张滤料时，则连接三部分，每两部分之间加一张滤料及支撑垫，使用的滤料直径为 25mm，进气口直径 4mm。

不同厂家生产的采样夹大小尺寸稍有不同，结构也有差异。

2. 性能要求　采样夹内装上不透气的塑料薄膜，放于盛水的烧杯中，向采样夹内送气加压，当压差达到 1kPa 时，水中应无气泡产生。

冲击式分离采样头和旋风式分离采样头规格参看本章第二节。

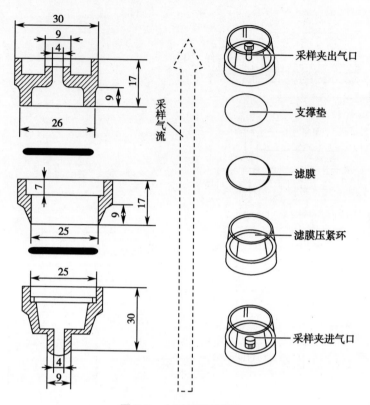

图 5-3 小型塑料采样夹

五、影响滤料法采样效率的因素

工作场所空气与气溶胶是一个非均匀相,空气和大小颗粒物共存,滤料法采样是依靠空气流动,带动空气中颗粒物向采样夹方向移动,颗粒物移动过程主要受两个方向的作用力,一个是垂直方向的重力和浮力,其合力结果使颗粒物向下移动;二是水平方向空气气流的推力和阻力,其合力结果使颗粒物向着采样夹方向移动。

在垂直方向气溶胶颗粒物受力及速度变化详看第三章第二节"一、气溶胶的动力学性质",对于粒径较大粉尘,粉尘自重对粉尘垂直空间上的运动影响大,同时减少粉尘在空间中的停留时间,影响其扩散运动的轨迹。球形颗粒的沉降速度与尘粒直径及密度有关,与粒径或密度成正比关系,气体密度对沉降速度也有影响,粒径越小的颗粒在气体中悬浮的时间越长。

在水平方向气溶胶颗粒物移动速度与空气气流的关系如式(5-1)。

$$u_{px} = u_g - \frac{4d_p\rho_p u_g}{3\rho_g u_g C_d t + 4d_p\rho_p} \qquad\qquad 式(5\text{-}1)$$

式(5-1)中：

u_{px}——气溶胶颗粒物在水平方向的分速度，单位米/秒(m/s)；

u_g——空气气流在水平方向的速度，单位米/秒(m/s)；

d_p——气溶胶颗粒物粒径，单位米(m)；

ρ_p——气溶胶颗粒物密度，单位千克/立方米(kg/m^3)；

C_d——阻力系数；

ρ_g——空气密度，单位千克/立方米(kg/m^3)。

由式(5-1)可知，随着空气流速的增大，气溶胶颗粒物的水平运动速度也随之增大，通常在 0.0~0.2 秒时间段内，颗粒物速度上升很快，但不可能完全与气流速度相同，而是速度无穷接近于气流速度；粒径越小，颗粒物趋近于气流速度和趋势越快。

气溶胶颗粒物受垂直方向和水平方向两个合力的影响，其运动轨迹类似于抛物线，图 5-4 描述了不同粒径颗粒物的运动情况，由图 5-4 可以看出：

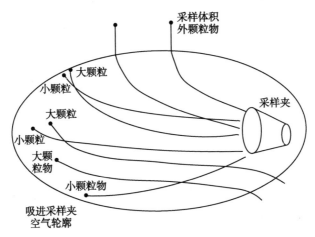

图 5-4　滤料采样法不同粒径颗粒物的运动情况

（1）在吸进采样夹空气轮廓内，距离采样夹远端，因空气气流速度慢，不能完全克服重力作用，在水平运动的同时，颗粒物仍向下运动。大颗粒物因惯性大，向采样夹方向运动慢，向下运动显得快点，小颗粒物惯性小，向采样夹方向运动相对快，向下运动显得慢点。当颗粒物运动到空气气流较大的位置，气流速度完全克服重力作用，颗粒物基本向采样夹方向沿直线运动，直至采样夹滤料上。

（2）在吸进采样夹空气轮廓内，有的颗粒物因重力作用，没有被吸进采样夹中，而从采样夹外飞出。

（3）在吸进采样夹空气轮廓外的颗粒物，因重力作用，降落到轮廓内，被吸进采样夹中。

因此，滤料法采样效率必须考虑颗粒物是否收集到采样滤料上，即采集到。影响采集到的因素有气溶胶性质、采样流量等。

滤料法采样效率还要考虑收集到采样滤料上的颗粒物是否就留在滤料中，即留得住。因为滤料都有大小不等的微孔结构，不同的孔径对颗粒物阻留的效率不一样。影响留得住的因素有滤料性质、采样流量、采样环境条件等。

对于气溶胶的采样效率存在颗粒数量采样效率和质量采样效率，前者是指被采集的气溶胶颗粒数量占所采空气中颗粒总数的百分比；后者是指被采集的气溶胶质量占所采空气中气溶胶总质量的百分比。当所有气溶胶颗粒的大小相同时，这两种采样效率才在数值上相等。在实际情况下，几乎总是质量采样效率高于颗粒采样效率，因为，大颗粒的采样效率通常大于小颗粒的采样效率，而一个大颗粒的质量可等于许多小颗粒的质量。当采集颗粒物的总质量浓度，或采集气溶胶组成的质量浓度时，注重的是质量采样效率。在研究气溶胶性质、颗粒分散度时，则注重颗粒数量采样效率。在无说明情况下，本书所指采样效率主要是质量采样效率。

（一）滤料性质对采样效率的影响

1. 滤料孔径和空隙结构对采样效率的影响　孔径小，直接阻截作用大，采集效率高，孔径大，直接阻截作用小，采集效率低。滤料的空隙结构紧密，惯性碰撞作用大，采集效率高。

2. 滤料上的电荷对采样效率的影响　电荷对采样效率的影响，不仅与滤料上的电荷性质有关，也与被采集气溶胶颗粒物的电荷性质有关，若滤料上的电荷与颗粒物的电荷为异种电荷，因异种电荷相互吸引原因，静电吸引作用大，采集效率高；若滤料上的电荷与颗粒物的电荷为同种电荷，因同种电荷相互排斥原因，阻碍颗粒物在滤料上的吸附，采集效率降低。

（二）气溶胶性质对采样效率的影响

气溶胶颗粒物的电荷性质对采样效率的影响，异种电荷相互吸引，采集效率高；同种电荷相互排斥，采集效率降低。气溶胶颗粒物粒子大，被直接阻截和惯性碰撞作用大，采集效率高；气溶胶颗粒物粒子小，被直接阻截和惯性碰撞作用小,而扩散沉降和静电吸引作用大,也能有效被采集;低速采样,以扩散沉降为主,细小颗粒物采样效率高;高速采样,以直接阻截和惯性碰撞作用为主,大颗粒物采样效率高。

(三) 采样流量对采样效率的影响

气溶胶采样必须有一定的采样流量,才能保证高的采样效率,如图 5-4 所示,因为粉尘的颗粒大小不一,受重力的作用缓慢沉降,颗粒大沉降快,由于气流的影响使颗粒不是垂直沉降,它的沉降途径及速度由颗粒的重量及气流的大小和方向所决定,所以采样速度应能克服颗粒的沉降运动速度,否则可能有部分颗粒因下落而不能采入收集器中。对于雾和霾,采样速度要求并不严,一般以高速度为好。

但应注意,若采样流量过高,已经采集在滤料上的颗粒物也会因气流作用,而再飞散离去,即未能留得住,降低采集效率。只有滤料对颗粒物的黏着力大于这种使颗粒物再飞散的力,颗粒物才能真正地被采集。滤料这种黏着力就是直接阻截、惯性碰撞、扩散沉降和静电吸引等作用力的总和。颗粒物的再飞散是随气流速度增加而增加,所以滤料采样不能无限止的增加采样流量,而需要一个合适的流量范围。在滤料采样的正常流量范围内,一般是不会引起颗粒物再飞散损失的。此外,在采样过程中,可能发生颗粒物从滤料上弹回现象,颗粒大、质量重的粒子容易发生弹回现象,降低采集效率。总之,控制一定的采样速度是提高采样效率的关键,不能任意改变。

为了解决采集到问题,必须研究空气气流进入收集器口的速度,这个速度称为入口速度,入口速度必须要大于气溶胶中颗粒物在静止状况(无风条件)下空气中重力沉降速度,否则,颗粒物就吸不进收集器中,这是颗粒物被滤料收集的前提条件。入口速度是由采样流量决定。

根据气溶胶相颗粒在重力场中的沉降公式,详见第三章中式(3-11)。

$$v = \frac{d_p^2(\rho-\rho_0)g}{18\eta}$$

可以计算气溶胶中颗粒物重力沉降速度。职业卫生关注的是可进入整个呼吸道的粉尘,其颗粒粒径在 15μm 以下,根据不同粉尘的真密度,可以估算重力沉降速度。

例如,气溶胶中颗粒是由水泥干燥窑尘或硅酸盐水泥引起的,若颗粒粒径为 10μm(1×10⁻⁵m),其真密度(3~3.12)×10⁶g/m³,空气密度 1 290g/m³,空气黏度为 0.017 8cP。

$$则 \quad v = \frac{1 \times 10^{-10} \times (3.12 \times 10^6 - 1\,290) \times 9.8}{18 \times 0.017\,8}$$

$$= 0.09 \text{m/s}$$

同理,真密度较重的铅熔炼炉尘(粒径 $10\mu m$)的重力沉降速度为 0.15m/s,真密度较轻滑石粉(粒径 $10\mu m$)的重力沉降速度为 0.03m/s,其他粉尘的重力沉降速度在 $0.02 \sim 0.15 \text{m/s}$ 之间。

若颗粒粒径为 $20\mu m$,则粉尘的重力沉降速度在 $0.08 \sim 0.60 \text{m/s}$ 之间。若颗粒粒径为 $30\mu m$,则粉尘的重力沉降速度在 $0.18 \sim 1.35 \text{m/s}$ 之间。

空气气流入口速度可以根据采样流量计算,按式(5-2)计算:

$$v = \frac{Q}{\pi r^2} \qquad\qquad 式(5\text{-}2)$$

式(5-2)中

v——空气气流入口速度,单位为米/秒(m/s);

Q——采样流量,单位为立方米/秒(m^3/s);

r——收集器进气口半径,单位为米(m)。

常用大开口粉尘采样夹,其滤料直径 40mm,进气口直径 35mm,若采样流量为 10L/min,则:

$$v = \frac{10 \times 10^6}{60 \times (3.14 \times 17.5^2)}$$

$$= 173 \text{mm/s}$$

$$= 0.17 \text{m/s}$$

同理,若采样流量为 15L/min,$v = 0.26 \text{m/s}$。若采样流量为 20L/min,$v = 0.34 \text{m/s}$。

所以使用大开口粉尘采样夹,对于粒径 $10\mu m$ 的粉尘,采样流量为 10L/min 以上,就可以达到或大于一般气溶胶中颗粒物在静止状况的空气(无风条件)中重力沉降速度,克服颗粒物沉降速度对采样效率的影响。

在实际采样时,应根据粉尘的真密度,推算合适的采样流量。

小型塑料粉尘采样夹直径为 25mm,腔内直径 22mm,但进气口直径为 4mm,若采样流量为 1.0L/min,则进气口空气速度:

$$v = \frac{1 \times 10^6}{60 \times (3.14 \times 2^2)}$$

$$= 1\,327\text{mm/s}$$

$$= 1.33\text{m/s}$$

当空气进入腔内,在流经滤料时,其空气速度:

$$v = \frac{1 \times 10^6}{60 \times (3.14 \times 11^2)}$$

$$= 44\text{mm/s}$$

$$= 0.044\text{m/s}$$

所以,小型塑料粉尘采样夹采样时,经常发现两种现象:一是正对着进气口的中心处的滤料上发黑,黏附的粉尘量很大,四周粉尘量逐渐减少;二是在采样夹的腔中有时可以看到大颗粒的粉尘。这是因为,进气口空气速度很大,一方面使粉尘颗粒直接撞击到滤料中心处,中心处的粉尘量就大,另一方面将大颗粒粉尘吸进腔内,因弹回现象,脱落在采样夹的腔中。使用小型塑料粉尘采样夹,需要根据现场粉尘的真密度及粒径分布情况,调整采样流量。

采样流量要维持稳定,尽可能做到恒流采样,以保证采样体积准确。由于在采样过程中,滤料上的颗粒物不断沉积,阻塞了滤料中的空隙,气阻增大,流量下降,所以带恒流量控制的采样器是非常重要的。

(四) 采样环境对采样效率的影响

温度影响滤料的孔径,因热胀冷缩原因,温度增高,滤料的孔径增大,采样效率降低;温度过高可以使滤料变形,致使无法采样。湿度不仅影响气溶胶颗粒物表面吸附的水分,也影响滤料表面的潮湿度,因此对采样效率有影响。

六、滤料采样法在工作场所空气采样中的应用

(一) 滤料采样法的优点

适用于各种气溶胶的采样,采样效率高;采样流量范围宽,适用于短时间采样、长时间采样、定点采样和个体采样;操作简便,使用的设备材料便宜,不易破损;采集的样品体积小,易保存,携带方便,保存时间长;可根据分析的需求选择合适的滤料、抽气装置、采样流量和滤料的大小。

(二) 滤料采样法的缺点

采样过程中,因滤料的装卸,容易产生污染;玻璃纤维滤纸质地疏松,在使用过程中有可能发生纤维脱落现象;微孔滤膜采样时,采样流量若控制不当,容易造成滤膜破裂。

（三）滤料采样法的注意事项

1. 在采样过程中一定要防止污染,使用的器具要保持清洁,不要在污染严重的环境装卸滤料。

2. 采样后,滤料应对折一到两次后保存和运输,避免已经采集上的颗粒物从滤料表面脱落。

3. 在高浓度的情况采样时,要防止滤料的超负荷而致气溶胶颗粒物脱落,造成检测结果错误。

4. 合理选择滤料,采集金属烟尘首选微孔滤膜,称量法选择有机合成纤维滤膜或过氯乙烯滤膜,采集有机化合物气溶胶选择玻璃纤维滤纸。

5. 选择质量好的滤料,孔径和厚度均匀一致,使用定性滤纸时,要检查均匀性。

6. 采样流量要正确。

7. 不能用滤料采集氧化还原性强的化合物,如六价铬化合物。

依照 GBZ/T 300 和 GBZ/T 160,表 5-4 列举了现行国家标准中工作场所空气有害物质的滤料采样法。

表 5-4　现行国家标准中气体有害物质的滤料采样法

检测对象	滤料	采样仪器及流量	样品的采集			国家职业卫生标准	
			短时间采样	长时间采样	个体采样	原标准	现行标准
锑及其化合物	微孔滤膜(采样夹,滤料直径37或40mm;小型塑料采样夹,滤料直径25mm)	空气采样器0~2L/min0~10L/min	5L/min15分钟	1L/min2~8小时	1L/min2~8小时	GBZ/T160.1—2004	GBZ/T300.2—2017
钡及其化合物(包括硫酸钡)	同上	同上	同上	同上	同上	GBZ/T160.2—2004	GBZ/T300.3—2017
铍及其化合物	同上	同上	同上	同上	同上	GBZ/T160.3—2004	GBZ/T300.4—2017
碲化铋	同上	同上	同上	同上	同上	GBZ/T160.4—2004	GBZ/T300.5—2017

续表

检测对象	滤料	采样仪器及流量	样品的采集			国家职业卫生标准	
			短时间采样	长时间采样	个体采样	原标准	现行标准
镉及其化合物	同上	同上	同上	同上	同上	GBZ/T 160.5—2004	GBZ/T 300.6—2017
钙及其化合物(包括氧化钙、氰氨化钙)	同上	同上	同上	同上	同上	GBZ/T 160.6—2004	GBZ/T 300.7—2017
氰氨化钙	超细玻璃纤维滤纸(采样夹,滤料直径37mm或40mm;小型塑料采样夹,滤料直径25mm)	空气采样器 0~5L/min	4L/min 15分钟	2L/min 2～8小时	2L/min 2～8小时	GBZ/T 160.6—2004	GBZ/T 300.7—2017
可溶性铍及其化合物(包括氢氧化铍)	微孔滤膜(采样夹,滤料直径37mm或40mm;小型塑料采样夹,滤料直径25mm)	空气采样器 0~2L/min 0~10L/min	5L/min 15分钟	1L/min 2～8小时	1L/min 2～8小时	—	GBZ/T 300.8—2017
铬及其化合物	同上	同上	同上	同上	同上	GBZ/T 160.7—2004	GBZ/T 300.9—2017
三价铬和六价铬分别测定	浸渍碱性微孔滤膜	空气采样器 0～2L/min 0~5L/min	3L/min 15分钟	1L/min 2～8小时	1L/min 2～8小时	GBZ/T 160.7—2004	GBZ/T 300.9—2017
钴及其化合物	微孔滤膜(采样夹,滤料直径37mm或40mm;小型塑料采样夹,滤料直径25mm)	空气采样器 0~2L/min 0~10L/min	5L/min 15分钟	1L/min 2～8小时	1L/min 2～8小时	GBZ/T 160.8—2004	GBZ/T 300.10—2017
铜及其化合物(包括铜烟和铜尘等)	同上	同上	同上	同上	同上	GBZ/T 160.9—2004	GBZ/T 300.11—2017

续表

检测对象	滤料	采样仪器及流量	样品的采集			国家职业卫生标准	
			短时间采样	长时间采样	个体采样	原标准	现行标准
铟及其化合物	同上	同上	同上	同上	同上	GBZ/T 160.83—2007	GBZ/T 300.13—2017
铅及其化合物(包括铅烟、铅尘等)	同上	同上	同上	同上	同上	GBZ/T 160.10—2004	GBZ/T 300.15—2017
氢化锂	微孔滤膜(采样夹,滤料直径40mm;小型塑料采样夹,滤料直径25mm)	空气采样器0~3L/min0~10L/min	5L/min15分钟	1L/min2~4小时	1L/min2~8小时	—	GBZ/T 160.11—2004
镁及其化合物(包括氧化镁)	微孔滤膜(采样夹,滤料直径37mm或40mm;小型塑料采样夹,滤料直径25mm)	空气采样器0~2L/min0~10L/min	5 L/min15分钟	1L/min2~8小时	1L/min2~8小时	GBZ/T 160.12—2004	GBZ/T 300.16—2017
锰及其化合物	同上	同上	同上	同上	同上	GBZ/T 160.13—2004	GBZ/T 300.17—2017
钼及其化合物	微孔滤膜(采样夹,滤料直径37mm或40mm;小型塑料采样夹,滤料直径25mm)	空气采样器0~2 L/min0~10L/min	5L/min15分钟	1L/min2~8小时	1L/min2~8小时	GBZ/T 160.15—2004	GBZ/T 300.19—2017
镍及其化合物	微孔滤膜(采样夹,滤料直径40mm;小型塑料采样夹,滤料直径25mm)	空气采样器0~3L/min0~10L/min	5L/min15分钟	1L/min2~4小时	1L/min2~8小时	—	GBZ/T 160.16—2004
钾及其化合物(如氢氧化钾和氯化钾等)	微孔滤膜(采样夹,滤料直径37mm或40mm;小型塑料采样夹,滤料直径25mm)	空气采样器0~2L/min0~10L/min	5L/min15分钟	1L/min2~8小时	1L/min2~8小时	GBZ/T 160.17—2004	GBZ/T 300.21—2017

续表

检测对象	滤料	采样仪器及流量	样品的采集			国家职业卫生标准	
			短时间采样	长时间采样	个体采样	原标准	现行标准
钠及其化合物(包括氢氧化钠和碳酸钠等)	同上	同上	同上	同上	同上	GBZ/T 160.18—2004	GBZ/T 300.22—2017
锶及其化合物	同上	同上	同上	同上	同上	GBZ/T 160.19—2004	GBZ/T 300.23—2017
钽及其化合物	同上	同上	同上	同上	同上	GBZ/T 160.20—2004	GBZ/T 300.24—2017
铊及其化合物	同上	同上	同上	同上	同上	GBZ/T 160.21—2004	GBZ/T 300.25—2017
锡及其无机化合物(包括二氧化锡)	同上	同上	同上	同上	同上	GBZ/T 160.22—2004	GBZ/T 300.26—2017
钨及其化合物	微孔滤膜(采样夹,滤料直径37mm或40mm;小型塑料采样夹,滤料直径25mm)	空气采样器0~2L/min 0~10L/min	5L/min 15分钟	1L/min 2~8小时	1L/min 2~8小时	GBZ/T 160.23—2004	GBZ/T 300.28—2017
钒及其化合物(包括五氧化二钒及钒铁合金等)	同上	同上	同上	同上	同上	GBZ/T 160.24—2004	GBZ/T 300.29—2017
钇及其化合物	同上	同上	同上	同上	同上	GBZ/T 160.84—2007	GBZ/T 300.30—2017
锌及其化合物(包括氧化锌和氯化锌等)	同上	同上	同上	同上	同上	GBZ/T 160.25—2004	GBZ/T 300.31—2017

续表

检测对象	滤料	采样仪器及流量	样品的采集			国家职业卫生标准	
			短时间采样	长时间采样	个体采样	原标准	现行标准
锆及其化合物	同上	同上	同上	同上	同上	GBZ/T 160.26—2004	GBZ/T 300.32—2017
锑、钡、铋、镉等23种金属及其化合物	同上	同上	同上	同上	同上	—	GBZ/T 300.33—2017
钪、钇等16种稀土金属及其化合物	同上	同上	同上	同上	同上		GBZ/T 300.34—2017
叠氮酸和叠氮化钠（气溶胶态）	微孔滤膜(采样夹,滤料直径37mm或40mm)	空气采样器0~10L/min	5L/min 15分钟	—	—	GBZ/T 160.29—2004	GBZ/T 300.43—2017
氰化物	微孔滤膜(小型塑料采样夹,滤料直径为25mm)	空气采样器0~3L/min	1L/min 5分钟	—	—		GBZ/T 160.29—2004
磷酸	微孔滤膜(采样夹,滤料直径40mm;小型塑料采样夹,滤料直径25mm)	空气采样器0~3L/min 0~10L/min	5L/min 15分钟	1L/min 4~8小时	1L/min 2~8小时	—	GBZ/T 160.30—2004
砷及其化合物(包括三氧化二砷和五氧化二砷等)	微孔滤膜(采样夹,滤料直径40mm;小型塑料采样夹,滤料直径25mm)	空气采样器0~5L/min 0~2L/min	3L/min 15分钟	1L/min 2~8小时	1L/min 2~8小时	GBZ/T 160.31—2004	GBZ/T 300.47—2017
三氧化硫、硫酸	微孔滤膜(采样夹,滤料直径40mm;小型塑料采样夹,滤料直径为25mm)	空气采样器0~3L/min 0~10L/min	5L/min 15分钟	1L/min 2~8小时	1L/min 2~8小时	—	GBZ/T 160.33—2004

续表

检测对象	滤料	采样仪器及流量	样品的采集			国家职业卫生标准	
			短时间采样	长时间采样	个体采样	原标准	现行标准
硒及其化合物	微孔滤膜(采样夹,滤料直径37mm或40mm;小型塑料采样夹,滤料直径25mm)	空气采样器0~2L/min0~10L/min	3~5L/min15分钟	1L/min2~8小时	1L/min2~8小时	GBZ/T160.34—2004	GBZ/T300.53—2017
碲及其化合物	微孔滤膜(采样夹,滤料直径37mm或40mm;小型塑料采样夹,滤料直径25mm)	空气采样器0~5L/min	2L/min15分钟	1L/min2~8小时	1L/min2~8小时	GBZ/T160.35—2004	GBZ/T300.54—2017
氟化氢、氟化物	浸渍玻璃纤维滤纸(采样夹,滤料直径40mm;小型塑料采样夹,滤料直径25mm)	空气采样器0~3L/min0~10L/min	5L/min15分钟	1L/min2~8小时	1L/min2~8小时	—	GBZ/T160.36—2004
石蜡烟	超细玻璃纤维滤纸(采样夹,滤料直径37mm或40mm;小型塑料采样夹,滤料直径25mm)	空气采样器0~5L/min0~30L/min	25L/min15分钟	2L/min2~8小时	2L/min2~8小时	GBZ/T160.40—2004	GBZ/T300.64—2017
蒽、菲,3,4-苯并(a)芘	玻璃纤维滤纸(采样夹,滤料直径40mm;小型塑料采样夹,滤料直径25mm)	空气采样器0~3L/min0~30L/min	25L/min15分钟	1L/min4~8小时	1L/min4~8小时	—	GBZ/T160.44—2004

续表

检测对象	滤料	采样仪器及流量	样品的采集			国家职业卫生标准	
			短时间采样	长时间采样	个体采样	原标准	现行标准
甲硫醇、乙硫醇	浸渍玻璃纤维滤纸(采样夹,滤料直径40mm;小型塑料采样夹,滤料直径25mm)	空气采样器0~3L/min	1L/min 15分钟	50ml/min 2~4小时	50ml/min 2~4小时	—	GBZ/T 160.49—2004
五氯酚和五氯酚钠	微孔滤膜(小型塑料采样夹,滤料直径25mm)与大气泡吸收管串联	空气采样器0~2L/min	1L/min 15分钟	0.5L/min 2~4小时	0.5L/min 2~4小时	GBZ/T 160.51—2007	GBZ/T 300.93—2017
β-萘酚和三硝基苯酚	微孔滤膜(采样夹,滤料直径40mm;小型塑料采样夹,滤料直径25mm)	空气采样器0~3L/min 0~10L/min	5L/min 15分钟	1L/min 2~8小时	1L/min 2~8小时	GBZ/T 160.51—2004	GBZ/T 160.51—2007
氢醌	微孔滤膜(采样夹,滤料直径37mm或40mm;小型塑料采样夹,滤料直径25mm)	空气采样器0~2L/min 0~10L/min	5L/min 15分钟	1L/min 2~8小时	1L/min 2~8小时	GBZ/T 160.57—2004	GBZ/T 300.110—2017
对苯二甲酸	微孔滤膜(采样夹,滤料直径37mm或40mm;小型塑料采样夹,滤料直径25mm)	空气采样器0~5L/min	2L/min 15分钟	1L/min 2~8小时	1L/min 2~8小时	GBZ/T 160.59—2004	GBZ/T 300.114—2017

续表

检测对象	滤料	采样仪器及流量	样品的采集			国家职业卫生标准	
			短时间采样	长时间采样	个体采样	原标准	现行标准
邻苯二甲酸酐	超细玻璃纤维滤纸(小型塑料采样夹,滤料直径25mm)	空气采样器 0~5L/min	2L/min 15分钟	—	—	GBZ/T 160.60—2004	GBZ/T 300.118—2017
三甲苯磷酸酯	超细玻璃纤维滤纸(采样夹,滤料直径37mm或40mm;小型塑料采样夹,滤料直径25mm)	空气采样器 0~2L/min 0~10L/min	5L/min 15分钟	1L/min 2~8 小时	1L/min 2~8 小时	GBZ/T 160.63—2007	GBZ/T 300.126—2017
邻苯二甲酸二丁酯	浸渍微孔滤膜(采样夹,滤料直径37mm或40mm;小型塑料采样夹,滤料直径25mm)	空气采样器 0~2L/min 0~10L/min	5L/min 15分钟	1L/min 2~8 小时	1L/min 2~8 小时	GBZ/T 160.66—2004	GBZ/T 300.130—2017
异佛尔酮二异氰酸酯(IPDI)	浸渍滤纸(小型塑料采样夹,滤料直径为25mm)	空气采样器 0~2L/min	1L/min 15分钟	1L/min 2~8 小时	1L/min 2~8 小时	GBZ/T 160.67—2004	GBZ/T 300.132—2017
六六六、滴滴涕(DDT)	玻璃纤维滤纸(采样夹,滤料直径为40mm;小型塑料采样夹,滤料直径为25mm)	空气采样器 0~3L/min 0~10L/min	5L/min 15分钟	1L/min 2~8 小时	1L/min 2~8 小时	—	GBZ/T 160.77—2004
溴氰菊酯和氯氰菊酯	玻璃纤维滤纸(采样夹,滤料直径40mm;小型塑料采样夹,滤料直径25mm)	空气采样器 0~5L/min	3L/min 15分钟	1L/min 2~8 小时	1L/min 2~8 小时	—	GBZ/T 160.78—2004

续表

检测对象	滤料	采样仪器及流量	样品的采集			国家职业卫生标准	
			短时间采样	长时间采样	个体采样	原标准	现行标准
可的松和炔诺孕酮	微孔滤膜(采样夹,滤料直径40mm;小型塑料采样夹,滤料直径25mm)	空气采样器 0~3L/min	2 L/min 15 min (用于采集烟雾状态的可的松) 10L/min 15 分钟(用于采集粉尘状态的可的松或炔诺孕酮)	1L/min 2 ~ 8 小时	1L/min 2 ~ 8 小时	—	GBZ/T 160.79—2004
硝基胍	微孔滤膜(采样夹,滤料直径37或40mm;小型塑料采样夹,滤料直径25mm)	防爆型空气采样器 0~5L/min	3L/min 15 分钟	1L/min 2 ~ 8 小时	1L/min 2 ~ 8 小时	GBZ/T 160.80—2004	GBZ/T 300.159—2017
奥克托今和黑索金	超细玻璃纤维滤纸(采样夹,滤料直径37或40mm;小型塑料采样夹,滤料直径25mm)	防爆型空气采样器 0~5L/min	3L/min 15 分钟	1L/min 2 ~ 8 小时	1L/min 2 ~ 8 小时	GBZ/T 160.80—2004	GBZ/T 300.159—2017
洗衣粉酶	超细玻璃纤维滤纸(采样夹,滤料直径40mm;小型塑料采样夹,滤料直径25mm)	空气采样器 0~2L/min 0~10L/min	5L/min 15 分钟	1L/min 2 ~ 8 小时	1L/min 2 ~ 8 小时	GBZ/T 160.81—2004	GBZ/T 300.160—2017

第二节　呼吸性粉尘采样技术

呼吸性粉尘采样检测的目的是选择性地采集工作场所空气中对人体有害的那部分粉尘,工作场所空气中粉尘颗粒在人体呼吸系统的沉积分为三个区域,即上呼吸道区(包括鼻、口、咽和喉部);气管、支气管区;肺泡区(包括无纤毛的细支气管、肺泡管、肺泡管入口、肺泡和肺泡囊)。一般认为,空气动力直径在 $10\mu m$ 以上的粉尘颗粒大部分沉积在上呼吸道区,$10\mu m$ 以下可进入呼吸道深部。沉积在下呼吸道,长时间积累会破坏肺部细胞,不可治愈,危害生命。因此,呼吸性粉尘采样检测,对保护劳动者健康很有意义。

呼吸性粉尘采样技术属于粗细颗粒物分级采样技术,根据分离次数的多少,大致可分为二大类,一类为二级分离采样技术,另一类为多级分离采样技术。二级分离采样技术主要有水平淘析式、冲击式、旋风式和向心冲击式,这些分离采样技术的特点是:使用滤膜作为第二级采样,即把呼吸性粉尘采集在滤膜上。工作场所采样主要用水平淘析式、冲击式、旋风式等分离技术。

呼吸性粉尘采样原理:抽取一定体积的含尘空气,通过水平淘析式、冲击式、旋风式的"预分离器",将非目标的颗粒沉降在淘析器或撞击在涂抹硅油的捕集板上或离心沉积出来,而通过"预分离器"的目标粉尘颗粒(即呼吸性粉尘)被捕集在滤膜上。由采样后滤膜的增重,计算出单位体积空气中呼吸性粉尘的质量浓度(mg/m^3)。

一、不同粒径粉尘的透过率标准

国外对不同粒径粉尘的捕集率标准有不同的要求,如:英国医学研究委员会(British Medical Research Council,BMRC)的曲线标准、美国原子能委员会(AEC)的曲线标准、美国工业卫生学家协会(ACGIU)曲线标准。

(一) BMRC 曲线标准简介

BMRC 曲线标准就是英国医学研究委员会提出的不同粒径粉尘的捕集率标准,该标准于 1959 年南非约翰内斯堡国际粉尘病会议通过,该标准提出的呼吸性粉尘是指能到达肺泡的粉尘,认为在肺部沉积的主要机制是沉降作用,对于能到达肺泡的较大颗粒粉尘,沉降作用强,可以完全沉积到肺泡,对于能到达肺泡的较小颗粒粉尘,因沉降作用弱,扩散作用强,部分可能沉积到肺泡,另一部分则随呼吸气流而被呼出,依此理论,提出了粉尘的沉积效率公式:

$$E = \left(1 - \frac{d_a^2}{50}\right) \times 100 \qquad 式(5\text{-}3)$$

式(5-3)中：

E——粉尘颗粒在肺部沉积效率，单位为百分率(%)；

d_a——粉尘的空气动力学直径，单位为微米(μm)；

50——常数。

将不同空气动力学直径的粉尘颗粒代入式(5-3)，即可得出不同直径粉尘颗粒在肺部的沉积效率，结果见表5-5。

表 5-5 BMRC 提出的呼吸性粉尘在肺中的沉积率

空气动力学直径/μm	2.2	3.2	3.9	4.0	5.0	5.5	5.9	6.3	6.9	7.1
沉积率 E/%	90	80	70	60	50	40	30	20	10	0

根据表5-5，英国医学研究委员会提出了粉尘采样器的预分离器对不同空气动力学直径粉尘的捕集率标准，如表5-6所示。预分离器的捕集率是指预分离器捕集某粒径粉尘量占该粒径粉尘总量的百分比率，通常用 P 符号表示。

表 5-6 BMRC 提出的不同粒径粉尘的捕集率标准

空气动力学直径/μm	2.2	3.2	3.9	4.0	5.0	5.5	5.9	6.3	6.9	7.1
捕集率 P/%	10	20	30	40	50	60	70	80	90	100

含粉尘空气通过预分离器，不同粒径粉尘按表5-6中的捕集率被捕集，剩余粉尘通过预分离器，然后被滤膜捕集，预分离器和滤膜对粉尘的捕集率之和为100%，滤膜捕集的粉尘量就相当于肺的沉积量。

（二）AEC 和 ACGIU 曲线标准简介

美国原子能委员会(AEC)1961年提出的呼吸性粉尘的含意是指能到达黏毛的呼吸性细支气管以下的肺泡区的粉尘颗粒。并规定了粉尘粒子通过预分离器后的透过率标准，如表5-7所示。预分离器透过率是指某粒径的粉尘穿透预分离器的量占该粒径粉尘总量的百分比率，通常用 η 符号表示。

表 5-7 AEC 提出的不同粒径粉尘的透过率标准

空气动力学直径/μm	≤2	2.5	3.5	5.0	10
透过率 η/%	100	75	50	25	0

美国工业卫生学家协会(ACGIU)1968年将 AEC 的曲线标准稍加修改，即将小于或等于2μm的粒子的透过率定为90%，该标准如表5-8所示。

表5-8 ACGIU提出的不同粒径粉尘的透过率标准

空气动力学直径/μm	≤2	2.5	3.5	5.0	10
透过率 η/%	90	75	50	25	0

（三）几种分离曲线标准的比较

1. 几种曲线标准数值上的差别 图5-5为几种典型的呼吸性粉尘的分离曲线。A_1为美国原子能委员会（AEC）曲线。A_2为美国工业卫生学家协会（ACGIU）曲线，仅对AEC的规定进行修改，将小于或等于2μm粉尘的捕集率改为10%。AEC或ACGIU曲线通常简称A曲线。B为英国医学研究委员会（BMRC）曲线，通常简称B曲线。

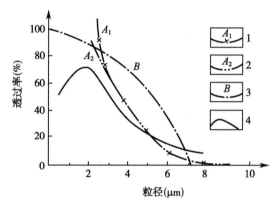

注：1. 美国原子能委员会（AEC）曲线；2. 美国工业卫生学家协会（ACGIU）曲线；3. 英国医学研究会（BMRC）曲线；4. 肺泡沉积曲线

图5-5 几种典型的呼吸性粉尘分离曲线

B曲线规定的呼吸性粉尘颗粒最大空气动力学直径平均在7.07μm，空气动力学直径5μm粉尘采样效率为50%。B曲线的理论模型是以粉尘在肺部沉积的主要机制为分离基础。A_1曲线规定的呼吸性粉尘颗粒最大空气动力学直径平均在10μm，空气动力学直径3.5μm粉尘采样效率为50%。而A_2曲线与A_1曲线基本相似，只是空气动力学直径≤2μm时的采样效率为90%。A曲线的理论模型符合上呼吸道系统的沉积机制，反映了进入气管、支气管粒子对人体的危害。目前，我国尘肺病相当严重，重点考虑进入肺泡引起尘肺病的那部分粉尘，所以选用B曲线。世界各国采用B曲线的较多，我国选取这一曲线也是与国际接轨。

2. 捕集率与透过率的关系　英国医学研究委员会规定的是不同粒径粉尘的捕集率,强调的是预分离器对不同粒径粉尘的捕集能力。A 曲线规定的是不同粒径粉尘的透过率,强调的是不同粒径粉尘穿透预分离器的透过率。

当含粉尘气流通过预分离器时,一部分粉尘被预分离器捕集,而另一部分粉尘透过预分离器,所以粉尘的捕集量和透过量之和为粉尘的总量,其透过率和捕集率之和为 100%。

$$P = 100\% - \eta \qquad\qquad 式(5\text{-}4)$$

式(5-4):

P——所发生试验粒子捕集率,单位为百分率(%);

η——所发生试验粒子透过率,单位为百分率(%)。

利用式(5-4),可以将捕集率转换为透过率,因此,就有了图 5-5 的 A 和 B 曲线。

二、透过率试验方法

《呼吸性粉尘测量仪采样效能测定方法》(MT 394—1995)规定了呼吸性粉尘测量仪(含呼吸性粉尘采样器)采样效能的测定系统、测定条件、测定步骤、测定结果表达。该标准中的采样效能等同于 A 曲线的透过率,并规定每种粒径粒子的采样效能与 B 曲线或 A 曲线相应点的值比较,每一点的偏差均不得大于 5%。《呼吸性粉尘个体采样器》(AQ 4204—2008)也规定了呼吸性粉尘透过率试验方法。在此简要介绍两个标准的透过率试验方法。

(一)《呼吸性粉尘测量仪采样效能测定方法》中透过率试验方法

1. 原理　在测尘仪的采样效能试验中采用荧光素铵溶液或亚甲基蓝溶液,通过单分散气溶胶发生器发生某一粒径粒子的单分散气溶胶,并通入尘室。将测尘仪的采样头置于其中,开动采样泵在规定采样流量下采样。采样后用定量的氨水溶液或乙醇分别对采样头上的滤膜、前置预捕集器以及滤膜和前置预捕集器之间(以下简称"级间")损失的粒子进行浸泡、冲洗。使用荧光分光光度计或可见光分光光度计测定溶液的浓度,计算出测尘仪分离这种粒径粒子的采样效能。分别发生不同粒径粒子的单分散气溶胶,即可得到不同粒径粒子的采样效能并作出采样效能曲线。

2. 试剂和材料

(1) 亚甲基蓝。

(2) 荧光素。

（3）氨水:26%（V/V），$C = 0.1mol/L$。

（4）乙醇。

（5）二次蒸馏水。

（6）变色硅胶。

（7）标准溶液。

1）荧光素铵标准溶液:称取0.256g荧光素置于200ml容量瓶中,加入浓度为26%(V/V)的氨0.2ml,混匀,再加入乙醇和水各50%(V/V)的溶剂稀释至200ml,混匀,此溶液为0.1%(V/V)荧光素铵溶液。

2）亚甲基蓝标准溶液:称取0.272 9g亚甲基蓝试剂,置于200ml容量瓶中,用乙醇和水各50%(V/V)的溶剂溶解并稀释至200ml,此溶液为0.1%(V/V)亚甲基蓝溶液,过滤后使用。

（8）工作溶液的配制

1）用天平称取粒子材料。

2）溶剂由乙醇和蒸馏水各50%(V/V)配制而成。

3）配制亚甲基蓝溶液时,采用2)的溶剂。配制荧光素铵溶液时,应先用荧光素和氨水配制成一定浓度(V/V)的荧光素铵溶液,然后再用2)配制的溶剂稀释成所需的浓度。

4）根据需要配制所需浓度的溶液。

3. 仪器、设备 测定系统如图5-6所示。系统由单分散气溶胶发生器、尘室、分光光度计、显微镜、粒径分析仪、空气压缩机、分水滤气器、空气过滤器和干燥器等组成。

4. 单分散气溶胶样品制备和粒径

（1）单分散气溶胶样品制备:根据单分散气溶胶发生器的使用说明,参照《呼吸性粉尘测量仪采样效能测定方法》的要求,制备所需气溶胶样品。制备气溶胶样品粒子的几何粒径由式(5-5)确定。

$$d_q = \left[\frac{6q(c_1 + c_2)}{\pi f} \right]^{\frac{1}{3}} \times 10^4 \qquad 式(5-5)$$

式(5-5)中:

d_q——粒子的几何直径,单位为微米（μm）;

c_1——粒子物质在溶液中的体积百分比浓度,单位为百分率（%）;

q——射流泵供液体的流量,单位为立方厘米/秒（cm^3/s）;

f——扰动频率,单位为赫兹（Hz）;

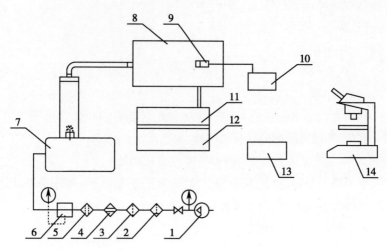

注:1—空气压缩机;2—分水滤气器;3—空气过滤器;4—干燥器;5—空气过滤器;6—减压阀;7—单分散气溶胶发生器;8—尘室;9—采样头;10—采样泵;11—稀释器;12—空气动力学粒径分析仪;13—分光光度计;14—显微镜

图5-6　测尘仪采样效能测定系统图

c_2——不挥发性杂质在溶剂中的体积百分比浓度,单位为百分率(%)。

对于密度不等于 $1g/cm^3$ 的球形粒子的空气动力学直径按式(5-6)计算。

$$d_d = d_q \cdot \left(\frac{\rho}{\rho_0}\right)^{\frac{1}{2}} \qquad \text{式(5-6)}$$

式(5-6)中:

d_d——粒子的空气动力学直径,单位为微米(μm);

ρ——粒子的密度,单位为克/立方厘米(g/cm^3);

ρ_0——为 $1g/cm^3$ 的密度。

(2)气溶胶粒子的检查:将装有直径 40mm 微孔滤膜的全尘采样头置于充满单分散气溶胶的尘室中采样。采样5~10分钟后,取出滤膜,立即用显微镜观察粒子的粒径、形状和均匀性。也可将尘室中的气溶胶用软管接入空气动力学粒径分析仪,分析粒子的单分散性。粒径的偏差不应大于 $0.1\mu m$。

5. 采样

(1)测定前应把测尘仪的采样头清洗干净、擦干。冲击式采样头的捕集板在使用前除洗净、擦干外,还需用脱脂棉浸乙醇擦拭,待乙醇挥发后涂抹上适量硅油并置于无尘空间 2 小时以上。

（2）将采样滤膜安装在滤膜夹上。

（3）测尘仪在充足电后放置 1 小时，采样前运行 10 分钟，然后校准采样流量。

（4）将按 A 或 B 曲线要求的粒径发生气溶胶粒子向尘室连续供给，并充满尘室。

（5）将装有采样滤膜的滤膜夹安装在采样头上，置于尘室中迎风流放置，开动采样泵在规定流量下进行采样。对于采样流量不大于 5L/min 的测尘仪，采样时间不少于 30 分钟，采样流量大于 5L/min 的测尘仪，采样时间不少于 5 分钟。

（6）采样结束需关闭单分散气溶胶发生器的扩散空气和稀释空气控制阀，用蒸馏水和乙醇冲洗管路系统，并擦洗干燥筒和尘室，然后关闭试验装置的电源。

6. 测定条件

（1）单分散气溶胶粒子的几何标准偏差应小于 10%。

（2）气溶胶发生装置的液压系统各部件、管路应无泄漏。

（3）提供的干净空气的相对湿度应为 10%±5%，压力应大于 0.17MPa。

（4）试验室环境温度为 15~30℃，相对湿度应小于 80%。

7. 采样后的测定

（1）采样结束后，取出采样头并小心拆开。采用荧光素铵粒子时，用 0.1mol/L 氨水作溶剂；采用亚甲基蓝粒子时，用乙醇作溶剂。把滤膜和滤膜夹上的粒子用溶剂洗入一个试管，把前置预捕集器上和级间的粒子分别用同样大小的滤纸蘸溶剂洗入另两个试管。3 个试管内的溶剂必须相等（8~10ml），将试管盖严，并浸泡 4 小时以上。

（2）按（1）相同等量的溶剂和同样大小滤纸浸泡作空白试验，测定吸光度。

（3）工作曲线的绘制：用标准溶液准确配制各种浓度的荧光素铵溶液和亚甲基蓝溶液，用荧光分光光度计和可见光分光光度计测定各种浓度溶液的吸光度，然后以溶液浓度为横坐标，吸光度为纵坐标绘制工作曲线。

（4）将（1）试管中浸泡好的溶液过滤后注入比色皿，测定两试管中溶液的吸光度，并分别减去空白吸光度读数，查工作曲线，得出两试管中溶液的浓度值。

8. 测定结果表示

（1）采样效能的计算：采样效能按式（5-7）计算：

$$\eta = \frac{c_3}{c_3 + c_4 + c_5} \times 100 \qquad 式(5\text{-}7)$$

式(5-7)中：

η——采样效能，单位为百分率(%)；

c_3——浸泡采样滤膜溶液浓度，单位为百分率(%)；

c_4——冲洗预捕集器溶液浓度，单位为百分率(%)；

c_5——冲洗级间溶液浓度，单位为百分率(%)。

（2）允许误差：将求出的每种粒径粒子的采样效能与 B 曲线或 A 曲线相应点的值比较，每一点的偏差均不得大于5%。

（3）曲线绘制：以粒子的空气动力学直径为横坐标，以采样效能为纵坐标，根据测定值绘出受检测尘仪的采样效能曲线。

（二）《呼吸性粉尘个体采样器》中透过率试验方法

1. 试验主要设备

（1）单分散相粒子发生器：能连续均匀地向试验柜中分别输入 5 种或以上不同粒径的单分散相的固体粒子（如：2.0μm、3.5μm、5.5μm、6.5μm、7.0μm，粒径偏差应小于±10%），试验粒子的空气动力学直径分布应为 2~7.1μm。

（2）试验柜。

（3）粒子计数器。

2. 透过率试验示意图（图 5-7）

3. 试验方法

（1）将经试验不漏气的采样头（不装滤膜）置于试验柜内。

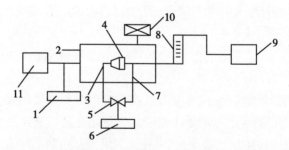

注：1. 单分散相粒子发生器；2. 试验柜；3. 试验粒子进口；4. 采样头；5. 转向开关；6. 粒子计数器；7. 试验粒子出口；8. 流量计；9. 抽气泵；10. 过滤器；11. 空气处理器

图 5-7　呼吸性粉尘透过率试验连接示意图

（2）按图 5-7 所示连接,启动单分散相粒子发生器,连续均匀地向试验柜中分别输入某种粒径的粒子。

（3）启动抽气泵以额定流量采集所发生的单分散相固体粒子。

（4）在采样头的进口和出口,用粒子计数器分别测定所发生试验粒子的浓度,按式(5-8)计算该种粒子的透过率,重复测定 3 次,计算平均值为该粒径粒子的透过率。

（5）改变单分散相粒子发生器所发生的试验粒子粒径,重复(3)和(4)过程,计算平均值为该粒径粒子的透过率。

4. 数据处理　按式(5-8)计算采样头对所发生试验粒子的透过率:

$$\eta' = \left(1 - \frac{C_1 - C_2}{C_1}\right) \times 100 \qquad 式(5-8)$$

$$= \frac{C_2}{C_1} \times 100$$

式(5-8):

η'——所发生试验粒子的透过率,单位为百分率(%);

C_1——采样头进口处粒子浓度,单位为颗/升(颗/L);

C_2——采样头出口处粒子浓度,单位为颗/升(颗/L)。

按式(5-9)计算五种以上不同粒径粒子透过率与 B 曲线对应值的偏差:

$$\delta = \sqrt{\frac{1}{n} \sum_{i=1}^{n} (\eta'_i - \eta_i)^2} \qquad 式(5-9)$$

式(5-9):

δ——预分离器透过率与 B 曲线标准差;

η'——所发生试验粒子透过率,单位为百分率(%);

η——所发生试验粒子粒径对应 B 曲线的透过率,单位为百分率(%);

n——试验粒子粒径的规格数,$\geqslant 5$。

（三）分离效果的判断

虽然预分离器通过试验验证,不同粒径粒子透过率与 B 曲线对应值的偏差都在规定的误差之内,与 B 曲线非常吻合,但在实际应用过程中,因操作原因,可能造成不同粒径粒子透过率增大或降低,偏离 B 曲线。通常可能出现下列三种情况:

1. 透过率降低　即透过率 η' 小于 B 曲线对应值,捕集率增大,这样造成呼吸性粉尘透过分离器的量就小,被采集的呼吸性粉尘量就降低。

2. 透过率增高　即透过率 η' 大于 B 曲线对应值,捕集率降低,这样造成呼吸性粉尘透过分离器的量增大,被采集的呼吸性粉尘量就增多。

3. 透过率吻合　即透过率 η' 与 B 曲线对应值吻合,被采集的呼吸性粉尘量符合分离器的设计要求。

在实际采样中尽可能避免透过率降低或透过率增高,努力实现符合 B 曲线的采样。

三、水平淘析式分离技术

水平淘析式分离是利用不同粒径颗粒物在空气中沉降速度的差异,实现粗细颗粒的分离。

(一) 水平淘析式分离原理

水平淘析器是由多层平行薄板构成若干平行狭缝(图 5-8),工作时水平放置,当含尘空气通过这些狭缝时,粉尘颗粒受两个力的作用,一是受空气运动的推力,使颗粒物沿气流方向运动;二是受重力作用,使颗粒物沿垂直方向向下沉降,沉降轨迹见图 5-9。在水平淘析器结构确定的条件下,颗粒的下沉末速度 v 由颗粒物的粒径决定,空气动力学直径越大,沉降速度越快,那些较大粒径的颗粒物沉降到水平淘析器底部,而另一些粒径较小的颗粒物就飞出水平淘析器。

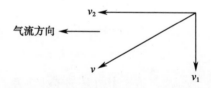

注:v_1. 粉尘颗粒的沉降速度;v_2. 气泵吸气速度;v. 粉尘颗粒运动速度

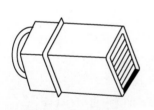

图 5-8　水平淘析器　　　　图 5-9　粉尘沉降轨迹图

水平淘析器的理论透过率:

$$\eta = 1 - \frac{d^2}{d_0^2}(d < d_0)$$

$$或\ \eta = 0(d \geq d_0) \qquad\qquad 式(5\text{-}10)$$

式(5-10)中:

η——透过率,单位为百分率(%);

d——所要求的粉尘临界粒径,单位为微米(μm);

d_0——当淘析器捕集率为100%时的临界粒径,单位为微米(μm)。

B 曲线的 d_0 应为 7.1μm,A 曲线的 d_0 应为 10μm。

(二) 水平淘析式采样头采集呼吸性粉尘的工作原理

水平淘析式分离采样的收集器通常称为水平淘析式采样头。

1. 水平淘析式采样头的结构　水平淘析式采样头由两部组成(图 5-10),第一部分为水平淘析器,用于采集非呼吸性粉尘。第二部分为滤料捕集器,用于采集呼吸性粉尘,它是由滤膜夹、滤膜和后座组成。

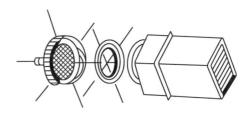

图 5-10　水平淘析式采样头的结构

任何结构水平淘析式采样头的采样效率应达到 B 曲线标准要求。

2. 水平淘析式采样头采集呼吸性粉尘的工作原理　其工作原理如图 5-11 所示,含尘空气吸入水平淘析器后,颗粒物在沿水平方向前进的过程中,在重力作用下逐渐下沉,颗粒物中较大粒子下沉速度快,一旦接触淘析器底部,便收集在淘析器中,而细小颗粒下沉速度缓慢,随气流飞出淘析器,直至到达滤料,被阻留在滤料上。实现了粗、细颗粒分离并分别采集,大、粗颗粒被收集在淘析器中,细小颗粒收集在滤料上。

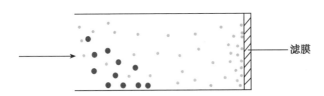

滤膜

图 5-11　水平淘析式采样头采集呼吸性粉尘的工作原理示意图

(三) 影响水平淘析式采样头采集呼吸性粉尘效率的因素

利用水平淘析式采样头采集呼吸性粉尘,影响呼吸性粉尘采样效率的因素主要是 3 个方面。

1. 采样流量的影响

(1) 采样流量降低,透过率降低。采样流量决定空气流的入口速度,若采样流量减小,入口速度降低,气溶胶中颗粒物在淘析器中运行时间长,下沉时间也长,那么部分呼吸性粉尘有可能下沉到淘析器中,相应的滤料上收集的呼吸性粉尘就少,此时透过率降低。

（2）采样流量增大,透过率增高。若采样流量增大,入口速度增高,气溶胶中颗粒物在淘析器中运行时间短,下沉时间也短,那么部分颗粒粉尘还没有来得及下沉到淘析器中,而随气流飞出,相应的滤料上收集的呼吸性粉尘较多,此时透过率增高。

因此水平淘析式采样头必须严格按照采样器的要求,准确调整采样流量。

2. 淘析器放置水平度的影响

（1）进气端偏低,透过率降低。淘析器放置水平度影响颗粒物的下沉距离,若进气端偏低,出气端偏高,则下沉距离减少,下沉时间缩短,部分呼吸性粉尘有可能下沉到淘析器中,相应的滤料上收集的呼吸性粉尘就少,此时透过率降低。

（2）进气端偏高,透过率增高。若进气端偏高,出气端偏低,则下沉距离增大,需要更长的下沉时间,部分非呼吸性粉尘还没有来得及下沉到淘析器中,而随气流飞出,相应的滤料上收集的非呼吸性粉尘较多,此时透过率增高。

3. 滤料的影响　滤料性能对呼吸性粉尘的采样效率有很大影响,滤料采样效率应达到97%以上。

（四）水平淘析式采样头采集呼吸性粉尘的优点和缺点

1. 水平淘析式采样头采样的优点　它结构简单、尺寸紧凑、操作方便功耗低,分离效果好,精度高,是目前标准分离式采样头。

2. 水平淘析式采样头采样的缺点　采样头必须保持水平,不能随意移动。

3. 水平淘析式采样头采样注意事项　必须严格控制采样流量,采样流量决定分离效果,采样流量必须恒定,才能保证尘粒分级符合 BMPC 分离曲线要求。采样头必须保持水平。

四、冲击式分离技术

冲击式分离也称惯性撞击法分离,是基于惯性冲击原理,按照气溶胶颗粒的空气动力学直径的不同,对气溶胶颗粒物进行分离采集的技术。

（一）冲击式分离原理

图 5-12 为冲击法采样原理示意图,S 为喷嘴与冲击板之间的距离,T 为喷嘴长度,W 为喷嘴宽度。空气从喷嘴喷入后,由于受到冲击板的阻挡,发生急剧转弯,当气流发生转弯时,颗粒由于惯性作用,将保持原有的直线运动趋势,

在相同的线速度下,颗粒粒径大,其动量也越大,所具有的惯性也就越大,那些气溶胶颗粒物中大粒子(图5-12中3),可以脱离气流线撞击到冲击板(也称捕集板)上,黏附在凡士林或硅油中而被采集,而较小颗粒因惯性小(如图5-12中2),随气流流出。

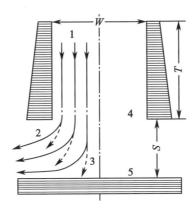

注:W. 喷嘴直径;T. 喷嘴喉长;S. 嘴板间距;1. 空气流;2. 小颗粒;3. 大颗粒;4. 喷嘴;5. 捕集板(也称冲击板)

图5-12　撞击式分离原理示意图

冲击式分离的空气动力分割极限粒径(即冲击板能够捕集到最小粒子的粒径)可用下列公式计算。

$$d_a = \sqrt{\frac{18\mu d_j \psi}{C\rho v}} \qquad \text{式(5-11)}$$

式(5-11)中:

d_a——空气动力分割极限粒径,单位为微米(μm);

μ——介质黏度率,单位为克/厘米/秒[g/(cm·s)];

d_j——喷孔直径,单位为厘米(cm);

v——通过喷孔的空气线流速,单位为厘米/秒(cm/s);

ρ——颗粒的密度,单位为克/立方厘米(g/cm³);

ψ——具有50%捕集效率的冲击主参数;

C——修正系数,通常在常温常压下为$1.00 \pm (0.16 \times 10^{-4})/d_a$。

根据式(5-11),可以计算出冲击式分离器除去颗粒物的极限粒径值。例如:设计一个冲击式采样头,喷孔直径为6.5mm,冲击主参数ψ为0.24,采样流量 Q 为 20L/min,求在该采样流量、一个大气压气温 20℃ 条件下采样头所分离粉尘的极限粒径。

已知:

$Q = 20L/min = 333.3cm^3/s$

$\mu = 1.81 \times 10^{-4} g/cm \cdot s$(一个大气压气温 20℃ 时)

$\rho = 1.0 g/cm^3$

$\psi = 0.245$

C 为 1.0

$d_j = 6.5mm = 0.65cm$

计算:1)求通过喷孔的空气线流速

$$v = \frac{Q}{F}$$

F 为喷孔截面积。

$$v = 4 \frac{Q}{\pi \times d_j^2} = 4 \times \frac{333.3}{3.14 \times 0.65^2} = 1\,004.9cm/s$$

2)求采样头所分离粉尘的极限粒径 d_a

$$d_a = \sqrt{\frac{18 \times 1.81 \times 10^{-4} \times 0.65 \times 0.24}{1.0 \times 1.0 \times 1\,004.9}}$$

$$= 7.11 \times 10^{-4} cm$$

$$= 7.1 \mu m$$

故该台冲击式采样头,在一个大气压气温 20℃ 条件下,采样流量为 20L/min 时,分离粉尘极限粒径值为 7.1μm。

（二）冲击式分离采样头采集呼吸性粉尘的工作原理

冲击式分离采样的收集器通常称为冲击式采样头。

1. 冲击式采样头结构　冲击式采样头由两部组成(图 5-13),第一部分为预捕集器,即冲击式预捕集器,用于采集非呼吸性粉尘(即较大颗粒物),非呼吸性粉尘撞击涂有硅油的捕集板而被收集,它是由前盖、金属压环、冲击板和中部壳体组成。第二部分为滤料捕集器,用于采集呼吸性粉尘,呼吸性粉尘被阻留在滤料上被收集,它是由中部壳体、滤膜夹、滤膜和后座组成。

任何结构的冲击式分离采样头的采样效率应达到 B 曲线标准要求。

2. 冲击式采样头采集呼吸性粉尘的工作原理　其工作原理如图 5-14 所

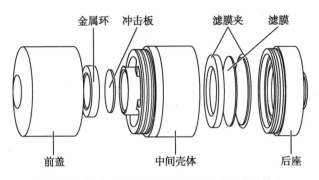

图 5-13　冲击式呼吸性粉尘采样头的拆分结构图

示,空气进入喷嘴后,由于通路面积的减少,流速增大,气流以较高的速度从喷嘴喷向涂有凡士林或硅油捕集板,粗大颗粒的粉尘则撞击在硅油捕集板而被粘附上,细小颗粒的粉尘由于惯性小,随气流流进入下一个腔内,流向滤料,被阻留在滤料上。实现了粗、细颗粒分离并分别采集,大、粗颗粒撞在捕集板上被捕集,细小颗粒收集在滤料上。

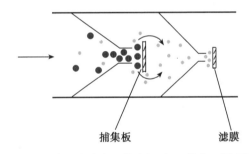

图 5-14　冲击式分离采样头粗、细颗粒分开原理图

(三) 影响冲击式分离技术采集呼吸性粉尘效率的因素

利用冲击式分离采样头采集呼吸性粉尘,影响采样效率的因素主要是 3 个方面。

1. 采样流量的影响

(1) 采样流量降低,透过率增高。采样流量决定空气流的入口速度,若采样流量减小,入口速度降低,气溶胶中颗粒物撞击捕集板的能量低,捕集板上的大、粗颗粒被捕集概率降低,相应的滤料上收集的大粒径颗粒物就多,此时透过率增高;

(2) 采样流量增大,透过率降低。采样流量增大,入口速度增高,气溶胶中颗粒物撞击捕集板的能量高,小粒子颗粒物也可能被撞击在捕集板上,相应的滤料上收集的呼吸性粉尘就少,此时透过率降低。

冲击式呼吸性粉尘采样必须严格按照采样器的要求,准确调整采样流量,目前大多数冲击式呼吸性粉尘采样器流量规定在 20L/min。

2. 捕集板涂凡士林或硅油量的影响　冲击板涂凡士林或硅油量过少,会造成颗粒物弹跳或脱落。冲击板涂凡士林或硅油量过多,会将部分较小颗粒黏附。

3. 滤料的影响　滤料性能对呼吸性粉尘的采样效率有很大影响,滤料采样效率应达到 97% 以上。

(四) 冲击式分离采样头采集呼吸性粉尘的优点和缺点

1. 冲击式分离采样头采样的优点　在一定的气流速度时,对大粒径的粒子收集效率高,而对小粒径的粒子收集效率低。具有结构简单、体积小、便于操作等优点。

2. 冲击式分离采样头采样的缺点　由于气溶胶颗粒物分布在冲击板环形面积上,采样体积受到限制,过多的采样,就会造成弹跳或脱落。所谓弹跳,就是向冲击盘撞击的粒子,打在已经沉降在盘上的粒子上,弹跳回来重新被气流带走;所谓脱落现象,就是撞击到冲击盘的粒子,把已经沉降在上面的粒子击落下来。捕集板的载尘量非常有限,不适合长时间采样或在高粉尘浓度下的采样。

3. 冲击式分离采样头采样的注意事项　必须严格控制采样流量,采样流量决定分离效果,采样流量必须恒定在 20L/min,才能保证尘粒分级符合 B 曲线标准要求。捕集板上的凡士林或硅油要适中并及时更新。

五、旋风式分离技术

(一) 旋风式分离法原理

在旋风分离器内,当空气流以一定的速度沿与分尘器的圆筒器壁相切的入口管射入筒内(也称空气流以一定的速度沿着 180° 渐开线进入分尘器的圆筒内),器壁迫使气流旋转,在旋风器内产生两重涡流,一种靠外壁呈螺旋形向下,另一种靠轴线旋转向上并通过排气口排出,这种流动称为"双螺线流动",其模型称为"主流动模型",如图 5-15 所示。在离心力的作用下,向下旋转气流将气溶胶中粗大颗粒甩到筒壁上,粗大颗粒与筒壁撞击后失去前进能量,而

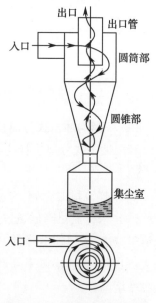

图 5-15　旋风式分离法原理示意图

落入粗大颗粒收集器内,细颗粒跟随旋转气流继续运行,并返转向上进入出口(即抽气口),粗细颗粒被分离,并分别采集。旋风分离器入口速度表示式为:

$$Q = \frac{\rho d^2 w^2 x}{18\mu} \qquad 式(5\text{-}12)$$

式(5-12)中:

d——粉尘粒径,单位为微米(μm);

μ——介质黏度率,单位为克/厘米/秒[$g/(cm \cdot s)$];

x——粉尘粒子作圆周运动时离中心线距离,单位为厘米(cm);

Q——入口空气体积流速,单位为立方厘米/秒(cm^3/s);

ρ——粉尘颗粒的密度,单位为克/立方厘米(g/cm^3);

w——角速度,单位为弧度/秒(rad/s)。

(二)旋风式分离采样头采集呼吸性粉尘的工作原理

将旋风式分离采样的收集器称为旋风式分离采样头。

1. 旋风式分离采样头结构　旋风式分离采样头由两部组成(图5-16),第一部分为预捕集器,即旋风式预捕集器,用于采集非呼吸性粉尘,它是由积尘管和旋风体组成,积尘管套接在旋风体的下口;第二部分为滤料捕集器,用于采集呼吸性粉尘,它是由积尘盒、滤膜夹、滤膜、压环和上盖组成。

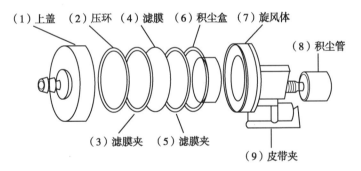

图 5-16　旋风式分离采样头的拆分结构图

任何结构的旋风式分离采样头的采样效率应达到 B 曲线标准要求。

2. 旋风式分离采样头采集呼吸性粉尘的工作原理　其工作原理如图5-17所示,当含尘空气从进气口吸入,便沿分离器侧边切线方向进入分离器的锥形圆筒内壁,并沿内壁作旋涡状运动,运动所产生的离心力使粗大粒径的尘粒被甩向筒壁而沉降在分离器底部的漏斗中,微细的粉尘则随气流沿分离器的中心出口流向滤膜夹,并由滤膜阻留而被采集在滤膜上。

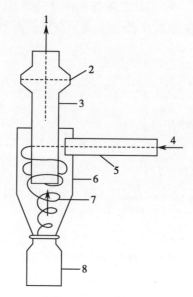

注:1.空气出口;2.滤膜;3.气体排出管;4.空气进气口;5.气体
导管;6.圆筒体;7.旋转气流轨线;8.大颗粒收集器

图 5-17　旋风式分离采样头粗、细颗粒分开原理图

(三) 影响呼吸性粉尘采样效率的因素

利用旋风式分离采样头采集呼吸性粉尘,影响呼吸性粉尘采样效率的因素主要是 3 个方面。

1. 采样流量的影响

(1) 采样流量降低,透过率增高。采样流量决定空气流的入口速度,若采样流量降低,入口速度降低,气溶胶中颗粒物粒子的离心动能低,被甩到筒壁上而被捕集概率降低,相应的滤料上收集的颗粒物大粒径的可能就多,此时透过率增高;

(2) 采样流量增高,透过率降低。若采样流量大,入口速度高,气溶胶中颗粒物粒子的离心动能高,被甩到筒壁上概率增大,相应的滤料上收集的呼吸性粉尘就少,此时透过率降低。

但采样流量太大,会造成粉尘颗粒发生碰撞弹跳被重新扬起,返回气相而形成返混现象,反而使透过率又增大。

旋风式分离采样头必须严格按照采样器的要求,准确调整采样流量,目前大多数旋风式分离采样头采样流量规定在 2L/min。

2. 旋风体的垂直度的影响　旋风体偏离垂直位置,气流沿分离器中心的提升力就不再是垂直方向,其分解在垂直方向的力就降低,克服粉尘重力的能力下降,滤料上收集的呼吸性粉尘就少,此时透过率降低,旋风体偏离垂直位置角度越大,滤料上收集的呼吸性粉尘就越少。

旋风体不能翻转或倒置,这种情况都可以使积尘管中的非呼吸性粉尘飞到滤料上,滤料采集的就不纯是呼吸性粉尘,就失去采集呼吸性粉尘的意义。

3. 滤料的影响　滤料性能对呼吸性粉尘的采样效率有很大影响,滤料采样效率应达到97%以上。

（四）旋风式分离采样头采集呼吸性粉尘的优点和缺点

1. 旋风式分离采样头采样的优点　它结构简单、尺寸紧凑、操作方便、功耗低,适合长时间采样或在高粉尘浓度下的采样。

2. 旋风式分离采样头采样的缺点　没有很好估算采样效率的理论,主要靠实验刻度。

3. 旋风式分离采样头采样的注意事项　必须严格控制采样流量,采样流量决定分离效果,采样流量必须恒定在 2L/min,才能保证尘粒分级符合 B 曲线要求。采样头必须垂直放置,确保透过率吻合 B 曲线要求。更不能倒置旋风式分离采样头,造成错误的采样。

第三节　其他采样方法

一、自然沉降法

自然沉降法是收集沉降下来的颗粒物的方法。其原理是利用气溶胶的动力学性质,在重力场作用下,颗粒物会发生沉降,并用一定的容器收集起来。

（一）扫集法

为了掌握粉尘中游离二氧化硅含量,必须收集工作场所的降尘,由于化学法测定粉尘中游离二氧化硅含量所需的粉尘量大,使用粉尘采样器富集粉尘所收集的粉尘量,往往不能满足测定所需要的粉尘量,因此,通常在工作人员呼吸带高度的平面,用毛刷扫集自然沉降下来的颗粒物。扫集时,尽可能收集近期新鲜降尘。

（二）格林沉降器收集法

粉尘分散度的测定方法,有滤膜溶解涂片法和自然沉降法。滤膜溶解涂片法是通过粉尘采样器将粉尘采集到过氯乙烯滤膜上,然后将滤膜溶解于有机溶剂中,形成粉尘粒子混浊液,并制成涂片标本,在显微镜下测量。对于易溶解于乙酸乙酯等有机溶剂的有机物粉尘颗粒,滤膜溶解涂片法就不适应,滤膜溶解涂片法还容易造成颗粒物形态的改变,而自然沉降法能够有效地克服滤膜溶解涂片法这方面的缺陷。

自然沉降法将含尘空气采集在格林沉降器内,使粉尘自然沉降在盖玻片上,在显微镜下测量。

格林沉降器(图5-18)收集法的操作步骤如下:

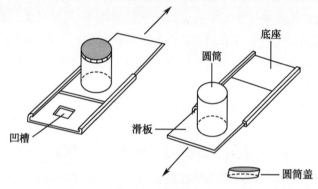

图 5-18 格林沉降器

(1)将盖玻片用铬酸洗液浸泡,水冲洗后再用95%乙醇擦洗干净,然后置入格林沉降器凹槽内,推动滑板与底座平齐,盖好圆筒盖备用。

(2)在采样地点将滑板向放有盖玻片的凹槽方向推动,至圆筒位于底座之外,取下圆筒盖,在空气中上下移动数次,使含尘空气进入圆筒内,推动滑板至底座平齐,盖上圆筒盖,将沉降器水平静置3小时,使尘粒自然沉降在盖玻片上。

(3)将滑板推出底座外,取出盖玻片贴在载物玻片上,编号、注明采样地点、日期,然后送实验室测量。

二、冲击式吸收管采集法

(一)冲击式吸收管采样原理

用液体吸收法采集气溶胶时,因为气溶胶的小颗粒表面附有一层气体,在气泡通过吸收液时,小颗粒不易被吸收完全;同时气泡中的气溶胶颗粒,也不像气体分子那样能很快地扩散到吸收液中去,所以用气泡吸收管采集气溶胶,其采样效率很低。

冲击式吸收管采样法也是有效的气溶胶采集方法,主要用于分散性气溶胶的采集。在大流量空气流的作用下,气溶胶颗粒物随气流以很快的速度冲出吸收管内管管口,因惯性作用冲击到吸收管的底部被分散,后被吸收液吸收。

(二) 冲击式吸收管结构及影响采样效率的因素

冲击式吸收管结构参考"第四章第二节三中(三)冲击式吸收管",工作场所空气采集气溶胶时,采样流量常为 3L/min。

影响冲击式吸收管采样效率的因素主要有两个方面,一是冲击式吸收管结构,管尖内径大小及其距管底的距离,内管和外管的接口气密性等,对采样效率影响很大。二是采样速度,采样流量决定空气流的入口速度,若采样流量小,入口速度低,颗粒物粒子惯性小,直接冲进吸收管底部被分散的概率降低,被底部溶液吸收的概率降低,相应的采样效率降低;若采样流量大,入口速度高,颗粒物粒子惯性大,直接冲击到收管底部被分散后,可能还没有来得及被溶液吸收,就随气流流出吸收管,相应的采样效率也降低。因此冲击式吸收管采样必须严格按照要求,准确调整采样流量。

冲击式吸收管主要用于采集烟、尘等气溶胶,不适用采集气态物质,因为气体分子的惯性很小,在快速抽气情况下,容易随空气一起流失,只有在吸收液中溶解度很大或与吸收液反应速度很快的气体分子,才能吸收完全。

在现行国家标准中,冲击式吸收管用于六价铬化合物(包括三氧化铬、铬酸盐和重铬酸盐等)的采集,采样流量为 3L/min,采集 15 分钟。

三、多孔玻板吸收管法

多孔玻板吸收管法也是有效的气溶胶采样方法,主要用于凝聚性气溶胶的采集。气溶胶颗粒物随气流在通过多孔玻板时,颗粒物一部分被弯曲的孔道所阻留进而吸入吸收液中;一部分在通过多孔玻板后,被吸收液中很细的气泡吸收。此法可用于气液气溶胶,即雾状,而不能采集烟、尘。

第四节　气态和气溶胶两种形式共存时的采样方法

在工作场所空气中,有些有害物质并不是以单一形式存在,常以气体和气溶胶两种形式共存于空气中,如三氧化二砷、三硝基甲苯(TNT)和一些多环芳烃等,在室温下都有一定的挥发性,并主要以气溶胶形式存在于空气中,且有一定浓度的蒸气存在。根据研究目的不同,有时需要同时采集和测定,并要求采样时不能改变它们原来的存在状态、有时需要分别采集和测定、有时需要同时采集,测定其总含量。采集气体和气溶胶形式共存时的方法,常用的有浸渍滤料法、聚氨酯泡沫塑料法和串联法。

一、浸渍滤料法

浸渍滤料法又称浸渍试剂滤料法,是利用某种化学试剂浸渍在滤料（滤纸或滤膜）上的一种滤料采样方法,因滤料受到化学试剂的浸渍,故称为浸渍滤料法。这种方法操作简单方便,采样效率高,因此,比较常用。例如,用慢速定量滤纸采集空气中的三氧化二砷时,采样效率只有 50% 左右,而用浸渍聚乙烯氧化吡啶-甘油的滤纸采集,采样效率可达 97% 以上。

（一）浸渍滤料法原理

一般滤料不能直接用于空气中气体物质的采集,当滤料涂渍某种化学试剂后,气体物质与化学试剂迅速反应,生成稳定的非气体化合物,保留在滤料上面而被采集下来。所以浸渍滤料法,既利用滤料物理性质的直接阻挡、惯性碰撞、扩散沉降和静电吸引等作用,采集气溶胶中颗粒物;又利用物质与滤料上化学试剂的化学反应,采集气体物质,同时采集气态和颗粒态物质。

（二）影响浸渍滤料法采样效率的因素

1. 采样流量　取决于气体物质和试剂间的化学反应速度,根据工作场所空气中物质浓度,设置合理的采样流量。采样流量太小不利于气溶胶中颗粒物的采集,太大不利于气体物质的采集,所以采样流量太小或太大,采样效率都可能降低。

2. 采样时间　浸渍滤料的厚度一般小于 1mm,所浸渍的试剂量有限,气体物质吸收容量有限,采样时间长,有可能采集气体物质的量达到饱和,致使穿透,降低采样效率。因此,要控制采样时间,必要时,及时更换滤料。

3. 温、湿度影响因素　温度过高或湿度过低,都可以使滤料上的水流失,从而降低化学试剂的反应速度,所以,浸渍滤料法适宜于较低温度或湿度较高的环境。为了有利于化学反应,常常在浸渍液中加入甘油,因甘油的沸点（290.0℃）高,饱和蒸气压（在 20℃ 时为 0.4kPa）低,与水相比,不易挥发,所以水与甘油的混合物能够在采样时保存较长时间,有利于化学试剂与气体物质的反应,提高采样效率。

浸渍滤料法适用于空气中气体物质浓度低或采样时间短的场所。主要用于采集以气溶胶形式为主、伴有少量蒸气物质的样品。

二、泡沫塑料法

泡沫塑料是由无数的泡沫塑料细泡互相连通而成的多孔材料,表面积大,通气阻力小。因聚合材料不同有多种泡沫塑料,工作场所空气采样主要用聚氨酯泡沫塑料。

用泡沫塑料代替滤料,泡沫塑料既可以阻留气溶胶颗粒物,又可以吸附气体物质,这种采样方法称为泡沫塑料法。泡沫塑料法适用于大流量采样,分子较大的有机化合物,如有机磷、有机氮和有机氯农药、多氯联苯、多环芳烃等,常以气溶胶和低浓度气体形式共存于空气中,在这种情况下,使用聚氨酯泡沫塑料采样,能够得到满意的采样效果。

(一) 泡沫塑料法的原理

泡沫塑料是异氰酸酯和羟基化合物经聚合发泡制成,按其硬度可分为软质和硬质两类,采样用的为软质。其能够同时采集气体和气溶胶物质的原理是基于泡沫塑料的下列特性:

(1) 泡沫塑料是由大量微细孔和聚氨酯树脂孔壁经络构成的多孔性材料,特别是软质聚氨酯泡沫塑料具有开孔结构、多孔性、气孔弯弯曲曲的结构。这些微小细孔类似于滤料,像滤料一样具有直接阻挡、惯性碰撞、扩散沉降和静电吸引等作用,特别是静电吸引作用较大,因此能够阻留气溶胶颗粒物。

(2) 泡沫塑料中含有多种官能团,如氨基官能团(—NH—)、羧基官能团(—COO—)、醚基(—O—)和醇基(—OH),这些官能团能够吸附有机化合物,特别是分子较大的有机化合物,这种化学吸附类似于活性炭,所以能够采集气体类物质。

(二) 泡沫塑料法的注意事项

1. 泡沫塑料使用前需进行前处理　处理的方法根据检测的需要而定,一般先将泡沫塑料放在约 1mol/L 的氢氧化钠溶液中煮沸 10 分钟,其目的是去除泡沫塑料中的油脂,然后再用蒸馏水洗至中性,在空气中干燥后。置于清洁的容器内密封保存。使用过的泡沫塑料洗净后还可以使用。

如果采样后需要有机溶剂提取被采集物质,则应将泡沫塑料放在索氏提取器中,用甲醇或正己烷等有机溶剂提取 4~8 小时,然后挤尽溶剂,在空气中挥去残留溶剂,必要时,可在 60℃ 的干燥箱内干燥。

2. 采样效率的测定　可以参考溶剂解吸型活性炭管的实验方法,在塑料或玻璃管中安放 4 块泡沫塑料(每块长 4cm),采样后,前 2 块和后 2 块分别作样品处理测定,以前 2 块的量占 4 块总量的百分比为采样效率,要求达 90% 以上符合要求。

3. 泡沫塑料的切割 泡沫塑料可以根据采样的需要,切割成所需直径和厚度的圆柱,切割的直径要比存放它的收集器(如玻璃管或塑料管)的内径大些,以防止存在缝隙而漏气。

三、串联法

将采集气溶胶形式物质的收集器与采集气体物质的收集器串联起来采样,前者采集气溶胶物质,后者采集气体物质。串联时,应将气溶胶样品收集器放在前面,气体样品收集器放在后面。串联后,要选择使用合适的采样流量,既满足气溶胶采集的要求,又满足气体采集的要求。通常,采集气溶胶用的采样流量为 1 ~ 10L/min,甚至更高,而采集气体用的采样流量为 0.1 ~ 2L/min,因此应以采集气体的采样流量为依据,选择合适的气溶胶采集收集器,使其达到双方都能满足要求。例如,将滤料采样夹与固体吸附剂管串联采样时,应选择用小型塑料采样夹,不宜使用大型铝合金采样夹,因小型塑料采样夹采样流量为1L/min,能与采集气体用的采样流量相吻合,满足双方要求。滤料采样夹与扩散膜采样法串联比较容易,因为扩散膜采样法的采样流量范围较宽,串联时采样流量容易匹配。

串联法也可以制成一体采样管,如美国职业安全与健康管理局(OSHA)生产的多用途采样管(OSHA versatile sampler),简称 OVS 采样管(图 5-19),是吸附剂与前置滤纸在同一采样管内,可同时捕集蒸气与粒状物,吸附剂通常是 XAD-2(140/270mg),前置滤纸为玻璃纤维或石英纤维,可以采集农药(45 种以上)、有机锡化合物、有机氮农药。也可用装有超细玻璃纤维滤纸的小采样夹与溶剂解吸型 XAD-2 管串联代替 OVS 采样管。

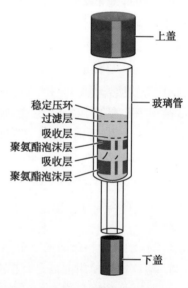

上盖

稳定压环
过滤层
吸收层
聚氨酯泡沫层
吸收层
聚氨酯泡沫层

玻璃管

下盖

图 5-19 OVS 采样管

第六章

气体有害物质的现场采样操作技术

在第四章中,介绍了气体有害物质采集技术,如何将气体有害物质采集技术应用到工作场所现场,并在应用中改进采集技术,都需要工作场所现场采样操作来实现,现场采样操作不仅是采样设备和采样技术的操作,而更重要的是采样代表性和真实性的实践,不能简单地将现场采样操作理解为采样器的使用,应正确理解为采样规范标准的准确实施。因此,采样人员不仅要有娴熟的采样设备操作技巧,而且更重要的是准确分析判断现场有害物质浓度波动情况、劳动者接触情况,准确地找到接触气体有害物质浓度最高的劳动者,准确地找到气体有害物质浓度最高的作业地点和作业时段,做到精准及时地收集样品。

本章主要介绍气体有害物质溶液吸收法和吸附剂法的现场采样操作技术,对于直接采样法和无泵采样法参看第四章。

第一节　溶液吸收法采样现场操作技术

气体的溶液吸收法现场采样操作技术,它不仅要应用气体采样原理,而且更重要的是实现理论与实际相结合,确保准确真实地采集到现场空气中的有害气体。

一、溶液吸收法采样前的准备

溶液吸收法采样前的准备包括:吸收管的准备、采样器材的准备和检查、记录材料准备。

(一) 吸收管的准备

吸收管的准备应包括:吸收管质量检查、吸收管洗涤、吸收管加装吸收液、以及装好吸收液的吸收管的存放及携带。

1. 吸收管质量检查

(1) 破损检查:观察吸收管有没有破损现象,特别是大(小)型气泡吸收管内管出口处的破损,对采样效率影响较大。大(小)型气泡吸收管内管出口处若有破损或吸收管管体有裂缝现象就不能再使用;若仅在吸收管的进出口处有破损,在不影响乳胶管安装的前提下,还可以使用。

(2)匹配性检查:对于大(小)型气泡吸收管,因在洗刷、晾干过程,将内管和外管分开,造成内管和外管磨口不是原有的匹配,因此,必须检查匹配性。只有内管和外管磨口匹配性好的吸收管,才能使用;若匹配性有异常,需要做气密性检查。

(3)气密性检查:对于新购买的、或匹配性有异常的大(小)型气泡吸收管,使用前应进行气密性检查。检查方法:分别在大型气泡吸收管和小型气泡吸收管中装入 5ml 和 2ml 水,将内管进气口(或称小泡端接口)封闭,外管出气口(或称大泡端接口)与空气采样器连接,当以 1L/min 流量抽气,若吸收管内没有冒气泡,空气采样器的流量计没有流量指示,说明气密性良好,否则,气密性差,不能使用。

2. 吸收管洗涤 吸收管洗涤是一项比较细致困难的工作,吸收管不像烧杯那么容易洗涤,且洗涤不当容易造成吸收管破损。

(1)多孔玻板吸收管的洗涤:由于多孔玻板吸收管具有独特的形状,洗涤时只能冲洗,不能刷洗,给多孔玻板吸收管的洗涤带来困难,如在自来水龙头上直接冲洗,由于多孔玻板吸收管两端进口较小,加上多孔玻板有一定的阻力,易形成水柱,使得冲洗不畅,且会影响多孔玻板阻力;另一方面,对多孔玻板有特殊要求,如洗涤方法不当或洗涤不净,不仅会影响多孔玻板阻力、发泡效果,而且会给吸收管带来一定的污染,影响检测结果的准确性。为此,国内工作者进行了许多实验和探讨,其中有专家报道了多孔玻板吸收管的抽气法快速冲洗,在此介绍如下:

抽气法快速冲洗多孔玻板吸收管的原理示意见图 6-1,用橡胶软管将多孔玻板吸收管大泡端接口(图中 A 端)与抽气泵(水流真空泵或液压真空泵)的进气口(图中 E 端)连接,让自来水从抽气泵的 D 端流入,C 端流出,在 E 端即可形成一定的负压,由于抽气泵的负压作用,自来水或洗涤溶液就能够从多孔玻板吸收管小泡端接口(图中 B 端)吸入,对多孔玻板吸收管振荡涮洗后,再从多孔玻板吸收管大泡端接口抽出。

若没有水压抽气泵,可以用油压真空泵(若没有油压真空泵,可以用大气或粉尘采样器替代),在多孔玻板吸收管和真空泵之间加一个缓冲瓶,将洗涤废液抽在缓冲瓶中(图 6-2)。

洗涤中应按照少量多次原则,每次从多孔玻板吸收管 B 端吸入少量洗涤

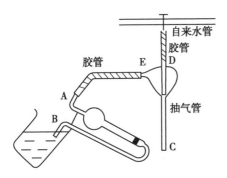

图 6-1　水流真空泵清洗多孔玻板吸收管示意图

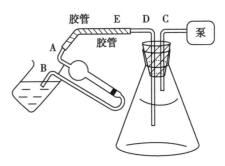

图 6-2　液压真空泵清洗多孔玻板吸收管示意图

溶液后,将 B 端从液体中移出,充分振荡后,将多孔玻板吸收管向图 6-1 或图 6-2 的反方向倾斜,即将 B 端抬高 A 端降低,依靠水压抽气泵或油压真空泵将多孔玻板吸收管中的溶液抽干净,这样,重复多次,不仅吸收管内壁得到冲洗,而且还依靠负压去除一些采样中随空气带入附着在多孔玻板内的颗粒物。

具体操作如下:

1) 自来水冲洗:开启抽气泵或油压真空泵(或采样器)将多孔玻板吸收管小泡端接口(图中 B 端)插入自来水中,吸入少许自来水,振荡涮洗吸收管内壁,然后将多孔玻板吸收管倒置使自来水从多孔玻板吸收管大泡端接口(图中 A 端)抽出,这样重复 2~3 次。

2) 洗涤剂洗涤:开启抽气泵或油压真空泵,将多孔玻板吸收管小泡端接口(图中 B 端)插入盛有洗衣粉或洗涤剂的水溶液中,吸入少许洗涤剂的水溶液,振荡涮洗吸收管内壁,然后将多孔玻板吸收管倒置使水溶液从多孔玻板吸收管大泡端接口(图中 A 端)抽出,这样重复 2~3 次。

3) 自来水冲洗:按 1)操作,至无泡沫为止。

4) 纯净水冲洗:自来水冲洗后,用纯水代替自来水,按 1)操作,重复 2~3 次。

若多孔玻板吸收管内壁污染严重,可用酸性重铬酸钾洗液或纯酸洗液(1:1 盐酸或硝酸水溶液)或盐酸羟胺浸泡后再洗涤。具体方法:将多孔玻板吸收管小泡端接口(图中 B 端)插入洗液中,用洗耳球从多孔玻板吸收管大泡端接口(图中 A 端)吸入洗液,浸泡一段时间后,再用洗耳球从多孔玻板吸收管大泡端接口(图中 A 端)吹出洗液。吸入或吹出洗液都应用洗耳球从多孔玻板吸收管大泡端接口端操作(图中 A 端),务必不要搞错,否则造成洗液吸入洗耳球内或洗液乱溅等不良后果。

如果没有抽气泵,只有洗耳球,也可以根据上述原理,按上述步骤洗涤。只是将吸入或吹出(自来水、洗涤水溶液、纯净水)的步骤,改为由洗耳球从吸收管大泡端接口(图中 A 端)吸入或吹出,但这样清晰起来非常耗时,使用采样器作为抽气动力代替抽气泵是个不错的选择,记着像图 6-2 那样连接大的缓冲瓶,并注意观察缓冲瓶中的废液的液位,当液位接近 C 管插入瓶中一端的端口时,及时倒掉废液后再行清洗。

现在也可以用专用的清洗机洗涤,繁重的洗涤过程由机械完成,但是,若吸收管污染严重,清洗机洗涤后,要进行效果检查,可以抽取部分多孔玻板吸收管,加入吸收液,做吸收液空白试验,若空白值比较大,需要重新洗涤。

(2) 大(小)型气泡和冲击式吸收管的洗涤,可以用常规的洗刷方法。

1) 先用自来水冲洗:对吸收管外管内壁或内管外壁涮洗 2~3 次,外管内壁的水从大泡端接口倒出,内管内壁用洗耳球吸自来水涮洗 2~3 次。冲洗目的是去除采样遗留下的吸收液。

2) 再用洗涤剂洗涤:将吸收管外管和内管分开,放入盛有洗衣粉或洗涤剂的水溶液中浸泡半小时左右,吸收管外管内壁或内管外壁用毛刷洗刷,内管内壁用洗耳球吸洗涤剂的水溶液涮洗 2~3 次,大泡端接口也要用洗耳球吸洗涤剂的水溶液涮洗 2~3 次。

3) 自来水冲洗:洗涤剂洗涤后,用自来水对吸收管外管内壁、内管内外壁冲洗至无泡沫为止。

4) 纯净水冲洗:自来水冲洗后,用纯净水对吸收管外管内壁、内管内外壁冲洗 2~3 次。

若大(小)型气泡和冲击式吸收管污染严重,可用酸性重铬酸钾洗液或纯酸洗液(1:1盐酸或硝酸水溶液)浸泡后再洗涤。洗涤中应按照少量多次原则,每次冲洗应将吸收管中的冲洗水或洗涤液倒干净,然后进行下次洗涤。洗涤后放入 100℃左右的干燥箱 2 小时左右。

若要洗涤大批大(小)型气泡和冲击式吸收管,用上述法洗涤非常费时,也可以采用抽气法快速冲洗。操作示意图如图 6-3 所示,外管大泡端接口为 A 端,内管小泡端接口为 B 端,洗涤方法与步骤同多孔玻板吸收管完全一样,但要用手固定内管与外管连接处,避免内管与外管密封不严

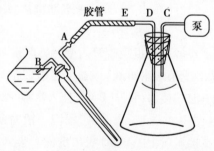

图 6-3 液压真空泵清洗大(小)型气泡和冲击式吸收管示意图

漏气,造成自来水或洗液不能从内管接口吸入。

3. 吸收管加装吸收液 吸收液必须在实验室或清洁处加装,加装后立即密封吸收管的进出气口,不能在工作场所现场加装。

(1) 多孔玻板吸收管吸收液的加装,可分为无动力和有动力加装法。

1) 无动力加装法:用洗耳球和移液管(或用移液枪)吸取适量吸收液,用滤纸擦干移液管出口外部,准确调吸收液至所需体积量的刻度,然后另一只手拿住多孔玻板吸收管(要有一定的倾斜度),小心将移液管(或用移液枪)出液口放在吸收管小泡端接口(图中 B 端)的内壁,缓缓放入吸收液,加装完毕,密封吸收管两个接口。可以用硅胶短管(约 2cm)里面塞一玻璃珠作为密封工具,吸收管两端各堵一个密封;或用橡胶帽作为密封工具,吸收管两端各堵一个密封;或可以用一段较长的橡胶管将吸收管两个接口连接密封,一般不用封口胶密封。

这样加装吸收液,往往有溢出现象,这是由于多孔玻板吸收管两端接口较小,且中间还有一定阻力的多孔玻板,使吸收液不能顺畅的流入管内,一旦形成气堵,就会出现溢出现象,因此,采用此方法,必须用滤纸擦干移液管出口外部,且慢慢加入。用移液枪加装吸收液,因枪头一般比 10ml 的移液管小,因此溢出现象比用移液管的要少些,且吸液快速、操作方便。

2) 有动力加装法:可参考多孔玻板吸收管洗涤方法的原理,用橡胶管将多孔玻板吸收管大泡端接口(图中 A 端)与缓冲瓶相连,缓冲瓶与抽气泵(或采样器)相连(如图 6-4)。开启抽气泵,然后按无动力加装法,用洗耳球和移液管(或用移液枪)吸取适量吸收液,将移液管(或用移液枪)出液口放在吸收管小泡端接口(图中 B 端)的内壁,由于抽气泵的负压作用,快速地将吸收液从 B 端吸入,本法就可以克服溢出现象且可大大提高加液速度。

(2) 大(小)型气泡和冲击式吸收管吸收液的加装:将吸收管放在试管架

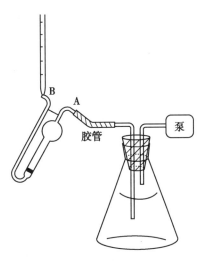

图 6-4 多孔玻板吸收管吸收液的有动力加装法示意图

上,取出吸收管内管,用洗耳球和移液管(或用移液枪)准确吸取吸收液,放入吸收管外管中,盖上吸收管内管,密封吸收管两个接口。吸收管两个接口密封方法参考多孔玻板吸收管的方法。但因大(小)型气泡和冲击式吸收管为内管和外管两部分组成,因此必须用橡皮筋紧绷上下固定小突,避免因振动或倾倒使内管和外管分离,造成密封不严。

4. 装好吸收液的吸收管的存放及携带　现在有售商品的吸收管存放及携带箱,这种箱能够很好地保护吸收管。如果没有,也可以根据实验室情况,合理存放及携带,避免吸收液倒洒,如大(小)型气泡和冲击式吸收管存放及携带,可以放在试管架上,然后,连同试管架一起放到合适的手提筐(篮)中;多孔玻板吸收管可以直接平放到手提筐(篮)中,因吸收管大泡的支撑,只要筐(篮)保持平放,吸收液一般不会流出,但要注意筐(篮)不要翻转或倾斜,在拿出吸收管时,必须大泡在上,避免颠倒。

(二) 采样器材的准备和检查

采样器材的准备和检查,包括采样器性能的检查,采样器及配件的准备和检查。

1. 采样器性能的检查

(1) 采样器电量检查:若是可充电电池,检查电量是否充满,对于长期没有使用的采样器,电池充满电后,还要检查是否亏电,亏电的采样器不能使用。检查亏电方法:开启采样器,用手堵住进气口,若听不到采样器电机的震动声,电机停止运转,说明已经亏电。若是可更换电池,应备足电池。

(2) 流量范围是否满足标准采样流量的要求:如气体吸收液采样流量多数在 0.1~2.0L/min,若采样器的最小流量大于 2.0L/min,就不能满足标准要求,需更换。

(3) 气密性检查:非恒流采样器将流量调至最高,用手指堵严采样器进气端,流量计转子应在最下方 0 的位置且无跳动,或数显流量计显示流量为零,说明气密性良好。恒流采样器将流量调至最高,用手指堵严采样器进气端,若采样器停机或流量显示为零,说明气密性良好。

(4) 采样器流量刻度或数显流量校正:因采样器显示流量可能与实际测得的流量有误差,对不同流量刻度或数显流量进行校准,特别是 0.2、0.5、1.0、2.0L/min 等几个常用采样流量,具体方法参考第十章第三节。

(5) 采样器计时器准确性检查:将计时器调至所需时间,用秒表核实其准确性。若不准,可以不使用采样器自带计时器,使用人工计时,或校准后再使用。

(6) 空气采样器的开关、旋钮检查:应灵活、可靠,零部件应紧固。

2. 采样器及配件的准备和检查　采样器通常放在采样器箱中,为了能够

顺利完成采样,仅有采样器是不行的,还需要配件,工作场所气体有害物质采样,需要下列配件:

（1）采样器支架:用于支撑采样器,该支架应能调节高度。

（2）吸收管挂架:用于放置吸收管。

（3）乳胶管:用于连接采样器和吸收管,至少2段。

（4）缓冲管:用于保护采样器,避免吸收液吸入,连接在采样器和吸收管之间。

（5）温度计:用于测量现场空气温度。

（6）气压计:用于测量现场气压,若没有,可以利用手机查询当时当地的气压。

（7）电源插线和充电器或电池:保证采样器的动力。

（8）吸收管箱（筐、篮）:用于吸收管的放置、保存和运输。

3. 吸收管与采样器的连接方法　吸收管的连接是有方向性的,连接不正确,容易使吸收液抽进采样器中。采样器与吸收管要按照"小进大出"原则连接,即吸收管小泡端接口为空气流的进气口,吸收管大泡端接口（参看第四章图4-8~图4-10）为空气流的出气口,因大泡端具有缓冲作用,当空气流到达大泡时,气泡随液体液面的变大而散开,其冲击力减弱,推动液体上移能力减弱,而后逐渐脱离液体,所以,采样器的进气口必须与吸收管大泡端接口连接。

缓冲瓶与采样器的连接也要依照"小进大出"原则,与缓冲瓶的瓶相连接的接口为大泡端接口,与缓冲瓶的瓶不直接连接的接口为小泡端接口,所以,采样器的进气口必须与缓冲瓶大泡端接口连接（图6-5）。

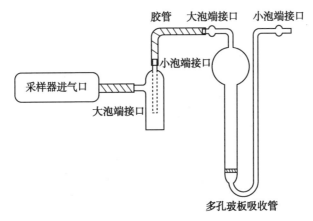

图6-5　采样器、缓冲瓶与吸收管的连接示意图

4. 吸收管采样系统的气密性检查　吸收管采样系统如图 6-5 所示,采样器进气口与乳胶管连接、乳胶管与缓冲瓶的大泡端接口连接、缓冲瓶的小泡端接口与乳胶管连接、乳胶管与吸收管的连接,就构成了完整的吸收管采样系统。该系统的气密性检查:开启采样器,将流量调至最高,用手堵严吸收管小泡端接口,应无流量显示,表明吸收管采样系统的气密性良好。否则,要查找漏气原因。

缓冲瓶和吸收管接口规格的差异,乳胶管内径的差异,都是造成采样系统漏气的原因,因此需要检查乳胶管与这些接口的匹配性。

(1) 使用非恒流采样器时,吸收管采样系统的气密性检查,按下列步骤进行气密性检查。

1) 乳胶管与采样器进气口的匹配性检查:将乳胶管与采样器进气口连接,开启采样器,将流量调至最高,用手堵严乳胶管另一端,若流量计转子降到最下方 0 的位置且无颤动,表明乳胶管与采样器进气口的匹配性良好。否则,更换乳胶管。

2) 乳胶管与缓冲瓶接口的匹配性检查:在上述 1) 的匹配性检查良好的基础上,将乳胶管的另一端与缓冲瓶大泡端接口连接,开启采样器,将流量调至最高,用手堵严缓冲瓶小泡端接口,若流量计转子降到最下方 0 的位置且无颤动,表明乳胶管与缓冲瓶接口的匹配性良好。否则,更换乳胶管。

3) 乳胶管与吸收管接口的匹配性检查:在上述 2) 的匹配性检查良好的基础上,取另外一段乳胶管,将乳胶管的一端与缓冲瓶小泡端接口连接,另一端与多孔玻板吸收管大泡端接口连接,开启采样器,将流量调至最高,用手堵严多孔玻板吸收管小泡端接口,若流量计转子降到最下方 0 的位置且无颤动,表明乳胶管与多孔玻板吸收管接口的匹配性良好。否则,更换乳胶管。

若吸收管是大(小)气泡吸收管,需要按本节一中"吸收管质量检查",对内管和外管磨口的匹配性进行检查,然后按 3) 的步骤,检查乳胶管与吸收管接口的匹配性。

经过上述 1)～3) 步骤检查,匹配性好的乳胶管放到采样器的存放箱里,可以长期使用。若乳胶管老化,必须更换,重新检查。

(2) 使用恒流采样器时,按非恒流采样器的气密性检查步骤进行,用手堵严乳胶管或吸收管进气口时,采样器可能停机或流量计显示流量为零,表明采样器与乳胶管,或乳胶管与缓冲瓶以及吸收管之间匹配性良好。

(三) 记录材料准备

记录材料包括记录纸、记录笔、标签等。记录纸应是符合相关标准要求的规范记录单,不能随意拿张纸就记录。

二、现场操作技术

携带上述准备好的采样器材,奔赴工作场所,根据采样方案,选定采样地点,就可以进行采样。

(一) 吸收管采样的现场操作

1. 吸收管采样操作步骤　吸收管的安装及采样操作按下列步骤进行:

(1) 打开采样箱,取出采样架并支起;取出采样器并安装于采样架上。

(2) 取出温度计并挂在采样架上,取出气压计并放置到采样点旁。

(3) 取出吸收管挂架并挂在采样器上。

(4) 取出缓冲瓶和两段乳胶管,用一段乳胶管的两端分别连接缓冲瓶的大泡端接口和采样器的进气端口,另一段乳胶管的一端与缓冲瓶的小泡端接口连接。

(5) 从吸收管箱(筐、篮)中取出吸收管,取下吸收管两端的密封帽(或乳胶帽、一段乳胶管),并将密封帽保存在采样箱内,将吸收管放在吸收管挂架上,并用连接缓冲瓶乳胶管的另一端与吸收管的大泡端接口相连(图6-5及图6-6)。

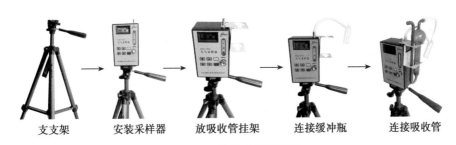

支支架　　安装采样器　　放吸收管挂架　　连接缓冲瓶　　连接吸收管

图 6-6　吸收管采样操作图

(6) 将转子流量计的流量旋钮关至最小;此时要进行采样器开启前的2项检查,第一项检查:采样器与缓冲瓶、吸收管的连接顺序是否正确,必须按图6-5及图6-6的顺序连接,否则,开机后吸收液可能被吸到缓冲瓶,甚至被吸到采样器内;第二项检查:采样器流量计开关是否已经调至最小,一定要检查,否则,一旦开机,因较大气流可能使吸收液冲出吸收管。若无法判断,可以将连接采样器的乳胶管拔掉,开启采样器,观察流量计转子是否在0及以下或数显流量显示为零。

(7) 开启采样器,调节转子流量计的流量由小到大至所需的刻度,调节采样时间,通常15分钟;采样过程中要监视与调整采样流量,确保采样流量在标准规定的流量范围,一般误差小于 5%。

（8）在采样器运行期间,记录相关内容,如用人单位、有害因素名称、采样日期、采样地点、高度、距离、采样流量、采样开始时间、生产状况及工人接触状况、采样器编号、校正系数、采样方法、采样人等等（参看第九章表 9-14）。

（9）当采样器的泵停止运转,将采样器流量计开关调至最小,关掉采样器电源开关。

（10）取下吸收管,密闭吸收管进出气口,贴上标签,写上样品编号,放置在吸收管箱（筐、篮）中。

（11）若还要继续采集下一个样品,可重复(5)~(10)。

2. 吸收管采样后的拆卸操作　若采样全部结束,就要拆卸采样系统,可按下列顺序操作（基本上是按采样系统的安装及采样操作的倒序操作）:

（1）将转子流量计的流量旋钮关至最小,关掉采样器电源开关。

（2）取下吸收管,密闭进出气口,贴上标签,写上样品编号,放置在吸收管箱（筐、篮）中。

（3）取下缓冲瓶和乳胶管,放置在采样器箱中。

（4）取下吸收管挂架,放置在采样器箱中。

（5）取下采样器,放置在采样器箱中。

（6）收起采样器支架,放置在采样器箱中,合上采样器箱。

（7）收起温度计、气压计,放回原有位置。

3. 空白样品的采集　在样品采集的同时,可以进行空白样品的采集,具体方法:在采样点,取下吸收管两端的密封帽（或乳胶帽、一段乳胶管）,并立即封闭,然后与样品放在一起。每批次样品 2~3 个空白样品。

（二）注意事项

1. 采样器的注意事项

（1）所使用仪器流量计必须每年检定。每台采样器在使用前都应校验流量。

（2）对流量计的要求,流量计要求精度为±2.5%。

（3）用可充电电池作为电源的采样器,采样前应对蓄电池充电,以保证采样过程中电力的正常供应;长期不用时应按照说明书的要求定期充电。

2. 采样过程注意事项

（1）吸收管与采样器的连接要正确,注意吸收管进气的方向性;采样器与吸收管的连接必须遵照“小进大出”原则,因此,采样器的进气口必须与吸收管大泡端接口相连。对于大、小型气泡和冲击式吸收管,外管上部就是大泡,那么外管上部接口就是所谓的"大",因此外管上部接口要与采样器的进气口连接。对于多孔玻板吸收管,大泡就是上部大肚那部分,上部大肚接口就是所谓的"大",因此上部大肚接口要与采样器的进气口连接。

（2）连接吸收管的乳胶管不宜过长。避免使用已经老化的乳胶管。

（3）采样流量要准确（流量波动<5%），及时观察采样流量的变化。

（4）在使用易挥发的吸收液、或空气湿度大、或在高气温条件下采样时,为了避免转子吸附水分增加自身质量,使流量测量结果偏低,可以在吸收管和采样器之间加一个干燥管;同时,采样时要观察吸收液的变化,若吸收液体积减少20%就应停止采样,更换新的吸收管。

（5）采样时,气泡吸收管垂直放置,进气内管要对中心,注意不要有泡沫抽出。

（6）采样前后要密闭进出气口,直立放置,防止吸收管破碎。

（7）连接采样器和吸收管所用胶管,尽量避免使用橡胶管,而用乳胶管,因橡胶管挥发成分可能影响所采集气体有害物质的测定。

（8）采样时,应避免采样器的排出气又重新被吸进吸收管中,影响工作场所空气的实际浓度。

第二节　吸附剂法定点采样现场操作技术

工作场所空气中气体有害物质采集所用的吸附剂种类主要是活性炭、硅胶和高分子多孔微球,常用的吸附剂采样管分两种类型:溶剂解吸型和热解吸型,与溶液吸收法相比有许多优点,其中之一就是采样操作方便,所以应用很广。

一、吸附剂法采样前的准备

吸附剂法采样前的准备包括:吸附剂管的准备、采样器材的准备和检查、记录材料准备。

（一）吸附剂管的准备

吸附剂管的准备应包括:吸附剂管种类和类型确认、吸附剂管质量检查、吸附剂管数量确认。

1. 吸附剂管种类和类型确认　工作场所空气有毒物质测定现行国家标准中,某些有毒物质有多种检测方法,对应的吸附剂管种类和类型可能不同,因此,应根据实验室的有毒物质检测方法,确认吸附剂管种类和类型,种类就是活性炭、硅胶、高分子多孔微球或其他,类型就是溶剂解吸型和热解吸型,对应的吸附剂管名称就有:溶剂解吸型活性炭管、热解吸型活性炭管、溶剂解吸型硅胶管、热解吸型硅胶管,等等。

2. 吸附剂管质量检查　确认了种类和类型后,应抽取部分吸附剂管进行性能检查,主要进行四个方面的检查:

(1) 外观检查:吸附剂管装载的吸附剂应偏向玻璃管的一端,即:吸附剂两端的空白玻璃管应不一样长,空白玻璃管长的那端为进气端,起到使吸进管中气体混匀的目的,有利于吸附剂的均匀吸附,因此,空白玻璃管长的那端为前端,空白玻璃管短的那端为后端。溶剂解吸型吸附剂管装载吸附剂较多的那端为前端,空白玻璃管要长;装载吸附剂较少的那端为后端,空白玻璃管要短。

(2) 吸附剂管通气阻力测量:其目的是评价本批吸附剂管通气性能的一致性,通气阻力一致性好,采样效率的一致性就好。若阻力过大,采样器可能承受不了,采样流量偏差太大,影响采样效率。通气阻力的测量详见第十章第三节。

(3) 吸附剂管的空白试验:其目的是排除吸附剂的空白值过高或变异大而影响检测。操作方法:随机从一批吸附剂管中抽取3~5支,按有害物质标准检测方法进行测定,吸附剂管中待采集有害物质含量应小于方法的检出限。

(4) 吸附剂管的解吸效率检测:其目的是评价采集的样品能不能解吸出来。操作方法:随机从一批吸附剂管中抽取3~5支,将一定量的待采集有害物质加到吸附剂管中,放置30分钟,然后按有害物质标准检测方法进行测定并计算解吸效率,一般要求平均解吸效率大于90%,这个解吸效率可以用于以后样品检测结果的计算。吸附剂管质量检查通常由实验室工作人员实施,采样人员需要了解。

3. 吸附剂管数量确认　根据采样方案确认吸附剂管数量,通常应多出10%数量,在确认数量时,应逐个检查吸附剂管的玻璃有没有破裂,出现破裂不能使用。

(二) 采样器材的准备、检查和记录材料准备

采样器材的准备和检查,包括采样器性能的检查、采样器及配件的准备和检查。

1. 采样器性能检查　采样器性能检查可参看本章第一节一中"采样器性能的检查"内容,应该注意,多数气体有害物质的采样流量在 0.02~0.5L/min,所以采样器流量必须满足这个范围。

2. 配件的准备和检查　需要下列配件并检查数量或性能：

（1）采样器支架，用于支撑采样器，该支架应能调节高度。

（2）乳胶管，用于连接采样器和吸附剂管，至少2段。

（3）电源插线和充电器或电池，保证采样器的动力。

（4）割管器或砂轮或镊子，用于打开吸附剂管。

（5）温度计，用于测量现场空气温度。

（6）气压计，用于测量现场气压，若没有，可以利用手机查询当时当地的气压。

吸附剂管可以存放在样品袋子（盒子）中，放于采样器的箱子里存放和运输。

3. 吸附剂管采样系统的气密性检查　将乳胶管的一端与采样器进气口连接，乳胶管的另一端与吸附剂管连接，就构成了吸附剂管采样系统。该系统的气密性检查：开启采样器，将流量调至最高，用手堵严吸附剂管另一端，应无流量显示，表明采样系统的气密性良好。否则，要查找漏气原因。

吸附剂管规格的差异，乳胶管内径的差异，都是造成采样系统漏气的原因，因此，采样前必须检查乳胶管与这些接口的匹配性。

（1）使用非恒流采样器时，吸附剂管采样系统的气密性检查，按下列步骤进行。

1）乳胶管与采样器进气口的匹配性检查：将乳胶管与采样器进气口连接，开启采样器，将流量调至最高，用手堵严乳胶管另一端，若流量计转子降到最下方0的位置且无颤动，表明乳胶管与采样器进气口的匹配性良好。否则，更换乳胶管。

2）乳胶管与吸附剂管的匹配性检查：在上述1）的匹配性检查良好的基础上，将乳胶管的另一端与吸附剂管连接，开启采样器，将流量调至最高，用手堵严吸附剂管另一端，若流量计转子降到最下方0的位置且无颤动，表明乳胶管与吸附剂管的匹配性良好。否则，更换乳胶管。

经过上述1）和2）步骤检查，匹配性好的乳胶管放到采样器的存放箱里，可以长期使用。若乳胶管老化，必须更换，重新检查。

（2）使用恒流采样器时，按非恒流采样器时的气密性检查步骤进行，用手堵严乳胶管或吸附剂管进气口时，采样器可能停机或流量计显示流量为零，表明采样器与乳胶管，或乳胶管与吸附剂管之间匹配性良好。

4. 记录材料准备　参看本章第一节"（三）记录材料准备"内容。

二、吸附剂法定点采样现场操作技术

将上述准备好的所需采样器材带到工作场所,根据采样方案,在采样点进行采样。

(一) 吸附剂法采样的现场操作

1. 吸附剂管采样操作步骤　吸附剂管的安装及采样操作按下列步骤进行:

(1) 打开采样箱,取出采样架并支起;取出采样器并安装于采样架上。

(2) 取出温度计并挂在采样架上、取出气压计并放置到采样点旁。

(3) 取出乳胶管并与采样器进气口连接。

(4) 取出吸附剂管,取下吸附剂管两端的乳胶帽,并将乳胶帽保存在采样箱内。

(5) 取出割管器或砂轮或镊子,割(夹)断吸附剂管的两端,将吸附剂管空白玻璃管短的那端与乳胶管一端连接,乳胶管另一端与采样器的进气口连接(图6-7)。

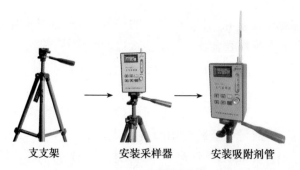

支支架　　　安装采样器　　　安装吸附剂管

图 6-7　吸附剂管定点采样操作图

(6) 将转子流量计的流量旋钮关至最小。开启采样器,调节转子流量计的流量由小到大至所需的刻度,调节采样时间,通常 15 分钟;采样过程中要监视与调整采样流量,确保采样流量在标准规定的流量范围,一般误差小于 5%。

(7) 在采样器运行期间,记录相关内容,记录信息应当至少包括样品名称、样品编号、采样点、采样设备名称及编号、生产状况、职业病防护设施运行情况、个人防护用品使用情况、采样起止时间、采样流量、环境气象条件参数(温度、湿度、气压)、采样人、陪同人等相关信息(参看第九章表9-14)。

(8) 当采样器的泵停止运转,将采样器流量计开关调至最小,关掉采样器电源开关。

（9）取下吸附剂管,在采样箱中找出安装时存放的乳胶帽,密闭吸附剂管两端,贴上标签,写上样品编号,放置在样品袋子(盒子)并存放采样箱里。

（10）若还要继续采集下一个样品,可重复(3)~(9)。

2. 吸附剂管采样后的拆卸操作　若采样全部结束,采样器与吸附剂管的拆卸,可按下列顺序操作:

（1）将转子流量计的流量旋钮关至最小,关掉采样器电源开关。

（2）取下吸附剂管,在采样箱中找出安装时存放的乳胶帽,密闭吸附剂管两端,贴上标签,写上样品编号,放置在样品袋子(盒子)并存放采样箱里。

（3）取下乳胶管,放置在采样器箱中。

（4）取下采样器,放置在采样器箱中。

（5）收起采样器支架,放置在采样器箱中,合上采样器箱。

（6）收起温度计、气压计,放回原有位置。

3. 空白样品的采集　在样品采集的同时,可以进行空白样品的采集,具体方法:在采样点,取出吸附剂管,取下吸附剂管两端的乳胶帽,用割管器或镊子割(夹)断吸附剂管的两端,立即用刚取下的乳胶帽封闭吸附剂管两端,然后与样品放在一起。每批次样品 2~3 个空白样品。

（二）注意事项

1. 采样器的注意事项　参考本章第一节二中“(二)注意事项”。

2. 采样过程应注意事项

（1）吸附剂管与采样器的连接要正确,注意吸附剂管的方向性:溶剂解吸型吸附剂管吸附剂量多的那端为进气端,吸附剂量少的那端为出气端;热解吸型吸附剂管空白玻璃多得那端为进气端,空白玻璃少的那端为出气端。因此,采样器进气口与吸附剂管出气端相连。

（2）采样流量要准确(流量波动<5%),及时观察采样流量的变化。

（3）采样时,若空气湿度较大,水对极性有机物采样效率有影响,可以缩短采样时间,保证采样效率。

（4）采样后要密闭吸附剂管两端,同时防止吸附剂管破碎。

（5）尽量避免使用橡胶管,而用乳胶管,橡胶管挥发成分可能影响被采集有害物质的测定。连接吸收管的乳胶管不宜过长。避免使用已经老化的乳胶管。

（6）采样时,应避免采样器的排出气又重新被吸进吸收管中,影响工作场所空气的实际浓度。

第三节　吸附剂法个体采样现场操作技术

一、吸附剂法个体采样前的准备

采样前的准备包括：吸附剂管的准备、采样器材的准备和检查、记录材料准备。吸附剂管的准备同本章第二节。记录材料准备参看本章第一节一中"记录材料准备"内容。

采样器材的准备和检查，包括采样器性能的检查，采样器及配件的准备和检查。

1. 采样器性能检查

（1）采样器性能的检查：参看本章第一节一中"采样器性能的检查"内容。应该注意，多数气体有害物质的个体采样流量在 0.02～0.1L/min，所以采样器流量必须满足这个范围。

（2）个体采样前的采样流量测量：不论采样器是恒流或非恒流，都应进行采样前的采样流量测量，采样前需将吸附剂管与采样器连接好，对采样流量进行校准。方法如下：

在洁净场所（实验室或办公室），对吸附剂管进行编号并粘贴记录于管上，然后用工具割开吸附剂管两端，将吸附剂管空白玻璃管短的那端与乳胶管一端连接，乳胶管另一端与个体采样器的进气口连接，启动采样器，调节采样流量至采样方法规定的流量，用皂膜流量计或标准转子流量计测量流量（参看第十章第三节采样器的质量控制），关掉采样器电源开关，取下吸附剂管，用乳胶帽密闭吸附剂管两端。记录个体采样器编号和对应的吸附剂管编号以及采样前采样流量（参看第九章表9-15），记录目的是避免在劳动者佩戴个体采样器时，造成吸附剂管与对应的个体采样器配对混乱，使采样流量错误。

2. 配件的准备和检查　需要下列配件：

（1）乳胶管，用于连接采样器和吸附剂管，长度 1.5m 左右。

（2）电源插线和充电器或电池，保证采样器的动力。

（3）割管器或砂轮或镊子，用于打开吸附剂管。

（4）温度计，用于测量现场空气温度，记录采样时的平均温度。

（5）气压计，用于测量现场气压，若没有，可以利用手机查询当时当地的气压。

吸附剂管可以存放在样品袋子（盒子）中，于采样器的箱子里存放和运输。

3. 吸附剂管个体采样系统的气密性检查　参看本章第二节一中"吸附剂管采样系统的气密性检查"内容。

二、吸附剂法个体采样现场操作技术

将上述准备好的采样器材带到工作场所,根据采样方案,在工作场所进行采样。

(一) 吸附剂法个体采样的现场操作

1. 吸附剂管个体采样操作步骤　吸附剂管的安装及采样操作按下列步骤进行:

(1) 打开采样箱,将乳胶管与采样器进气口连接。

(2) 取出与采样器编号相对应的吸附剂管(参看本节一中"个体采样前的采样流量测量"),取下吸附剂管两端的乳胶帽,并将乳胶帽保存在采样箱内;将吸附剂管空白玻璃管短的那端与乳胶管一端连接,乳胶管另一端与个体采样器的进气口连接。

(3) 将采样器佩戴到工作人员身上,吸附剂管固定于佩戴者的肩部或胸前,进气口尽量接近呼吸带,检查佩戴后是否影响佩戴者的正常工作,调整至最佳位置为止(图6-8);在采样单上记录佩戴者的姓名、工种、采样器编号及吸附剂管编号。

(4) 开启采样器,调节转子流量计的流量由小到大至所需的刻度,调节采样时间,通常2~8小时;采样过程中要定时或不定时检测工作人员佩戴情况,

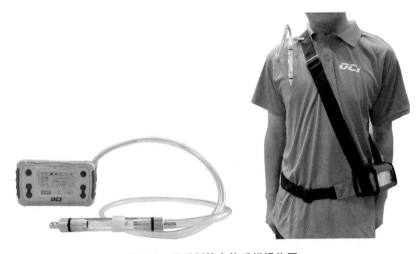

图6-8　吸附剂管个体采样操作图

检查采样流量变化情况,记录开始采样时间及开始采样时的流量。

(5) 采样时间:工人上班时进入现场即开机计时,直至该工作班结束离开工作现场时关机,离开工作岗位或做与工作无关活动时应关机,待重新工作时再开机。

(6) 在采样器运行期间,记录相关内容(参看第九章表9-15)。

(7) 采样结束,从佩戴者身上取下采样器,并记录采样结束时间,若采样器还在运行,则关闭采样器的时间即为结束时间,若采样器已经关闭,则依据设定的采样时间,推算结束时间。

(8) 将吸附剂管管口用乳胶帽封闭,带采样器到干净的场所,重新去掉乳胶帽并开机,用皂膜流量计或标准转子流量计测量采样流量(若用恒流采样器可以不需要测量,若观察采样流量有变化,也需要测量采样后流量),并记录。

(9) 取下吸附剂管,用乳胶帽密闭吸附剂管两端,贴上标签,写上样品编号,放置在采样箱中。

(10) 将采样器放置在采样器箱中。

2. 空白样品的采集　空白样品的采集同本章第二节。

(二) 注意事项

吸附剂管个体采样的注意事项,除吸附剂管定点采样的注意事项外,还应注意如下事项:

1. 采样器的注意事项

(1) 采样器运行时间必须要满足拟设定的采样时间。

(2) 采样器在采样时段不能出现停运。

2. 采样过程应注意事项

(1) 应避免佩戴者的衣领或帽耳对吸附剂管进气口的堵塞。

(2) 避免人为因素的干扰,如佩戴者有意将采样器放置在一个固定场所,而自己不佩戴,或将吸附剂管堵塞,或将吸附剂管插入到有机溶剂中等。因此,在采样过程,采样人员应不停地在现场巡检采样器的运行情况。

第四节　大气采样器

大气采样器是采集大气中气态或蒸气样品的仪器,是气体有害物质采样的关键设备,起着至关重要的作用。为此,国家有关部门先后颁布了多个标准规范,如《作业场所空气采样仪器的技术规范》(GB/T 17061—1997)、《环境空气采样器技术要求及检测方法》(HJ/T 375—2007)和《大气采样器检定规程》

（JJG 956—2013）。虽然《作业场所空气采样仪器的技术规范》已经废止，但对工作场所采样器的研制和使用起到了巨大的推进作用，许多条款仍然被其他规范所引用。

一、大气采样器基本原理与结构

（一）大气采样器基本原理

大气采样器实际就是一个动力抽气装置，由它提供的动力，将空气吸入收集器中，工作场所空气中的有害气体被收集。

（二）大气采样器的结构

不同厂家生产的大气采样器虽然其结构各有差异，但是它们都是由电源、电动机和抽气泵、流量计、计时器及控制线路板 5 部分组成的。

1. 电源 工作场所空气采样器所用电源一般都是可充电电池或可更换电池，电压在 9 伏以内。一般要求电池容量大，寿命长。

2. 抽气泵 抽气泵是大气采样器的核心部件，通常有真空泵、刮板泵、薄膜泵、电磁泵或其他抽气泵等，工作场所采样器常用薄膜泵和刮板泵。刮板泵小巧轻便，适用于大小流速的各种类型采样器，能做较长时间抽气动力用。薄膜泵适用于阻力流速均较小的采样器。

3. 流量计 气体流量主要有转子流量计和数字显示流量计。

（1）转子流量计：转子流量计又称浮子流量计，是由一根内径上粗下细的锥形玻璃管和一个转子组成（图 6-9）。转子可以是铜、铝、不锈钢或塑料制成的球体或上大下小的锥体。转子流量计压力损失小且恒定，测量范围比较宽，量程比 1∶10，工作可靠且刻度呈线性，使用维修方便，其测量精确度为 ±2%，受采集气体的密度以及温度、压力的影响，也受安装垂直度的影响。

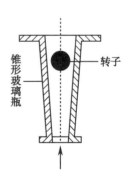

图 6-9 转子流量计

当气体从玻璃管下端向上流动时，转子受到气体自下而上的冲力，因而被冲向上方，由于流通截面增加，流速减小，冲力也随之减小。当冲力和差压对转子截面构成的作用力以及黏滞摩擦力等的合力与转子本身在流体中重力相等时，转子即处于一平衡状态，不再上升或下降，转子就停留在某一高度，这一高度的刻度值指示这时气体的流量。气体流量与采样时间的乘积即为采集气体的量。气体流速越大，转子上升越高。

（2）数字显示流量计：数字显示流量计也称电磁流量计，其工作原理是基于法拉第电磁感应定律。在电磁流量计中，测量管内的导电介质相当于法拉第试验中的导电金属杆，上下两端的两个电磁线圈产生恒定磁场。当有导电介质流过时，则会产生感应电压。管道内部的两个电极测量产生的感应电压。测量管道通过不导电的内衬（橡胶，特氟隆等）实现与流体和测量电极的电磁隔离。

电磁流量计特点：

1）电磁流量计没有可动部件，也没有阻流件，不会引起压力损失，同时也不会引起磨损，阻塞等问题。

2）电磁流量计是一体积流量测量仪表，在测量过程中不受被测介质的温度、黏度、密度以及导电率（在一定范围内）的影响。

3）电磁流量计的量程范围宽，可达1∶100。此外，电磁流量计只与被测介质的平均流速成正比，而与轴对称的流动状态（层流或紊流）无关。

4）电磁流量计无机械惯性，反应灵敏，可以测量瞬时脉动流量，而且线性好，因此可以将测量信号直接用转换器线性地转换成标准信号输出。

4. 计时器　计时器同时起定时器作用，主要有接通延时型定时器、断开延时型定时器、保持型接通延时定时器、脉冲型定时器、扩张型脉冲定时器。

5. 控制线路板　控制线路板不仅控制电动机及抽气泵关停，对采样流量进行恒流控制。在这方面不同的厂家，控制线路板差异很大，是厂家的技术核心。

二、大气采样器的技术性能要求

为了满足不同场所的采样，国家出台了多种大气采样器标准，2013年颁布了大气采样器检定规程（JJG 956—2013），该规范按大气采样器的承受负载能力，划分为A类和B类，A类承受负载0.5kPa，B类承受负载4.5kPa，并规定了计量性能要求。

（一）大气采样器的计量性能要求

1. 流量示值误差为±5%。

2. 流量重复性≤2%。

3. 流量稳定性≤5%。

4. 计时误差为±0.2%。

（二）大气采样器基本技术性能要求

1. 在最大流量和4kPa的阻力下，大气采样器应能稳定运行2~8小时，并且流量保持稳定，波动不大于±5%。

2. 大气采样器应能在温度−10~45℃，相对湿度小于95%的环境下正常运行。

3. 大气采样器的气路连接要牢固耐用,不漏气,当封死进气口,用最大流量抽气时,应无流量显示。

4. 装有流量计的空气采样器,刻度要清晰准确,易于读数和调节。

5. 大气采样器的开关、旋钮和安装空气收集器的装置等应完整,牢固耐用,使用灵活方便。

6. 大气采样器用交流电作电源时,应为 220V,50Hz;用直流电作电源时,应为 6~9V。若为充电电池,充电一次,应能在最大流量和最大阻力下连续运行 2~8 小时。

7. 大气采样器的使用寿命在其最大流量和最大阻力下运行不得低于 5 000 小时。

8. 空气采样器的结构和形状要合理,外壳要坚固,整机的重量要轻,体积要小,携带方便,使用简单安全。

9. 防爆型空气采样器必须符合防爆采样器的国家标准。

(三) 适用于定点采样的大气采样器性能的特殊要求

在满足大气采样器基本技术性能要求的前提下,大气采样器还应符合下列要求:

1. 流量范围 0~2L/min 或 0~3L/min,流量计的最低刻度为 0.05L/min。

2. 运行时的噪声小于 70dB(A)。

3. 抽气泵在使用流量下连续运行 8 小时以上,温升小于 20℃。

(四) 适用于个体采样的大气采样器性能的特殊要求

在满足大气采样器基本技术性能要求的前提下,个体大气采样器还应符合下列要求:

1. 流量范围 0~0.5L/min、0~1L/min 或 0~2L/min,连续可调;流量计的最低刻度为 0.02L/min。

2. 运行时的噪声小于 60dB(A)。

3. 采样器连续运行 8 小时以上,温升小于 10℃。

4. 应有佩戴装置,并且使用方便安全,不影响工作。

三、大气采样器及收集器产品简介

依据国家相关技术规范和标准,国内多家厂家研究开发了多款不同型号大气采样器,以满足职业卫生检测机构的不同需求。大气采样器的类型有多种划分方法,根据采样时大气采样器放置位置,划分为定点和个体型;根据采样流量的稳定性,划分为恒流和非恒流型;根据防爆性能,划分为防爆和非防爆型,应用于煤矿的采样器还需达到煤矿安全防爆级别;根据采样器通道数量,划分为单通道和多通道型。

(一) 定点大气采样器

1. 恒流防爆型 恒流防爆型定点大气采样器具有恒流和防爆性能,适用于各种工作场所,特别是易燃易爆工作场所的气体有害物质采样,如使用或生产汽油、一氧化碳等易燃易爆化学物品的工作场所,煤矿等易燃易爆行业。

在使用时,应根据气体有害物质采样方法的要求,选用采样流量相匹配的采样器。

三氯苯胺、丙烯酰胺、甲苯二异氰酸酯和二苯基甲烷二异氰酸酯采样流量为3L/min,可选择采样流量范围在1.0~5.0L/min的采样器,如BT-2000恒流防爆大气采样器。

叠氮酸和叠氮化钠(蒸气态和雾态)、磷胺、内吸磷、甲基内吸磷和马拉硫磷采样流量为1.0L/min,可选择采样流量范围在0.2~2.0L/min的采样器,如:SP1500、SP3000、BT-2000、C1500恒流防爆大气采样器。

苯酚、间苯二酚、糠醛、草酸、光气(碳酰氯)、甲基丙烯酸环氧丙酯、乙醇胺采样流量为0.5L/min,可选择采样流量范围在0.1~1.0L/min的采样器,如SP1000、SP1500、BT-500、C1500型大气采样器。

敌百虫和三氯硝基甲烷(氯化苦)采样流量为0.25L/min,甲醛和丙酮氰醇采样流量为0.2L/min,可选择采样流量范围在0.1~1.0L/min的采样器。

固体吸附剂管采集气体有害物质,采样流量多数为0.2L/min,可选择采样流量范围在0.1~1.0L/min的采样器。

某些恒流防爆定点大气采样器的性能指标见表6-1和图6-10~图6-12。

表6-1 某些恒流防爆定点大气采样器的性能指标

型号	流量范围/ml·min⁻¹	防爆等级	连续工作时间/小时
SP1000	100~1 000	Ex ib IIB T3 Gb	12
SP1500	200~1 500	Ex ib IIB T3 Gb	12
SP3000	100~3 000	Ex ib IIB T3 Gb	12
BT-500	20~500	Ex ib IIB T4 Gb	12
BT-2000	(流量可选)50~1 000; 100~1 500;1 000~5 000	Ex ib IIB T4 Gb	12
C1500	20~1 500	Ex ia IIC T4 Gb Ex ib I Mb	12

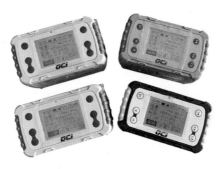

图 6-10　SP1000、SP1500、SP3000 恒流防爆空气采样器

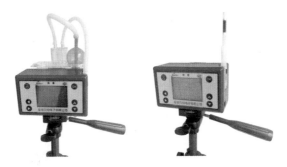

图 6-11　BT-2000 和 BT-500 恒流防爆空气采样器

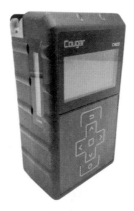

图 6-12　C1500 恒流防爆空气采样器

2. 恒流非防爆型　恒流非防爆型定点大气采样器具有恒流性能,但没有防爆性能,适用于不存在易燃易爆物质工作场所的气体有害物质采样。恒流非防爆型定点大气采样器的价格低于恒流防爆型。

电焊工作场所,臭氧采样流量为 2L/min,可选择采样流量范围在 1.0 ~ 3.0L/min 的采样器。如 SP3000、BT-2000 恒流非防爆空气采样器。

存在磷化氢、氟化氢和砷化氢、二月桂酸二丁基锡、三氟化硼、五氧化二磷、五硫化二磷、三氯化磷、三氯硫磷、三氧化硫、硫酸等工作场所,采样流量为1.0L/min,可选择采样流量范围在 0.2 ~ 2.0L/min 的采样器,如 SP3000、BT-2000、SP1500 恒流非防爆空气采样器。

存在二氧化氮、氨、汞、氯化汞、三甲基氯化锡、二氧化硫、硫化氢、氯化亚砜、硒化氢、氯气、氯化氢、盐酸等工作场所,采样流量为 0.5L/min,可选择采样流量范围在 0.1 ~ 1.0L/min 的采样器,如 SP1000、SP1500、BT-500 恒流非防爆空气采样器。

氰化氢采样流量为 0.2L/min,可选择采样流量范围在 0.1 ~ 1.0L/min 的采样器。

二氧化氯采样流量为 0.1L/min,可选择采样流量范围在 0.02 ~ 0.5L/min 的采样器。

3. 非恒流防爆型或非防爆型　非恒流防爆型或非防爆型大气采样器,如 BDQ-1500 型大气采样器(图 6-13),该类型设备的价格较低,目前各职业卫生检测结构使用较多,虽然符合《工作场所空气中有害物质监测的采样规范》(GBZ 159—2004)要求,但采样体积误差较大。随着恒流防爆型或非防爆型定点大气采样器的推广,非恒流型将逐渐退出市场。

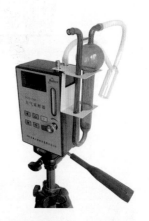

图 6-13　BDQ-1500 大气采样器

4. 多通道大气采样器　为了满足一个采样点同时采集多种气体有害物质的需要,多家厂商开发了多通道大气采样器。一台多通道采样器可以代替多台单通道采样器,减少了采样人员携带采样器的台数。目前市场有两通道大气采样器和四通道大气采样器,如 SP1000S 双路大气采样器(图 6-14)、BSQ-3000 双气路大气采样器(图 6-15)和 BSF-4 四气路大气采样器(图 6-16)。

(二) 个体大气采样器

1. 恒流防爆型或非防爆型　个体大气采样器与定点大气采样器相比,体

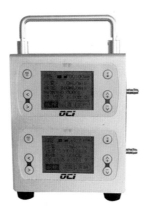

图 6-14　SP1000S 双气路大气采样器

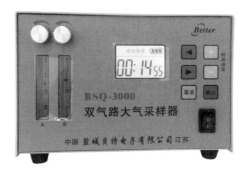

图 6-15　BSQ-3000 双气路大气采样器

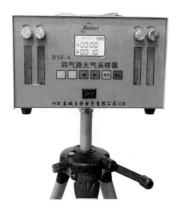

图 6-16　BSF-4 四气路大气采样器

积小,重量轻,便于佩戴。恒流防爆型个体大气采样器具有恒流和防爆性能,适用于各种工作场所的气体有害物质个体采样,特别是易燃易爆工作场所。恒流非防爆型个体大气采样器适用于不存在易燃易爆物质工作场所的气体有害物质个体采样。

个体大气采样器主要用于固体吸附剂吸附气体有害物质的采样,为了满足长时间采集且不被穿透,必须降低采样流量,多数气体有害物质采样流量为50ml/min,可选择采样流量范围在 10~200ml/min 的采样器,如:SP300、BT-500、C1500 恒流防爆或非防爆型大气采样器。

极少数气体有害物质的个体采样流量大于 200ml/min,如使用聚氨酯泡沫塑料采样管,采集溴氰菊酯和氰戊菊酯,采样流量可达 1 000ml/min,采集敌敌畏、甲拌磷、对硫磷和三乙基氯化锡,采样流量可达 200ml/min,可选择采样流量范围在 50~1 500ml/min 的采样器,如:SP500、BT-5000、C1500 恒流防爆或非防爆型大气采样器。

某些恒流防爆个体大气采样器的性能指标见表 6-2。

表 6-2　某些恒流防爆定点大气采样器的性能指标

型号	流量范围/ml·min^{-1}	防爆等级	连续工作时间/小时
SP300	10~300	Ex ib IIB T3 Gb	20
SP500	50~500	Ex ib IIB T3 Gb	20
BT-500	20~500	Ex ib IIB T4 Gb	20
BT-2000	(流量可选) 50~1000; 100~1500; 1000~5000	Ex ib IIB T4 Gb	20
C1500	20~1500	Ex ia IIC T4 Gb Ex ib I Mb	12

2. 非恒流防爆型或非防爆型　非恒流防爆型或非防爆型个体大气采样器,设备的价格较低,目前各职业卫生检测结构使用较多,但采样体积误差较大。随着恒流防爆型或非防爆型个体大气采样器的推广,将逐渐退出市场。

(三) 收集器

吸收液采集气体有害物质,所用收集器主要是大小型气泡、多孔玻板(白、棕)和冲击式吸收管等玻璃仪器等。以南通金南玻仪五金厂为代表的生产厂家,研发了多种固体吸附剂采样管(见图 6-17),如溶剂解吸型和热解吸型、碱性和浸渍活性炭采样管;溶剂解吸型和热解吸型、碱性、酸性和浸渍硅胶采样管;401 有机担体、GDX-501、GDX-103、XAD-2、碘化钾、聚氨酯泡沫、Tenax TA (TVOC)等特殊吸附材料采样管;离子硅胶采样管等,使更多的气体有害物质得到有效的采集。

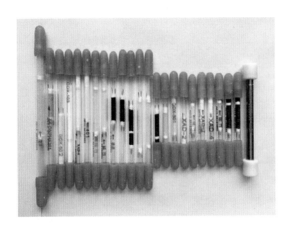

图 6-17　各种固体吸附剂采样管

第七章

粉尘现场采样操作技术

粉尘是我国工作场所空气中存在最广、职业病危害最严重的化学有害物质。粉尘采样是职业卫生工作人员必须掌握的操作技术,目前,粉尘采集技术主要是滤料采样法,所用的滤料种类主要是过氯乙烯滤膜、有机合成纤维滤料、微孔滤膜、玻璃纤维滤纸,主要用于总粉尘、呼吸性粉尘和金属烟尘的采集,粉尘现场采样操作技术分为总粉尘定点和个体采样、呼吸性粉尘定点和个体采样。

第一节　总粉尘定点采样现场操作技术

第五章讲述了气溶胶形式有害物质的采集技术,粉尘是以固-气形式的气溶胶存在于工作场所空气中,本节讲述总粉尘定点采样现场操作技术,以实现准确真实地采集到现场空气中的总粉尘。

一、总粉尘定点采样收集器的准备和检查

总粉尘定点采样,按采样时间划分,可分为短时和长时间采样,短时采样通常是15分钟,为了达到滤膜上总粉尘的增量要求,采样流量一般在15～20L/min,因此所用的收集器,是大开口采样夹类。小型采样夹适合总粉尘定点或个体长时间采样。本节介绍总粉尘定点短时采样。总粉尘定点长时间采样可参考本章第二节。

采样收集器的准备和检查,包括采样夹和滤膜夹。

(一) 采样所用的收集器

采样所用的收集器,通常是大开口采样夹类,采样夹(也称采样头)通常由三部分组成:采样夹上盖、橡胶环垫片、采样夹底座,市场上生产了各种样式的采样夹,使用的材料有塑料、铝合金、聚四氟乙烯等。大开口采样夹主要起

到与采样器连接并收集气体作用,采样夹中必须安装滤膜夹,滤膜夹上装滤料,由滤料收集粉尘。所以总粉尘定点采样收集器由采样夹和滤膜夹组成(图 7-1)。

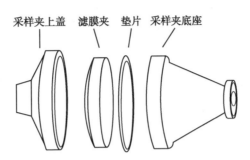

采样夹上盖　滤膜夹　垫片　采样夹底座

图 7-1　总粉尘采样收集器

（二）滤膜夹的准备

1. 滤膜夹的组成　滤膜夹通常由三部分组成:底座、锥形环和固定环(图7-2),底座和固定环上有相匹配的螺丝纹。使用时,底座上放滤膜,放上锥形环,再放固定环,并拧紧固定环和底座,依靠固定环传递给锥形环的压力,使锥形环、滤膜、底座三者间紧密压合,致使之间不漏气。滤膜夹存放在滤膜夹盒中。

有的滤膜夹只有底座、锥形环,并无固定环,依靠采样夹自身的拧紧,挤压锥形环,使锥形环、滤膜、底座三者间紧密压合。

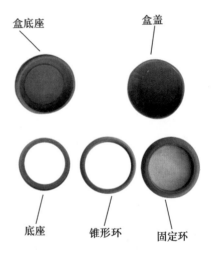

盒底座　　　　　　盒盖

底座　　　锥形环　　　固定环

图 7-2　滤膜夹盒及滤膜夹的组成

滤膜夹的准备应包括:滤料的称量、滤膜夹气密性检查、滤膜夹中滤料的安装。

2. 滤膜夹气密性检查　滤膜夹气密性检查就是检查底座与锥形环之间的气密性,在固定环的旋压下,底座与锥形环应密合。若底座与锥形环之间的气密性不好,采样时,空气会从底座与锥形环之间的缝隙穿过,形成"短路",气溶胶颗粒物从缝隙穿过,再通过采样器的气道又回到现场空气中,造成工作场所空气中气溶胶浓度的检测结果低于实际浓度。

首先检查滤膜夹的干净程度,以往采样过程可能污染了滤膜夹,使其表面黏附微小颗粒物,必须清洗掉,然后再进行气密性检查,可以分两步检查:

(1)底座、锥形环和固定环的匹配性检查:按下列步骤检查:

1)外观检查:底座、锥形环和固定环是否有变形,出现变形就不能使用。

2)匹配性检查:底座与锥形环的匹配性,是否密合且大小匹配。

3)紧密性检查:旋紧固定环时要有一定的阻力,没有任何阻力,气密性就差。旋紧固定环后,用手晃动滤膜夹,感知滤膜夹内是否有晃动,若有晃动就不能使用,或仔细听,是否有晃动声音,若有声音就不能使用。通过上述检查通常大部分滤膜夹的气密性都很好。

(2)滤膜夹的气密性检查试验:可以选用下列方法之一检查试验。

1)加压法:用塑料薄膜代替滤膜安装在滤膜夹上,滤膜夹安装到采样夹上,采样夹与气体加压泵连接,将采样夹放于盛水的烧杯中,开启加压泵,向采样夹内送气加压,当压差达到 1kPa 时,观察采样夹四周有无气泡产生。若无气泡产生,说明滤膜夹气密性符合要求。若有气泡产生,要检查漏气原因,首先在滤膜夹与采样夹底座之间增加或更换垫片,重新进行加压法测试,若无气泡产生,说明滤膜夹气密性符合要求。若仍有气泡产生,说明滤膜夹气密性较差,不符合要求,该滤膜夹以后不能使用。

2)流量测量法(该法适合非恒流采样器):该法依据皂膜流量计测量粉尘采样器流量的方法,其步骤如下:

①滤膜夹中装载 1 张滤膜,然后,安装到采样夹上,装到粉尘采样器上,按粉尘采样器流量校准方法,将皂膜流量计与粉尘采样器连接,设定仪器采样工作流量(以后不要变动),启动粉尘采样器,记录皂膜流量计的流量。

②关闭粉尘采样器,取下滤膜夹,打开滤膜夹,更换 1 张滤膜,再放置环形滤膜密封垫,旋紧固定环,安装到采样夹上,装到粉尘采样器上,直接启动粉尘采样器,记录皂膜流量计的流量。

③若两次测量流量值的相对偏差小于±2%,则该滤膜夹气密性良好。若滤膜的透气性较好,如玻璃纤维滤膜,可以直接更换 3 张滤膜(因通气阻力小,不影响采样流量,但加大了厚度,增加了滤膜夹底座与锥形环之间的紧密性),不加垫片,这样也可以。

二、滤料的称量及滤膜夹上滤膜的安装和拆卸

(一)滤料的称量

滤料称量的设备:分析天平、除静电器、干燥器、镊子。

1. 滤料称量前的准备

（1）滤膜质量的检查

1）滤膜应有质量检验合格证。

2）滤膜应两面夹衬纸保存。

3）滤膜应边缘平整、厚薄均匀、无毛刺，无污染，不得有针孔或任何破损。

4）滤膜直径在25～40mm之间，偏差不得超过±0.25mm；单张滤膜厚度为0.3mm，偏差不得超过±0.06mm。

5）吸湿性，滤膜质量变化应小于0.1%。

检验方法：将滤膜置于硅胶干燥器内2小时以上，取出称量。再将滤膜置于相对湿度小于80%的器皿中1小时，取出称量，按式（7-1）计算两次称量的滤膜质量变化。

$$\Delta W = \frac{W_2 - W_1}{W_1} \times 100\% \qquad\qquad 式（7\text{-}1）$$

式（7-1）中：

ΔW——滤膜的质量变化，单位为百分率（%）；

W_1——第一次称量的滤膜质量，单位为毫克（mg）；

W_2——第二次称量的滤膜质量，单位为毫克（mg）。

（2）滤膜干燥：称量前，将滤膜置于硅胶干燥器内2小时以上。

2. 滤料称量操作

（1）电子天平预热：天平插上电源30分钟（或打开电源开关，也可以不打开电源开关）。

（2）用镊子从滤膜盒中取出含衬纸的滤膜。

（3）用镊子取下滤膜，将滤膜从除静电器上方掠过，或将滤膜轻微触及除静电器，然后放在天平上。

（4）读取天平称量结果，并在衬纸上和记录表上记录滤膜的质量和编号。

（5）用已经记录有滤膜质量的衬纸两面夹着滤膜，放入相应容器中备用，或将滤膜直接安装在滤膜夹上。

3. 称量时应注意的事项

（1）对天平的选择：因采样后对滤膜上粉尘的增量有要求（见表7-1），因此，对天平的选择，应根据工作场所现场粉尘浓度预估情况和职业接触限值标准，选择感量为0.1mg或是0.01mg的天平，职业接触限值标准比较低的粉尘，如呼吸性粉尘，必须使用感量为0.01mg的天平。目前电子天平应用已经比较普及,因此,尽可能使用电子天平。

（2）须除静电:在滤料放到天平托盘之前,将滤料接触除静电设备,即可去除静电。称量时,滤料上的静电,就像一个带电导体,带电导体的移动(电光天平左右摆动或电子天平上下移动),将产生电场,影响天平静止时间和位置。

（3）妥善记录和保存:通常可以将称量结果记录到滤料上下衬纸上,且上下两张衬纸都要记录,若没有衬纸,可以自行寻找干净的纸张制作衬纸。记录后,仍将滤料放在上下两张衬纸中,妥善保存在原滤料盒内。

（4）湿度对称量的影响:为了消除影响,通常天平室的湿度不应太高,可以安装除湿机,一般湿度在 50%以下,对称量影响不大,另外为消除滤料自身吸湿性影响,可以把滤料放在硅胶干燥箱中存放 2 小时以上,那么,采样后也应将滤料放在硅胶干燥箱中存放 2 小时以上,保持采样前后滤料自身潮湿性一致。

表 7-1 滤膜上总粉尘的增量(Δm)要求

分析天平感量	滤膜直径/mm	Δm 的要求/mg
0.1mg	≤37	$1 \leqslant \Delta m \leqslant 5$
	40	$1 \leqslant \Delta m \leqslant 10$
	75	$\Delta m \geqslant 1$,最大增量不限
0.01mg	≤37	$0.1 \leqslant \Delta m \leqslant 5$
	40	$0.1 \leqslant \Delta m \leqslant 10$
	75	$\Delta m \geqslant 0.1$,最大增量不限

（二）滤膜夹中滤料的安装

滤膜夹中滤料的安装可以在实验室安装,也可以在采样现场安装,应根据工作量的大小和滤膜夹的数量来确定。

1. 标准滤料的安装　所谓标准滤料是指滤料直径与滤膜夹的外径一致,如 37mm、40mm 或 25mm 的滤膜,与相对应的采样夹外径尺寸一致。安装按下列步骤进行(图 7-3)。

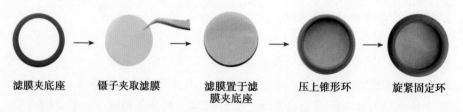

滤膜夹底座　　镊子夹取滤膜　　滤膜置于滤　　压上锥形环　　旋紧固定环
　　　　　　　　　　　　　　　膜夹底座

图 7-3　滤膜夹中滤料的安装过程

（1）取出并打开滤膜夹盒，拧开滤膜夹，检查底座、锥形环和固定环的匹配性。

（2）用镊子取下滤膜两面的夹衬纸（滤膜已称重，质量记录于衬纸上），妥善保存夹衬纸，通常放回在滤膜夹盒中。

（3）用镊子将滤膜毛面向上平铺于底座上，放上锥形环，旋紧固定环，观察滤膜情况，滤膜应无皱褶或裂隙。滤膜出现皱褶或裂隙，可能会使底座与锥形环之间的气密性降低。

（4）将滤膜夹装入滤膜夹盒中，拧上盒盖，待用。

2. 非标准滤料的安装　所谓非标准滤料是指滤料直径 75mm 的滤膜，大于采样夹外径尺寸。安装按下列步骤进行：

（1）滤膜的叠折：滤膜一般按四折法折叠，折叠时，应先把手洗净、揩干，以免弄脏滤膜。滤膜的折叠方法，如图 7-4 所示，将圆形滤膜对折 2 次，撑开成漏斗状。在折叠滤膜时应注意，有的滤膜夹底座内径或大或小，折叠时稍微放宽一些或收紧一点，以使折叠好的滤膜漏斗边缘直径比底座内经略大且小于等于外径，便于将滤膜边缘沿底座环形四周叠压。

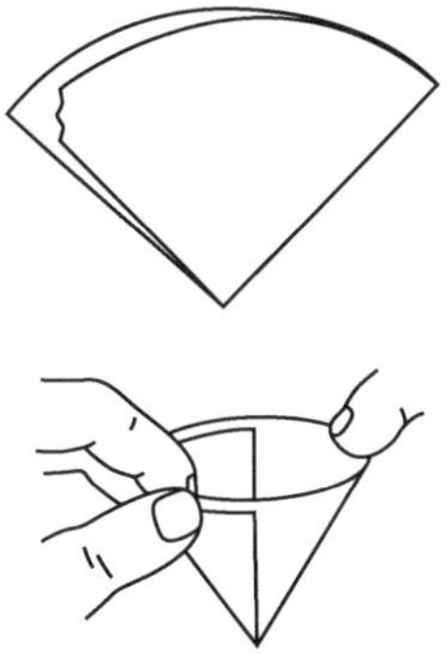

图 7-4　滤膜折叠示意图

（2）滤膜的安装：拧开滤膜夹，把折叠好的滤膜漏斗放入底座之中，将滤膜边缘沿底座环形四周叠压。叠压时，注意滤膜边缘应与滤膜夹底座外沿基本吻合，尽可能不要超出底座外沿，否则，影响固定环的旋紧。放上锥形环，旋紧固定环。

（3）将装好滤膜的滤膜夹装入塑料袋中，密封保存，待用。

（三）粉尘样品采集后滤膜夹中滤膜的拆卸和包装

粉尘样品采集后，应将滤膜从滤膜夹中取出并包装，不能将带滤料的滤膜夹放回原滤膜夹盒中，这是因为在运输过程中，不可避免地有振动、颠簸现象，使已被采集的粉尘颗粒物从滤膜上脱落。在采样现场拆卸滤膜夹，取出并包装滤膜的步骤如下：

1. 拧开滤膜夹，用镊子取下锥形环，小心将滤膜从底座上取下（受尘面始终朝上）。

2. 由受尘面向内折叠 2 次以上，找出原夹衬纸（记录有滤膜原始重量）包裹滤膜，装入样品袋中，填写样品编号，放置在采样箱或样品存放箱等中。

三、粉尘采样器材的准备和检查

粉尘采样器材的准备和检查,包括采样器性能的检查,配件的准备和检查。

(一)粉尘采样器性能的检查

1. 采样器电量检查　检查电量是否充满,对于长期没有使用的采样器,电池充满电后,还要检查是否亏电,亏电的采样器不能使用。检查亏电方法:开启采样器,用手堵住进气口,若听不到采样器电机的震动声,电机停止运转,说明已经亏电。

2. 流量范围是否满足标准采样流量的要求　粉尘采样流量多数在5~30L/min。对于金属烟尘,采样流量一般为5L/min,因此用于金属烟尘采样器的流量范围可在1~10L/min。

3. 粉尘采样系统气密性检查　用塑料薄膜代替滤膜安装在滤膜夹上,将滤膜夹放置采样夹底座上,旋紧采样夹上盖,再将采样夹安装到采样器上。开启采样器,调节采样流量至最大流量,应无流量显示,表明采样系统气密性良好。否则,表明采样系统有漏气,需要查找漏气原因。漏气原因从如下三个方面检查:

(1)粉尘采样器自身气密性检查:当封闭粉尘采样器进气口,用最大流量抽气时,应无流量显示。通常将流量调至最高,用手堵严采样器进气口,若流量计转子降到最下方0的位置且无颤动,表明采样器自身管路密封性良好。否则,采样器自身管路密封不严,造成漏气,需要检查漏气原因。

(2)采样夹安装到粉尘采样器后的气密性检查:

1)采样夹与采样器连接处气密性检查:将采样夹底座安装到粉尘采样器上,旋紧后,将采样夹底座进气口封闭,用最大流量抽气时,应无流量显示。通常将流量调至最高,用手堵严采样夹进气口,若流量计转子降到最下方0的位置且无颤动,表明采样夹底座与采样器连接处气密性良好。否则,需要检查采样器接口处的橡胶环是否损坏,或其他原因。

2)采样夹上盖与采样夹底座连接处气密性检查(该检查也可以不查):在1)采样夹与采样器连接处气密性检查的基础上,将采样夹上盖旋在采样夹底座上,旋紧上盖后,将采样夹进气口封闭,用最大流量抽气时,应无流量显示,表明采样夹上盖与采样夹底座连接处气密性良好。

(3)滤膜夹安装后的气密性检查:在(2)采样夹安装到粉尘采样器后的气密性检查的基础上,用塑料薄膜代替滤膜安装在滤膜夹上,然后,安装到采样夹上,旋紧采样夹上盖后,开启采样器,调节采样流量至最大流量,若无流量显示,表明滤膜夹安装后,整个粉尘采样系统密封性良好。否则,表明滤膜夹与采样夹底座接触处有漏气,需要更换橡胶环垫片。

对于恒流采样器,气密性检查也可以按非恒流采样器的气密性检查步骤进行,将采样器进气口、采样夹进气口封闭后,采样器可能停机或流量计显示流量为零,表明采样器、采样器与采样夹之间气密性良好。

4. 粉尘采样器流量刻度或数显流量校正　因采样器显示流量可能与实际测得的流量有误差,对不同流量刻度或数显流量进行校准,具体方法参考第十章第三节"采样器的质量控制"。

5. 粉尘空气采样器的开关、旋钮检查　应灵活、可靠,零部件应紧固。

（二）定点总粉尘采样的配件准备和检查

1. 采样夹　检查采样夹中有无橡胶环垫片。

2. 粉尘采样器支架　检查支架有无损坏及拉出和缩进是否自如。

3. 滤膜　检查是否已经称量,数量是否能够满足采样需求。

4. 滤膜夹盒及滤膜夹　检查滤膜夹数量,或滤膜是否可以提前装载。

5. 镊子　使用无锯齿状镊子,用于装卸滤膜。

6. 电源插线和充电器或电池　检测电源插线和充电器的匹配性以及充电器是否有损坏。

因工作场所空气中粉尘测定标准中(GBZ/T 192)没有采样体积校正,所以温度计和气压计就可以不要。

（三）记录材料准备

记录材料包括记录纸、记录笔、标签等。记录纸应是规范的记录单,不能随意拿张纸就记录。

四、总粉尘采样现场操作

（一）现场采样操作

1. 总粉尘定点采样操作步骤　总粉尘定点采样操作按下列步骤进行:

（1）打开采样箱,取出采样架并支起。

（2）取出粉尘采样器并安装于采样架上。

（3）取出采样夹,并安装到粉尘采样器上,启动粉尘采样器,进行气密性检查。若现场粉尘浓度很大,需安装上带滤膜的采样夹,避免粉尘被吸进采样器。

（4）取出滤膜夹,若滤膜夹已经在实验室安装好滤膜,可将滤膜夹安装到采样夹上,旋紧采样夹。若滤膜夹没有安装滤膜,可按本章第一节二中"滤膜夹中滤料的安装"方法安装滤膜,然后将滤膜夹安装到采样夹上,旋紧采样夹。安装后的采样器(见图7-5)。

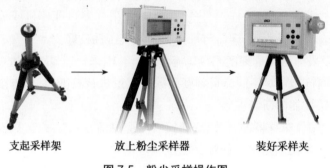

支起采样架   放上粉尘采样器   装好采样夹

图 7-5 粉尘采样操作图

(5) 将转子流量计的流量旋钮关至最小。开启采样器,调节转子流量计的流量由小到大至所需的刻度(通常 15~20L/min),调节采样时间,通常 15 分钟;采样过程中要监视与调整采样流量,确保采样流量在标准规定的流量范围,一般误差小于 5%。

(6) 在采样器运行期间,记录相关内容,记录信息应当至少包括样品名称、样品编号、采样点、采样设备名称及编号、生产状况、职业病防护设施运行情况、个人防护用品使用情况、采样起止时间、采样流量、环境气象条件参数(温度、湿度、气压)、采样人、陪同人等相关信息(参看第九章表9-14)。

(7) 当采样器的泵停止运转,将采样器流量计开关调至最小,关掉采样器电源开关。

(8) 取下滤膜夹,按本节"滤膜夹中滤膜的拆卸和包装"方法取出和包装滤膜。

(9) 若还要继续采集下一个样品,可重复(4)~(8)。

2. 采样结束后的采样器收装 若采样全部结束,收装采样器,可按下列顺序操作:

(1) 将转子流量计的流量旋钮关至最小,关掉采样器电源开关。

(2) 取下滤膜夹,按本节"滤膜夹中滤膜的拆卸和包装"方法取出和包装滤膜。

(3) 将滤膜夹装到滤膜夹盒中,放置在采样器箱中。

(4) 取下采样夹,放置在采样器箱中。

（5）收起采样器支架,放置在采样器箱中,合上采样器箱。

3. 空白样品的采集　在样品采集的同时,可以进行空白样品的采集,具体方法如下:

（1）采样时,若滤膜在现场安装到滤膜夹上,那么在采样点,将滤膜安装到滤膜夹上,然后立即再从滤膜夹上取下滤膜,按样品的包装方法包装和存放,然后同样品一起运输、保存和测定。每批次样品不少于3个空白样品。

（2）采样时,若滤膜已在实验室安装到滤膜夹上,那么在采样点,取出滤膜夹,立即从中取出滤膜,按样品的包装方法包装和存放,然后同样品一起运输、保存和测定。每批次样品不少于3个空白样品。

（二）总粉尘定点采样时的注意事项

1. 采样器的注意事项

（1）所使用仪器流量计必须每年检定。每台采样器在使用前都应校验流量。

（2）对流量计的要求,流量计要求精度为±2.5%。

（3）用可充电蓄电池作为电源的采样器,采样前应对蓄电池充电,以保证采样过程中电力的正常供应;长期不用时应按照说明书的要求定期充电。

（4）在煤矿井下或有防爆要求的生产环境中,严禁打开采样器进行修理。

（5）滤膜夹要擦洗干净。

2. 采样过程的注意事项

（1）采样时收集器应置于产尘点的下风向且位于工作人员作业时呼吸带高度,收集器的进气方向与周围风向相垂直。

（2）在粉尘浓度高的作业现场采样时,一定要装上滤膜后再打开采样器,不要在未装滤膜的情况下打开采样器,否则可将含尘空气抽入到流量计中,污染流量计,影响流量的准确性,若抽入到抽气泵体中则影响抽气泵体的抽气性能。

（3）安装滤膜夹应仔细,检查采样器是否在负载下漏气,消除采样器内部胶管老化、橡胶密封垫、连接和螺丝松动造成的漏气。注意几个环节:滤膜夹是否拧紧;采样头前盖是否对丝拧紧;各个环节的橡皮垫是否完好。

（4）采样流量要准确(流量波动<5%),及时观察采样流量的变化。

（5）采样中,要及时观察卸载下的滤膜采集粉尘的分布情况,判断滤膜夹漏气情况,若滤膜上颗粒物与四周白边之间界限清晰,说明没有漏气;如出现界线模糊时,则表明有漏气,应检查滤膜安装是否正确,或者更换滤膜密封垫、滤膜夹。

（6）现场采样后,要注意保护好样品,轻拿轻放,使其不受污染和掸落。

第二节　总粉尘个体采样现场操作技术

一、总粉尘个体采样采样器和收集器的准备和检查

总粉尘个体采样通常都是长时间采样,对采样器的性能要求之一必须满足长时间采样流量恒定,因此,采样前对个体采样收集器和采样器的准备和检查是必不可少,是保证采样准确的关键步骤。

（一）总粉尘个体采样收集器的准备和检查

总粉尘个体采样的收集器是小型采样夹,又称塑料采样夹(参看第五章图5-3)。通常由四部分组成,分别是前盖、中层、滤料支撑垫和底座(有些将滤料支撑垫和底座合二为一),另外应有两个堵头。该采样夹具有采样夹和滤膜夹功能,利用塑料的弹性,将滤膜挤压在采样夹中,可以安装直径为25mm滤膜。可以安装一张或两张滤料,安装一张滤料时,只需要连接前盖和底座。

1. 塑料采样夹的检查

（1）塑料采样夹层与层间的紧密程度检查:塑料采样夹佩戴在工作人员的肩部,在采样过程中,因工作人员的移动或工作振动,造成层与层间的松弛甚至脱落,必须检查其紧密程度。检查方法:将前盖与中层挤压紧后,两手用力拧拉前盖与中层,应不能打开,只有用专用工具撬开,表明前盖与中层紧密程度良好。然后再将中层与底座挤压紧,两手用力拧拉底座与中层,应不能打开,只有用专用工具撬开,表明底座与中层紧密程度良好。通过检查紧密程度良好的塑料采样夹才能用于采样,否则就弃掉。

（2）塑料采样夹的气密性检查:塑料采样夹有两个挤压接口,分别是前盖与中层接口以及中层与底座接口,若仅在中层与底座之间夹装滤膜,这两个接口漏气,对粉尘的采集影响不大。若要在前盖与中层之间夹装滤膜,中层与底座接口漏气,影响粉尘的采集。滤膜装在中层与底座之间或前盖与中层之间,若有漏气,都可减少滤膜上的粉尘采集量,降低粉尘含量。因此,必须对塑料采样夹进行气密性检查。

1）塑料采样夹两个接口的气密性检查:加压法:将塑料采样夹的两个接口压紧,封闭前盖的进气孔,底座的进气口与气体加压泵连接,将塑料采样夹放于盛水的烧杯中,开启加压泵,向塑料采样夹内送气加压,当压差达到1kPa

时,观察塑料采样夹四周有无气泡产生。若无气泡产生,说明塑料采样夹气密性符合要求。若有气泡产生,要仔细观察是哪个接口漏气,若中层与底座接口有气泡,该塑料采样夹不能用于前盖与中层之间夹装滤膜。

2)夹装滤膜后的气密性检查:加压法:用塑料薄膜代替滤膜安装在中层与底座之间,底座的进气口与气体加压泵连接,按1)的方法加压试验,观察塑料采样夹四周有无气泡产生。若无气泡产生,说明中层与底座之间气密性符合要求。若有气泡产生,该塑料采样夹不能使用。若将塑料薄膜代替滤膜安装在前盖与中层之间,底座的进气口与气体加压泵连接,按1)的方法加压试验,观察塑料采样夹四周有无气泡产生。若无气泡产生,说明中层与底座接口气密性符合要求,前盖与中层之间气密性符合要求。

2. 塑料采样夹滤膜安装　塑料采样夹中滤料的安装可以在实验室安装,也可以在采样现场安装,应根据工作量的大小和滤膜夹的数量来确定,安装按下列步骤进行:

(1) 取下前盖和底座两端的堵头,用撬开板,沿前盖和底座之间缝隙的四周逐渐撬开,使前盖和底座分离开。

(2) 用镊子取下滤膜两面的夹衬纸(滤膜已称重,质量记录于衬纸上,滤膜称量参看本章第一节),妥善保存夹衬纸。

(3) 用镊子将滤膜毛面向上平铺于底座上,放上前盖,用力压紧前盖和底座,前盖下沿进入底座内槽的深度应一致,并均匀接触。

(4) 装上前盖和底座两端的堵头。

(5) 若在实验室安装,应妥善保存装好滤膜的塑料采样夹,备用。若采样现场安装滤膜,安装滤膜后即可使用。

3. 塑料采样夹滤膜取出和包装　粉尘样品采集后,应将滤膜从塑料采样夹中取出并包装,在采样现场拆卸塑料采样夹,取出并包装滤膜的步骤如下:

(1) 用撬开板,沿前盖和底座之间缝隙的四周逐渐撬开,用镊子小心将滤膜从底座上取下(受尘面始终朝上)。

(2) 由受尘面向内折叠2次以上,找出原夹衬纸(记录有滤膜原始重量)包裹滤膜,装入样品袋中,填写样品编号,放置在采样箱或样品存放箱等中。

(二) 总粉尘个体粉尘采样器材的准备和检查

个体粉尘采样器材的准备和检查,包括采样器性能的检查,配件的准备和检查。

1. 个体粉尘采样器性能的检查

（1）个体粉尘采样器电量检查（参考本章第一节）。

（2）流量范围的检查，是否满足标准采样流量的要求，如个体粉尘采样流量多数在 $1\sim5L/min$。

（3）个体粉尘采样系统的气密性检查：个体粉尘采样系统如图 7-6 所示，采样器与乳胶管连接，乳胶管另一端与塑料采样夹连接就构成了个体粉尘采样系统。该系统的气密性检查：开启采样器，调节采样流量至最大流量，封闭塑料采样夹的进气口，应无流量显示，表明采样系统气密性良好。否则，表明采样系统有漏气，需要查找漏气原因。漏气原因从如下两个方面检查。

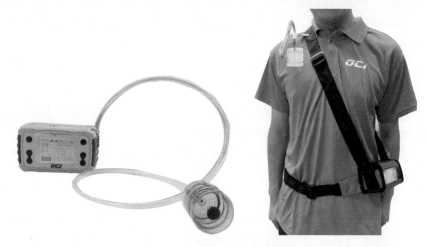

图 7-6 总粉尘个体采样操作图

1）个体粉尘采样器自身气密性检查：参看本章第一节三中"粉尘采样器自身气密性检查"。

2）乳胶管与各接口匹配性检查：参看第六章第二节一中"吸附剂管采样系统的气密性检查"。

（4）个体粉尘采样器流量刻度或数显流量校正，因采样器显示流量可能与实际测得的流量有误差，对不同流量刻度或数显流量进行校准，具体方法参考第十章第三节中"个体粉尘采样器流量的校准"。

（5）粉尘空气采样器的开关、旋钮检查，应灵活、可靠，零部件应紧固。

2. 总粉尘个体采样的配件准备和检查 个体总粉尘采样的配件按以下准备和检查：

（1）采样夹,检查采样夹有无破损。

（2）乳胶管,用于连接采样器和采样夹,长度1.5m左右。

（3）滤膜,检查是否已经称量,数量是否能够满足采样需求。

（4）镊子,使用无锯齿状镊子,用于装卸滤膜。

（5）电源插线和充电器,检测电源插线和充电器的匹配性以及充电器是否有损坏。

3. 记录材料准备　记录材料包括记录纸、记录笔、标签等。记录纸应是规范的记录单,不能随意拿张纸就记录。

二、总粉尘个体采样操作

（一）现场采样操作和空白样品采集

1. 现场采样操作　将上述准备好的所需采样器材带到工作场所,根据采样方案,在工作场所进行采样。个体采样器的安装及采样操作按下列步骤进行:

（1）打开采样箱,将乳胶管与采样器进气口连接;取出塑料采样夹与乳胶管的另一端相连,若塑料采样夹没有安装滤膜,按本节"塑料采样夹滤膜安装"方法安装滤膜。

（2）将采样器佩戴到工作人员身上,塑料采样夹固定于佩戴者的肩部或胸前,进气口尽量接近呼吸带,检查佩戴后是否影响佩戴者的正常工作,调整至最佳位置为止(图7-6);在采样单上记录佩戴者的姓名、工种、采样器编号及滤膜编号和重量。

（3）开启采样器,调节转子流量计的流量由小到大至所需的刻度,通常采样流量为1~5L/min,调节采样时间,通常1~8小时;采样过程中要定时或不定时检查工作人员佩戴情况,检查采样流量变化情况,记录开始采样时间及开始采样时的流量。

（4）采样时间:工人上班时进入现场即开机计时,直至该工作班结束离开工作现场时关机,离开工作岗位或做与工作无关活动时应关机,待重新工作时再开机;

（5）在采样器运行期间,记录相关内容,记录信息应当至少包括样品编号、采样对象姓名、采样设备名称及编号、生产状况、职业病防护设施运行情况、个人防护用品使用情况、采样开始时间、采样流量、采样人、陪同人等相关信息(参看第九章表9-15)。

（6）采样结束,从佩戴者身上取下采样器,若采样器还在运行,查看并记录采样器的采样流量,关闭采样器,记录结束时间。若采样器已经关闭,则依据设定的采样时间,推算结束时间;带采样器到干净的场所,重新开机,查看并记录采样器的采样流量。

(7) 取下塑料采样夹,按本节"塑料采样夹滤膜取出和包装"方法,将滤膜取出并包装,写上样品编号,放置在采样袋中。

(8) 将采样器、塑料采样夹等放置在采样器箱中。

整个采样过程就结束。

2. 空白样品的采集　在样品采集的同时,可以进行空白样品的采集,具体方法如下:

(1) 采样时,若滤膜在现场安装到塑料采样夹上,那么在采样点,将滤膜安装到塑料采样夹上,然后立即再取出滤膜,按样品的包装方法包装和存放,然后同样品一起运输、保存和测定。每批次样品不少于 3 个空白样品。

(2) 采样时,若滤膜在实验室安装到塑料采样夹上,那么在采样点,取出塑料采样夹,立即取出滤膜,按样品的包装方法包装和存放,然后同样品一起运输、保存和测定。每批次样品不少于 3 个空白样品。

(二) 总粉尘个体采样时的注意事项

参看本章第一节总粉尘定点采样时的注意事项。除此之外,应注意如下事项:

1. 采样器的注意事项　塑料采样夹是依靠挤压安装滤膜,因此,不同人员安装滤膜的效果有很大差别,在使用时,尽可能地挤压,减少漏气。

2. 采样过程的注意事项

(1) 应避免佩戴者的衣领或帽耳对采样头进气口的堵塞。

(2) 采样过程中,可能出现个体采样器的停运,还可能因采样器性能问题,出现不运转现象。

(3) 避免人为因素的干扰。

第三节　呼吸性粉尘定点采样现场操作技术

工作场所空气中的粉尘颗粒大小不一,必须将较大颗粒分离后,才能采集到呼吸性粉尘,因此呼吸性粉尘的采集技术包含着大小颗粒分离技术和微小颗粒收集技术,在第五章第二节介绍了冲击式和旋风式分离及采集原理,本节介绍冲击式分离及采集技术的现场操作。

一、呼吸性粉尘定点采样的收集器准备和检查

呼吸性粉尘定点采样,按采样时间划分,也分为短时和长时间采样,短时采样通常是 15 分钟,为了达到滤膜上呼吸性粉尘的增量要求,采样流量必须较大,因此冲击式分离采样头适合呼吸性粉尘定点短时采样。旋风式分离采样头适合呼吸性粉尘定点或个体长时间采样。本节介绍呼吸性粉尘定点短时采样。呼吸性粉尘定点长时间采样可参考第四节。

冲击式分离采样头的准备

冲击式分离采样头如图 5-13 所示,可以组合成两部分,前半部分为预捕集器,后半部分为滤料捕集器。冲击式分离采样头就像总粉尘的采样夹,起到与采样器连接并收集气体作用,预捕集器内需要装上玻璃冲击板,即 $\phi25mm$ 的玻璃片,涂上硅油,就可以预捕集较大颗粒物,滤料捕集器需要装上滤膜夹,滤膜夹上装滤料,由滤料收集呼吸性粉尘。通常玻璃冲击板存放在冲击板盒中,滤膜夹存放在滤膜夹盒中。冲击式分离采样头、冲击板盒、滤膜夹盒分别存放在采样器箱中。

1. 采样头的准备　冲击式分离采样头的准备有:采样头的清洗、滤膜夹准备、冲击板准备。

(1) 采样头的清洗:将采样头的内外壁用中性洗涤剂清洗干净,然后用自来水清洗干净,晾干备用。

(2) 滤膜夹准备:参考第一节"滤料的称量及滤膜夹上滤膜的安装和拆卸"的步骤准备。

(3) 冲击板准备

1) 先用中性洗涤液浸泡,除去表面污渍,经清水漂洗后,再用脱脂棉球及无水酒精擦净,晾干备用。

2) 用洁净的小刮刀蘸取少量硅油,涂抹在捕集器圆心位置(见图 7-7)。再向侧边将硅油刮薄展开,使硅油涂成 $\phi15mm$ 的圆形。由于硅油黏度较高,数小时后才会出现均匀扩散现象。所以捕集板涂硅油的工作,应在采样前提前进行,并保证其不受污染,实验表明,捕集板上涂抹硅油控制在 $0.5\sim5mg$ 范围内,粉尘捕集效果较好。

3) 将已涂好硅油的捕集板,放入贴好标签的冲击板盒内。

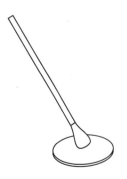

图 7-7　冲击板涂硅油

如果采样目的除检测呼吸性粉尘外,还要检测总尘,那么,冲击板涂抹硅油后,需要进行称量并记录,存放于有编号的冲击板盒内备用,保存及使用过程,避免触摸硅油面,造成硅油损失。

2. 冲击式分离采样头的组装　采样头的组装通常在现场操作,组装过程按第五章第二节图 5-13 所示。

(1) 工作时,用弯头镊子将涂有硅油的玻璃冲击板从冲击板盒内取出,安装在前半部的捕集板座上,用金属卡环压紧,旋紧预捕集器的进气盖。

(2) 将装好滤膜的滤膜夹取出,安装在后半部分后座的金属网上,旋紧后段,即组装完毕。

3. 冲击式分离采样头的拆卸

(1) 将采样头垂直放置,进气口朝上(目的:打开预捕集器后段时,滤膜夹不会脱离掉到地面)。

(2) 旋开预捕集器后段,取出滤膜夹,用镊子取出滤膜并包装。

(3) 旋开预捕集器的进气盖,取出金属卡环,用弯头镊子从捕集板座上取出玻璃冲击板,将玻璃冲击板放回冲击板盒内。

(4) 分别将滤膜夹、采样头组装后,放回采样器箱。

拆卸时应先取滤膜夹,后取冲击板,顺序不要颠倒,否则,先取冲击板,预捕集器中黏附的颗粒物可能掉到下方的滤料上,增加了滤料的采集量,造成误差。

4. 冲击式分离采样头的气密性检查　冲击式分离采样头有两个旋转接口,分别是前盖与中间壳体接口以及中间壳体与后座接口,这两个接口不论哪个漏气,都可加大滤膜上的粉尘采集量,增加呼吸性粉尘含量。滤膜夹之间以及滤膜夹与后座之间,若有漏气,都可减少滤膜上的粉尘采集量,降低呼吸性粉尘含量。因此,必须对冲击式分离采样头进行气密性检查。

(1) 冲击式分离采样头两个接口的气密性检查:可以选用下列方法之一检查试验。

1) 加压法:将冲击式分离采样头的两个接口拧紧,采样头前盖的进气孔封闭,后座的进气口与气体加压泵连接,将采样头放于盛水的烧杯中,开启加压泵,向采样头内送气加压,当压差达到 1kPa 时,观察采样头四周有无气泡产生。若无气泡产生,说明采样头气密性符合要求。若有气泡产生,要仔细观察是哪个接口漏气,然后在接口处增加密封垫,再检查试验。若没有密封垫,该采样头以后不能再使用。

2) 抽气法:将冲击式分离采样头的两个接口拧紧,后座与采样器连接,开启采样器,调节采样流量至最大流量,将采样头前盖的进气孔封闭,应无流量显示,表明采样头气密性符合要求。否则,应增加密封垫再检查试验。使用抽气法,注意采样器自身漏气和采样器与采样头接口的漏气。对恒流采样器,采样头前盖的进气孔封闭后,可能停机或流量显示为零,都表明采样头气密性符合要求。

(2) 滤膜夹之间以及滤膜夹与后座之间的气密性检查:加压法:用塑料薄膜代替滤膜安装在滤膜夹上,滤膜夹放置到采样头后座上,将中间壳体与后座拧紧,后座的进气口与气体加压泵连接,将采样头放于盛水的烧杯中,开启加压泵,向采样头内送气加压,当压差达到 1kPa 时,观察采样头四周有无气泡产生。若无气泡产生,说明滤膜夹之间以及滤膜夹与后座之间的气密性符合要求。若有气泡产生,要检查漏气原因,首先在滤膜夹与采样头后座之间增加或更换垫片,重新进行加压法测试,若无气泡产生,说明滤膜夹气密性符合要求,滤膜夹与采样头后座之间有漏气,以后使用时要加垫片。若仍有气泡产生,可以再增加垫片,重新进行加压法测试,仍有气泡产生,说明滤膜夹气密性较差,不符合要求,该滤膜夹以后不能使用。

二、呼吸性粉尘定点采样器材的准备和检查

呼吸性粉尘定点粉尘采样器材的准备和检查,包括采样器性能的检查,配件的准备和检查。

(一) 呼吸性粉尘定点采样器性能的检查

1. 采样器电量检查(参考本章第一节)。

2. 流量范围是否满足标准采样流量的要求　通常冲击式分离采样头的采样流量为 20L/min。

3. 呼吸性粉尘定点采样系统气密性检查。

(1) 粉尘采样器自身气密性检查(参考本章第一节三中"粉尘采样器自身气密性检查")。

(2) 粉尘采样器与采样头后座接口气密性检查:将冲击式分离采样头后座安装到粉尘采样器上,旋紧后,将采样头后座进气口封闭,参考本章第一节三中"采样夹与采样器连接处气密性检查"的方法检查其气密性。若漏气,表明采样头后座与粉尘采样器接口密封性差,需要检查采样器接口处的橡胶环是否损坏。

(3) 采样头安装到粉尘采样器后总体气密性检查:若采样头已经检查,气密性良好,再通过(1)和(2)检查后,就不需要再检查总体气密性。若采样头没有进行检查气密性,就应该按本节一中"冲击式分离采样头的气密性检查"

方法检查其气密性。

4. 粉尘采样器流量刻度或数显流量校正　因采样器显示流量可能与实际测得的流量有误差,对不同流量刻度或数显流量进行校准,具体方法参考第十章第三节中"粉尘采样器流量的校准"。

5. 粉尘空气采样器的开关、旋钮检查　应灵活、可靠,零部件应紧固。

（二）呼吸性粉尘定点采样配件和记录材料的检查

1. 呼吸性粉尘定点采样的配件准备和检查　呼吸性粉尘定点采样所需要的配件以及检查方法如下:

（1）冲击式分离采样头。

（2）粉尘采样器支架,检查支架有无损坏或拉出和缩进是否自如。

（3）滤膜,检查是否已经称量,数量是否能够满足采样需求。

（4）滤膜夹盒及滤膜夹,检查滤膜夹数量,或滤膜是否可以提前装载。

（5）镊子,使用无锯齿状镊子,用于装卸滤膜。

（6）冲击板盒及冲击板(已涂硅油或称重),若干。

（7）小刮刀(用于涂硅油)。

（8）硅油盒。

（9）电源插线和充电器。

（10）弯头镊子,用于夹取冲击板。

2. 记录材料准备　记录材料包括记录纸、记录笔、标签等。记录纸应是规范的记录单,不能随意拿张纸就记录。

三、呼吸性粉尘定点采样现场操作

冲击式分离技术的采样既可采集呼吸性粉尘,同时也可以采集总粉尘,但以采集呼吸性粉尘为主。呼吸性粉尘是滤膜增加的重量,总粉尘是涂有硅油的冲击板和滤膜两者增加重量之和。

（一）呼吸性粉尘定点采样及空白样品采集

1. 呼吸性粉尘定点采样　呼吸性粉尘定点采样按下列步骤进行:

（1）打开采样箱,取出采样架并支起;取出粉尘采样器并安装于采样架上。

（2）取出冲击式分离采样头,并安装到粉尘采样器上,启动粉尘采样器,进行气密性检查,参考本节"呼吸性粉尘定点采样器材的准备和检查"。

（3）按本节"冲击式分离采样头的组装"方法组装冲击式分离采样头,并安装到粉尘采样器上(见图7-8)。

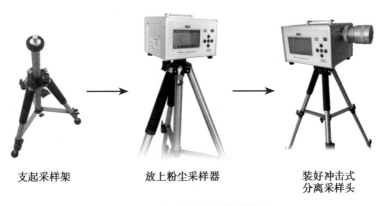

支起采样架　　　　放上粉尘采样器　　　　装好冲击式
分离采样头

图 7-8　呼吸性粉尘采样操作图

（4）将转子流量计的流量旋钮关至最小。开启采样器,调节转子流量计的流量由小到大至所需的刻度(目前常用的采样头,要求采样流量必须是20L/min,且流量应稳定),调节采样时间,通常 15 分钟;采样过程中要监视与调整采样流量,确保采样流量在标准规定的流量范围,一般误差小于 5%;

（5）在采样器运行期间,记录相关内容。

（6）当采样器的泵停止运转,将采样器流量计开关调至最小,关掉采样器电源开关。

（7）取下采样头,按"冲击式分离采样头的拆卸"操作,拆卸冲击式分离采样头,并将滤膜样品包装存放。

（8）若还要继续采集下一个样品,可重复(3)~(7)。

2. 采样结束后的采样器收装　若采样全部结束,收装采样器,可按下列顺序操作:

（1）将转子流量计的流量旋钮关至最小,关掉采样器电源开关。

（2）取下采样头,按"冲击式分离采样头的拆卸"操作,拆卸冲击式分离采样头,并将滤膜样品包装存放。

（3）将滤膜夹装到滤膜盒中,放置在采样器箱中。

（4）将冲击板放到盒中,放置在采样器箱中。

（5）将冲击式分离采样头组装后,放置在采样器箱中,合上采样器箱。

（6）收起采样器支架。

3. 空白样品的采集　按第一节的"空白样品的采集"方法采集。

（二）呼吸性粉尘定点采样注意事项

参看本章第一节总粉尘定点采样时的注意事项。除此之外,应注意如下

事项:

1. 采样器的注意事项

(1) 玻璃捕集板要洗净擦干,涂抹硅油要适量(0.5~5mg)。

(2) 采样头可使用蒸馏水或无水乙醇脱脂棉球或纱布擦洗。

(3) 采样头各部安装时,一定要旋紧螺旋,否则漏气时会改变分离曲线。

2. 采样过程的注意事项

(1) 在采集呼吸性粉尘的同时,若将涂有硅油的冲击板采样前或后准确称量,也可以计算采集总粉尘,那么每个样品采集时,涂有硅油的冲击板和滤膜一样,要仔细操作,避免触碰硅油,且冲击板和滤膜应是同一个编号,避免混乱;

(2) 若工作场所呼吸性粉尘较低,一般采集 2~3 个样品以内,可以不需更换涂硅油的冲击板。若现场粉尘浓度很高(如煤矿的采煤、掘进场所),涂硅油的冲击板必须一个样品一换。否则,飞向冲击板的粒子,打在已经沉降在板上的粒子上,弹跳回来又重新被气流带走,被滤膜收集,使呼吸性粉尘浓度增大。

第四节　呼吸性粉尘个体采样现场操作技术

一、呼吸性粉尘个体采样收集器的准备和检查

(一) 呼吸性粉尘个体采样收集器

呼吸性粉尘个体采样的收集器有旋风式分离采样头和冲击式分离采样头。

1. 旋风式分离采样头　市场上有三种类型:

第一种类型的采样头如第五章第二节图 5-16 所示,由六部分组成,依次是积尘管、旋风体、积尘盒、滤膜夹、压环和上盖。在滤膜夹中安装滤膜后,依次组装。采样头除起到与采样器连接并收集气体作用,且还将较大颗粒物收集在积尘管中,由滤膜夹上的滤料收集呼吸性粉尘。该滤膜夹安装在积尘盒和压环之间,在旋风体与上盖的旋紧过程中,压紧滤膜夹,使其之间不能漏气。

第二种类型的采样头以第一种采样头为基础,不含滤膜夹,仅由五部分组成,依次是积尘管、旋风体、积尘盒、压环和上盖。在积尘盒和压环之间安装滤膜,积尘盒和压环起到滤膜夹的作用。

第三种类型的采样头以第一种采样头为基础,不含积尘盒和压环,仅由四

部分组成,依次是积尘管、旋风体、滤膜夹和上盖,在使用时,在旋风体和上盖之间安装滤膜夹,该种采样头类似于大开口采样夹。

2. **个体冲击式分离采样头** 个体冲击式分离采样头如图7-9所示,由五部分组成,依次是冲击盖、密封圈、冲击环、支撑垫、底座。使用时,在冲击环和支撑垫之间安装滤膜,冲击环需要涂硅油,依次组装。采样时,空气从冲击盖的圆孔被抽入,非呼吸性粉尘撞击冲击环被采集,呼吸性粉尘收集在滤膜上。

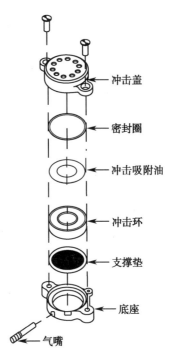

图 7-9 个体冲击式分离采样头

（二）旋风式分离采样头的准备和检查

1. 旋风式分离采样头的准备

（1）采样头的清洗:每次采样,积尘管中都会沉降颗粒物,特别是煤矿采样后,旋风体内壁黏附油性物,必须清洗采样头内外。将采样头的内外壁用中性洗涤剂清洗干净,然后用自来水清洗干净,晾干备用。

（2）滤膜夹准备:参考本章第一节中"滤料的称量及滤膜夹上滤膜的安装和拆卸"的步骤准备。

2. 旋风式分离采样头的组装 采样头的组装通常在现场操作。

（1）第一种类型的采样头的组装:工作时,将旋风体和上盖拧开,取出积尘盒和压环。将上盖水平放置在手中,上面依次将压环、滤膜夹(已安装有滤膜,注意滤膜的毛面朝向旋风体)、积尘盒、旋风体按压在上盖上,拧紧上盖和旋风体,在拧紧过程中,采样头基本保持垂直。若积尘管没有安装在旋风体上,将积尘管安装到旋风体上,并拧紧。滤膜夹可以在实验室或现场安装滤膜。

（2）第二种类型的采样头的组装:工作时,将旋风体和上盖拧开,取出积尘盒和压环。将上盖水平放置在手中,将压环按压上,用镊子将滤膜的毛面向上(即朝向旋风体)平铺于压环的丝网上,滤膜边缘与压环内沿基本吻合,垂直压上积尘盒,放上旋风体,拧紧上盖和旋风体(该种采样头结构问题,无法观察滤膜是否皱褶或裂隙,因此,务必保持垂直,方能使滤膜铺平,减少皱褶或裂隙)。若积尘管没有安装在旋风体上,将积尘管安装到旋风体上,并拧紧。

（图中标注：冲击盖、密封圈、冲击吸附油、冲击环、支撑垫、底座、气嘴）

（3）第三种类型的采样头的组装：工作时，将旋风体和上盖拧开。将上盖水平放置在手中，放上滤膜夹（已安装有滤膜，注意滤膜的毛面朝向旋风体）和旋风体，拧紧上盖和旋风体。若积尘管没有安装在旋风体上，将积尘管安装到旋风体上，并拧紧。

3. 旋风式分离采样头的拆卸

（1）第一种或第三种类型采样头的拆卸：采样头的旋风体应在下方，上盖应在上方（应有一定的倾斜度，目的：避免积尘管的粉尘掉落到滤膜上），拧开上盖和旋风体，取出滤膜夹，取出和包装滤膜。然后将积尘管或积尘盒中粉尘清理干净，若需要测量总尘，可将这部分粉尘收集并妥善保存。

（2）第二种类型采样头的拆卸：采样头的旋风体应在下方，上盖应在上方（应有一定的倾斜度，目的：避免积尘管的粉尘掉落到滤膜上），拧开上盖和旋风体，取下积尘盒后，将上盖转置水平，保持滤膜接尘面朝上，用镊子取出滤膜并包装。然后将积尘管中粉尘清理干净，若需要测量总尘，可将这部分粉尘收集并妥善保存。

（3）分别将滤膜夹、采样头组装后，放回采样器箱。

拆卸时应先取滤膜夹，后取积尘管或积尘盒中粉尘，应有一定的倾斜度。

4. 旋风式分离采样头的气密性检查　旋风式分离采样头有两个旋转接口，分别是积尘管与旋风体的接口以及旋风体与上盖接口，这两个接口不论哪个漏气，都影响呼吸性粉尘的分离效果，增加呼吸性粉尘含量。滤膜夹之间以及滤膜夹与后座之间，若有漏气，都可减少滤膜上的粉尘采集量，降低呼吸性粉尘含量。因此，必须对旋风式分离采样头进行气密性检查。

（1）旋风式分离采样头两个旋转接口的气密性检查：采用加压法和抽气法对旋风式分离采样头两个旋转接口的气密性进行检查，检查试验时，应将旋风式分离采样头进气口封闭，具体试验参看本章第三节一中"冲击式分离采样头两个旋转接口的气密性检查"。

加压法若有漏气，能够观察出哪个接口漏气，然后在该接口处增加密封垫，再检查试验。若没有密封垫，该采样头以后不能再使用。

抽气法若有漏气，不容易观察哪个接口漏气，此时，卸掉积尘管，封闭旋风体的积尘出口，再检查试验。若无流量显示，两次试验结果表明积尘管与旋风体的旋转接口漏气，应在此接口加密封垫。若仍有流量显示，两次试验结果表明旋风体与上盖接口一定漏气，应在此接口加密封垫，再检查试验，至无流量显示，然后解封旋风体积尘出口，安装上积尘管，再检查试验，观察流量显示，若无流量显示，表明积尘管与旋风体的旋转接口不漏气。若还有流量显示，表明积尘管与旋风体的旋转接口也漏气,应在此接口加密封垫,再检查试验,至无流量显示。

(2) 滤膜夹之间以及滤膜夹与后座之间的气密性检查:采用加压法,用塑料薄膜代替滤膜,具体试验参考本章第三节一中"滤膜夹之间以及滤膜夹与后座之间的气密性检查"。

（三）个体冲击式分离采样头的准备和检查

1. 个体冲击式分离采样头的准备

(1) 采样头的清洗:将采样头的内外壁用中性洗涤剂清洗干净,然后用自来水清洗干净。

(2) 冲击环准备

1) 先用中性洗涤液浸泡,除去表面污渍,经清水漂洗后,再用脱脂棉球及无水酒精擦净。

2) 用洁净的小刮刀蘸取少量硅油,沿冲击环四周均匀涂抹。涂完后,放置数小时使其均匀分布。

如果采样目的除检测呼吸性粉尘外,还要检测总尘,那么,冲击环涂抹硅油后,需要进行称量记录。

2. 个体冲击式分离采样头的组装　如图 7-9 所示组装采样头,将底座水平放在手上,在底座上放上支撑垫,用镊子取滤膜放在支撑垫上(注意滤膜的毛面朝向冲击环),压上冲击环,旋紧冲击盖。

3. 个体冲击式分离采样头的拆卸

(1) 旋开冲击盖,取下冲击环。

(2) 用镊子取出滤膜并包装。

(3) 然后,再将采样头组装,放回采样器箱内。

4. 个体冲击式分离采样头的气密性检查　个体冲击式分离采样头仅有一个冲击盖与底座接口,这个接口漏气,粉尘就"短路",直接流进采样器。冲击环与滤膜支撑垫之间加装滤膜后,若有漏气,减少滤膜上的粉尘采集量,降低呼吸性粉尘含量。因此,必须对个体冲击式分离采样头进行气密性检查。

采用加压法进行个体冲击式分离采样头的气密性检查,用塑料薄膜代替滤膜,组装好个体冲击式分离采样头,与气体加压泵连接,将采样头放于盛水的烧杯中,开启加压泵,向采样夹内送气加压,当压差达到 1kPa 时,观察采样头内有无气泡产生。若无气泡产生,说明冲击盖与底座接口、冲击环与滤膜支撑垫之间气密性符合要求。

若有气泡产生,要观察气泡逸出位置,若气泡从冲击盖与底座接口逸出,说明该接口漏气,冲击环与滤膜支撑垫之间气密性符合要求。若气泡从冲击盖逸出,说明冲击环与滤膜支撑垫之间漏气,冲击盖与底座接口气密性符合要求。若气泡从接口和冲击盖两处逸出,说明冲击环与滤膜支撑垫之间以及冲击盖与底座接口都漏气。冲击盖与底座接口漏气可以增加或更换环形垫片,冲击环与滤膜支撑垫之间漏气,在滤膜支撑垫上增加环形垫片。

二、个体粉尘采样器材的准备和检查

个体粉尘采样器材的准备和检查,包括采样器性能的检查,配件的准备和检查。

(一) 呼吸性粉尘采样器性能的检查

1. 采样器电量检查(参考本章第一节)。

2. 流量范围是否满足采样流量的要求　如旋风式分离采样头的采样流量为 2L/min,采样器的流量范围应在 1~3L/min,或恒定在 2L/min。

3. 粉尘采样器自身气密性检查(参考本章第一节)。

4. 连接乳胶管匹配性检查　个体粉尘采样涉及两处连接,乳胶管的一端与采样器进气口连接、乳胶管的另一端与采样头连接。乳胶管与接口的匹配性,是造成采样系统漏气的原因,因此,采样前必须检查乳胶管与这些接口的匹配性。连接乳胶管匹配性检查参看第六章第二节一中"吸附剂管采样系统的气密性检查"。

5. 粉尘采样器流量刻度或数显流量校正　因采样器显示流量可能与实际测得的流量有误差,对不同流量刻度或数显流量进行校准,具体方法参考第十章第三节"个体粉尘采样器流量的校准"。

6. 粉尘空气采样器的开关、旋钮检查　应灵活、可靠,零部件应紧固。

(二) 呼吸性粉尘个体采样的配件准备和检查

1. 旋风式分离采样头采样时需要配件

(1) 旋风式分离采样头。

(2) 乳胶管,2m 左右。

(3) 滤膜,检查是否已经称量,数量是否能够满足采样需求。

(4) 滤膜夹盒及滤膜夹,检查滤膜夹数量,或滤膜是否可以提前装载。

(5) 镊子,使用无锯齿状镊子,用于装卸滤膜。

(6) 电源插线和充电器。

2. 个体冲击式分离采样头采样时需要的配件

（1）个体冲击式分离采样头。

（2）乳胶管，2m左右。

（3）滤膜，检查是否已经称量，数量是否能够满足采样需求。

（4）镊子，使用无锯齿状镊子，用于装卸滤膜。

（5）小刮刀（用于涂硅油）。

（6）硅油盒。

（7）电源插线和充电器。

（三）记录材料准备

记录材料包括记录纸、记录笔、标签等。记录纸应是规范记录单，不能随意拿张纸就记录。

三、呼吸性粉尘个体采样操作

（一）现场采样操作

1. 旋风式分离采样头现场采样操作　旋风式分离采样头既可采集呼吸性粉尘，同时也可以采集总粉尘，但以采集呼吸性粉尘为主。呼吸性粉尘是滤膜增加的重量，总粉尘是积尘管或积尘盒中粉尘及滤膜上粉尘之和。

将上述准备好的所需采样器材带到工作场所，根据采样方案，在工作场所进行采样。个体采样器的安装及采样操作按下列步骤进行：

（1）打开采样箱，将乳胶管与采样器进气口连接；取出采样头与乳胶管的另一端相连；若采样头没有安装滤膜，按本节"旋风式分离采样头的组装"方法，将滤膜安装到采样头中，并组装。

（2）将采样器佩戴到工作人员身上，采样头固定于佩戴者的肩部或胸前，进气口尽量接近呼吸带，采样头自然垂直放置（即积尘管在正下方，上盖在上），入口朝下，乳胶管连接应可靠，无折皱，检查佩戴后是否影响佩戴者的正常工作，调整至最佳位置为止（图7-10）；在采样单上记录佩戴者的姓名、工种、采样器编号及滤膜编号及重量。

（3）开启采样器，调节转子流量计的流量由小到大至所需的刻度，通常采样流量为2L/min，调节采样时间，通常1~8小时；采样过程中要定时或不定时检查工作人员佩戴情况，检查采样流量变化情况，记录开始采样时间及开始采样时的流量。

（4）采样时间：工人上班时进入现场即开机计时，直至该工作班结束离开工作现场时关机，离开工作岗位或做与工作无关活动时应关机，待重新工作时再开机。

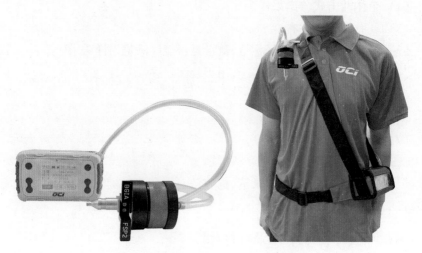

图 7-10　呼吸性粉尘个体采样操作图

（5）在采样器运行期间，记录相关内容（参看第九章表 9-15）。

（6）采样结束，从佩戴者身上取下采样器，若采样器还在运行，查看并记录采样器的采样流量，关闭采样器，记录结束时间。若采样器已经关闭，则依据设定的采样时间，推算结束时间；带采样器到干净的场所，重新开机，查看并记录采样器的采样流量。

（7）垂直取下采样头，按本节"旋风式分离采样头的拆卸"方法，将滤膜取出并包装，写上样品编号，放置在采样袋中。

（8）将采样器、采样头等放置在采样器箱中。整个采样过程就结束。

2. 个体冲击式分离采样头现场采样操作　个体冲击式分离采样头现场采样操作与旋风式分离采样头现场采样操作相同，仅将个体冲击式分离采样头替代旋风式分离采样头，按个体冲击式分离采样头的组装和拆卸方法操作即可。

（二）空白样品的采集和呼吸性粉尘个体采样的注意事项

1. 空白样品的采集　在样品采集的同时，可以进行空白样品的采集，具体方法如下：

（1）采样时，若滤膜在现场安装到采样头上，那么在采样点，将滤膜安装到采样头上，然后立即再取出滤膜，按样品的包装方法包装和存放，然后同样品一起运输、保存和测定。每批次样品不少于 3 个空白样品。

（2）采样时，若滤膜在实验室安装到采样头上，那么在采样点，取出采样头，立即取出滤膜，按样品的包装方法包装和存放，然后同样品一起运输、保存和测定。每批次样品不少于 3 个空白样品。

2. 呼吸性粉尘个体采样的注意事项　参看本章第一节总粉尘定点采样时的注意事项。除此之外,应注意如下事项:

(1) 旋风式分离采样头在采样时,采样头必须垂直放置(即积尘管在正下方,上盖在上),因为旋风式分离技术是依靠离心力的作用使较大颗粒物推向管壁而分离并沉积到积尘管中,若采样头不是垂直放置将影响较大颗粒物的分离及沉积。

(2) 采样流量必须恒流。

(3) 应避免佩戴者的衣领或帽耳对采样头进气口的堵塞。

(4) 避免人为因素的干扰。

(5) 在采集呼吸性粉尘的同时,也可以采集总粉尘。将积尘盒和积尘管的粉尘收集到一起,这部分粉尘为非呼吸性粉尘,加上滤膜上采集的呼吸性粉尘,即为总粉尘。

(6) 采样后,采样头应及时清洗。清洗方法如下:拆卸采样头各部件,用棉布和水(或洗涤剂)清洗所有空气通道,除去前次采样的残留物。清洗完后,将各部件晾干后再组装。组装好后与采样器装放在一起,以待下次使用。

(7) 个体冲击式分离采样头适合在空气中粉尘浓度较低的场所采样,否则采集的呼吸性粉尘浓度较高。

第五节　粉尘采样器

粉尘采样器是采集大气中气溶胶样品的仪器,是气溶胶类有害物质采样的关键设备。为此,国家有关部门先后颁布了多个标准规范,如《粉尘采样器通用技术条件》(MT 162—1995)、《粉尘采样器》(GB/T 20964—2007)、《呼吸性粉尘个体采样器》(AQ 4204—2008)和《粉尘采样器技术条件》(AQ 4217—2012)。这些规范对工作场所采样器的研制和使用起到了巨大的推进作用。

一、粉尘采样器基本原理与结构

(一) 粉尘采样器基本原理

粉尘采样器实际就是一个动力抽气装置,由它提供的动力,将气溶胶物质吸入收集器中,经分离和滤膜捕集将工作场所空气中的粉尘收集。

（二）粉尘采样器的结构

不同厂家生产的粉尘采样器虽然其结构各有差异,但是它们都是由电源、电动机及抽气泵、流量计、计时器、控制线路板和收集器6部分组成的（图7-11）。

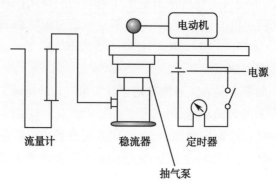

图 7-11　空气采样器基本原理图

常用的电源、电动机及抽气泵、流量计、计时器、控制线路板,可参看第六章第五节大气采样器,收集器参看第五章第一节和第二节有关内容。

二、粉尘采样器的技术性能要求

为了满足不同场所的采样,2007年颁布了《粉尘采样器》（GB/T 20964—2007）,该规范按粉尘采样器的采样时间,划分为短时粉尘采样器（常称为定点粉尘采样器）和连续粉尘采样器（常称为个体粉尘采样器）,短时粉尘采样器为短时、定点采集空气中粉尘的仪器,单次采样时间一般1小时以内;连续粉尘采样器为在一个工作班连续采集空气中粉尘的仪器。

《粉尘采样器技术条件》（AQ 4217—2012）对粉尘采样器进行了分类,按防爆性能分类为防爆型和普通型采样器,按尘粒径范围分类为总粉尘和呼吸性粉尘采样器,按流量大小分类为低流量、中流量和大流量采样器,按采样方式分类为直读式和滤膜式采样器,按采样时间分类为短时和连续采样器。

（一）短时（定点）粉尘采样器的主要性能要求

《粉尘采样器技术条件》（AQ 4217—2012）对短时（定点）粉尘采样器的主要性能提出如下要求:

1. 采样流量的要求

（1）采样流量≥15L/min。

（2）采样流量误差:固定采样流量采样器≤3%;可调采样流量采样器≤5%。

（3）流量稳定性:30分钟内采样流量稳定性≤3.0%。

（4）流量计的准确度:不低于2.5级。

2. 负载能力　负载能力≥200Pa。

3. 连续工作时间　连续工作时间≥100分钟。

4. 采样头气密性　在1 000Pa压力下,1分钟内其压力变化值不得超过100Pa。

5. 采样时间误差　具有采样时间显示的采样器,其采样时间误差不大于0.1%。

（二）连续（个体）粉尘采样器的主要性能要求

《粉尘采样器技术条件》(AQ 4217—2012)对连续（个体）粉尘采样器的主要性能提出如下要求:

1. 采样流量的要求

（1）采样流量≥1.0L/min。

（2）采样流量误差:固定采样流量采样器≤3%;可调采样流量采样器≤5%。

（3）流量稳定性:8小时内采样流量稳定性≤3.0%。

（4）流量计的准确度:不低于2.5级。

2. 负载能力　负载能力≥1 000Pa。

3. 连续工作时间　连续工作时间≥8小时。

4. 采样头气密性　在1 000Pa压力下,1分钟内其压力变化值不得超过100Pa。

5. 采样时间误差　具有采样时间显示的采样器,其采样时间误差不大于0.1%。

（三）连续（个体）呼吸性粉尘采样器的主要性能要求

《呼吸性粉尘个体采样器》(AQ 4204—2008)对连续（个体）呼吸性粉尘采样器的主要性能提出如下要求:

1. 采样流量的要求

（1）采样流量≥1.0L/min。

（2）流量稳定性≤5%。

（3）流量计的精度不应低于2.5%,分度值为0.1L/min。

2. 负载能力　负载能力≥1 000Pa。

3. 连续工作时间　连续工作时间≥8小时。

4. 采样头气密性 负压从 2.5kPa 下降到 0.04kPa 的时间应>5 分钟。

5. 计时器 计时器的工作时间应与流量计的工作时间同步,计时器的量程应大于 8 小时,计时误差应在±10s/h 范围内。

6. 采样泵

(1) 采样泵的使用寿命在额定采样流量下应大于 3 000 小时。

(2) 采样泵的声功率级在额定采样流量下应小于 60dB(A)。

(3) 采样泵在额定采样流量下连续运行 8 小时,升温不应超过 10℃。

7. 其他要求 个体粉尘采样器应配备气流脉动阻尼装置、滤料稳定装置、计时器和佩戴装置;个体采样器主机与采样头连接需要用强度高、抗破裂、柔性化的优质橡胶管,胶管内径为(7±1)mm,壁厚为 1.5mm。

三、粉尘采样器的其他要求

1. 粉尘采样器应能适应的环境条件要求 《粉尘采样器技术条件》(AQ 4217—2012)对粉尘采样器应能适应的环境条件提出如下要求:

(1) 储存温度:-40~50℃。

(2) 工作温度:井下用 0~40℃;地面用-10~40℃。

(3) 相对湿度:≤95%。

(4) 在爆炸环境中使用的采样器应符合 GB 3836.1、GB 3836.2、GB 3836.4 的相关仪器要求。

2. 粉尘采样工作噪声要求

(1) 短时(定点)粉尘采样器:≤65dB(A)。

(2) 矿用粉尘采样器:≤75dB(A)。

(3) 个体粉尘采样器:≤65dB(A)。

3. 外观、结构及其他要求

(1) 粉尘采样器表面不应有明显的凹痕、划伤、裂隙、变形等缺陷;涂、镀层不应起泡、龟裂和脱落;金属零件不应有锈蚀和极限损伤。

(2) 开关、按键的操作应灵活、可靠,零部件应紧固。

(3) 每台粉尘采样器应在醒目的位置标明制造厂、规格、型号、测量范围、出厂编号 CMC 标志、矿矿产品安全标志(对煤矿使用的仪器)。

(4) 采样器的外壳防护等级应不低于 GB 4208 中 IP54 的要求。

四、粉尘采样器简介

为了满足职业卫生检测机构的不同需求,国内多家厂家研究开发了多款不同型号粉尘采样器。粉尘采样器的类型有多种划分方法,根据采样时粉尘采样器放置位置,划分为定点和个体型。根据采样流量的稳定性,划分为恒流和非恒流型。根据防爆性能,划分为防爆和普通型,应用于煤矿的粉尘采样器还需达到煤矿安全防爆等级。

(一) 定点粉尘采样器

1. 恒流防爆型　恒流防爆型定点粉尘采样器具有恒流和防爆性能,适用于各种工作场所,特别是易燃易爆工作场所的粉尘采样。

粉尘采样主要是滤料采集法,不同类型滤料的透气性差别很大,同时,金属烟尘、呼吸性粉尘、总粉尘采样时的采样流量又有不同的要求,为了适应滤料的透气性和满足采样流量的要求,国内多家厂家开发了多款不同采样流量的粉尘采样器。

金属烟尘采样通常使用微孔滤膜,采样流量为 5L/min,可选择采样流量范围在 1.0~10.0L/min 的采样器,如 SP30、BT-30 恒流防爆粉尘采样器。

呼吸性粉尘采样通常使用有机合成纤维滤料,要求采样流量必须稳定不变,依据采样头设计的采样流量,通常采样流量 15 或 20L/min,可选择采样流量范围在 5.0~30.0L/min 的采样器,如 SP30、BT-30、CCZ30 恒流防爆粉尘采样器。

总粉尘采样流量一般为 10~25L/min,可选择采样流量范围在 5.0~30.0L/min 的采样器。

某些恒流防爆定点粉尘采样器的性能指标见表 7-2 和图 7-12~图 7-14。

表 7-2　某些恒流防爆定点粉尘采样器的性能指标

型号	流量范围/L · min^{-1}	防爆等级	连续工作时间/小时
SP30	1.0~10.0 或 3.0~30.0	Ex ic IIA T4 Gc	12
BT-30	1.0~10.0 或 5.0~30.0	Ex ibD A21 IP65 T130℃	7
CCZ30	5.0~30.0	Ex ia IIC T4 Gb Ex ib I Mb	6

2. 恒流普通型　恒流普通型定点粉尘采样器具有恒流性能,但没有防爆性能,适用于不存在易燃易爆物质工作场所的粉尘采样。因没有防爆功能,恒流普通型定点粉尘采样器的价格低于恒流防爆型,且大多数普通型和防爆型的商品型号相同,因此,在使用时,注意查看铭牌上的防爆标注。

3. 非恒流防爆型或普通型　非恒流防爆型或普通型定点粉尘采样器的价格较低,但采样体积误差较大,目前各职业卫生检测结构使用较广,随着恒流防爆型或普通型定点粉尘采样器的推广,将逐渐退出市场。

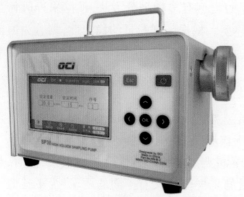

图 7-12　SP30 恒流防爆粉尘采样器　　图 7-13　BT-30 恒流防爆粉尘采样器

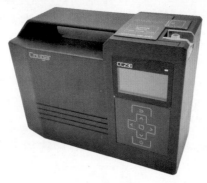

图 7-14　CCZ30 恒流防爆粉尘采样器

（二）个体粉尘采样器

1. **恒流防爆型或普通型**　个体粉尘采样器与定点粉尘采样器相比,不仅体积小,重量轻,还要便于佩戴。恒流防爆型个体粉尘采样器具有恒流和防爆性能,适用于各种工作场所的粉尘个体采样,特别是易燃易爆工作场所。恒流普通型个体粉尘采样器适用于不存在易燃易爆物质工作场所的粉尘个体采样。

对于金属烟尘,个体采样流量一般在 1.0L/min,可选择采样流量范围在 0.2~3.0L/min 的个体采样器,如 SP5000、BT-3、CCZ5 恒流个体粉尘采样器。

对于呼吸性粉尘,根据采样头的不同,个体采样流量要求恒流在 1.0L/min 或 2.0L/min,可选择采样流量范围在 0.5~3.0L/min 的个体采样器。

对于总粉尘,个体采样流量一般控制在 1.0~3.0L/min,可选择采样流量范围在 0.5~5.0L/min 的个体采样器。

某些恒流防爆粉尘采样器见图 7-15~图 7-17,其性能指标见表 7-3。

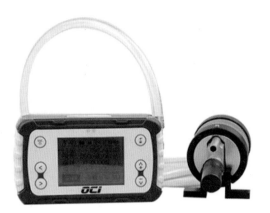

图 7-15 SP5000 恒流防爆个体粉尘采样器

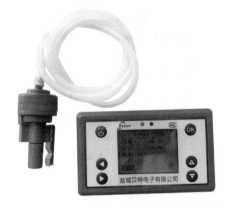

图 7-16 BT-3 恒流防爆个体粉尘采样器

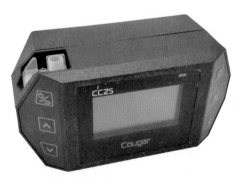

图 7-17 CCZ5 恒流防爆个体粉尘采样器

表 7-3　某些恒流防爆粉尘采样器的性能指标

型号	流量范围/L·min^{-1}	防爆等级	连续工作时间/小时
SP5000	0.5~5.0	Ex ib IIB T3 Gb	18
BT-3	0.1~3.0	Ex ibD A21 IP65 T130℃	8
CCZ5	1.0~5.0	Ex ia IIC T4 Gb Ex ib I Mb	18

2. 直读式粉尘浓度测量仪　利用粉尘粒子对光的散射、反射或吸收作用，国内研制多款直读式粉尘浓度测量仪，省去了粉尘采样称量的繁琐过程，是目前粉尘检测设备的研究方向。

CCZ1000 直读式粉尘浓度测量仪(图 7-18)是以粉尘粒子对红外光吸收作用为原理，设计的一款用于测定工作场所空气中粉尘浓度的直读式仪器，其技术规格见表 7-4。

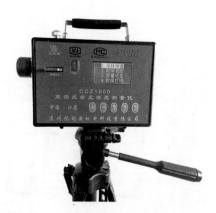

图 7-18　CCZ1000 直读式粉尘浓度测量仪

表 7-4　CCZ1000 直读式粉尘浓度测量仪的主要技术参数

粉尘浓度测量范围	0.1mg/m^3~ 1 000mg/m^3	粉尘浓度测量相对误差	±15%
采样流量	2.0L/min	采样流量误差	≤2.5%
稳定性相对误差	±2.5%	采样流量稳定性	≤±5%
采样效能	符合"B"曲线	防爆等级	矿用本质安全型，防爆标志:Exib I Mb

FCJ200 粉尘浓度测量仪(图 7-19)是以粉尘粒子对光的散射作用为原理,研制的一款用于工作场所总粉尘浓度和呼吸性粉尘浓度测量的仪器,其技术规格见表 7-5。

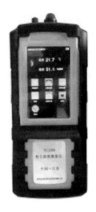

图 7-19 FCJ200 粉尘浓度测量仪外型图

表 7-5 FCJ200 粉尘浓度测量仪的主要技术参数

粉尘浓度测量范围	$0.01mg/m^3 \sim 200mg/m^3$ $0.1mg/m^3 \sim 2000mg/m^3$	粉尘浓度测量相对误差	±10%
采样流量	2.0L/min	流量误差	≤2.5%
采样效能	符合"B"曲线	防爆等级	Exib IIB T3 Gb/Ex ibD 21 T200℃

第八章

采样过程常被忽视的错误操作

在工作场所空气的采样过程中,采样工作者主要关心采样效率、采样方法或方式,注重于采样流量、采样点和采集样品数量,往往忽视了所采集的那部分空气是否能够真实地反映劳动者接触情况,对于采样器收集到的空气是哪个地方的空气、范围有多远、如何分布,很少有人关心。但,经常发现经现场调查,认为职业病危害因素浓度比较高的采样点,其采样检测结果并不高。有时,采集样品的检测结果显示定点短时间接触浓度(C_{STE})比个体长时间加权平均浓度(C_{TWA})还要低,分析原因找不出合理的解释。在采样过程中,容易忽视采样器出气口对采样器周围空气的影响、忽视采样器放置位置与劳动者工作位置的距离,忽视粉尘采样收集器进口的朝向以及风对采样结果的影响,这些都影响着采样的真实性。

第一节　采样器吸进工作场所空气的空间分布

讨论采样器吸进工作场所空气的空间分布,可以判断工作场所中哪部分空气被采样器收集了,被收集的这部分空气是否能够代表劳动者在采样时的真实接触情况,有利于及时纠正采样器的放置位置,采集一个代表性样品。

一、静风条件下采样器吸进工作场所空气的空间分布

为了了解采样器吸进空气的空间分布,请专家对采样夹吸气情况进行了计算机模拟测算,结果如图 8-1 所示。

由图 8-1 可以看出,由于外部气体与粉尘采样夹内部压差作用,气流由四周吸入采样夹,速度由外至内逐渐增加,由于气体具有黏滞性,气体质点会受到邻近气体的剪切力(内摩擦力)作用从而形成速度梯度,中心的流速快,四周流速慢。

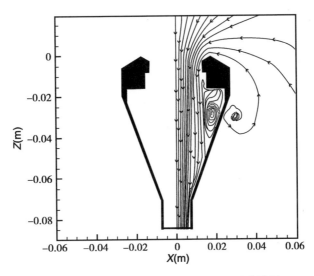

图 8-1　计算机模拟粉尘采样速度云图及流线图

简单地把采样夹看作点汇吸气口,当吸气口吸气时,在吸气口附近形成负压,周围空气从四面八方流向吸气口,形成吸入气流,形成以吸气口为中心的径向线和以吸气口为球心的等速球面,如图 8-2 和图 8-3 所示。图 8-2 为吸气口四周没有挡板情况的自由式点汇吸气,图 8-3 为吸气口四周加上挡板情况的受限式点汇吸气。实际采样时,采样夹吸气口周围空气的吸入介于图 8-2 和图 8-3 之间,即没有完全像图 8-2 自由吸气,因采样器界面对采样夹吸气口的吸气有影响,又没有像图 8-3 那样受限吸气,采样器界面在吸气口后十几厘米处。

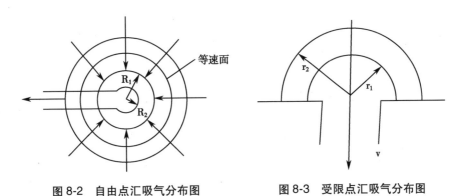

图 8-2　自由点汇吸气分布图　　　　图 8-3　受限点汇吸气分布图

在自由吸气情况下,如图 8-2 所示,由于通过每个等速球面的吸气量相等,若点汇采样流量为 Q,则:

$$Q = 4\pi R_1^2 V_1 = 4\pi R_2^2 V_2 \qquad 式（8-1）$$

式（8-1）中：

Q——采样流量，单位为立方米/秒（m^3/s）；

R_1——等速球面 1 的半径，单位为米（m）；

R_2——等速球面 2 的半径，单位为米（m）；

V_1——等速球面 1 的气流速度，单位为米/秒（m/s）；

V_2——等速球面 2 的气流速度，单位为米/秒（m/s）。

在受限吸气情况下，如图 8-3 所示，在吸气口四周加上挡板，吸气范围限制在吸气口前面，其等速面是半球体，若点汇采样流量为 Q，则：

$$Q = 2\pi R_1^2 V_1 = 2\pi R_2^2 V_2 \qquad 式（8-2）$$

式（8-2）中各符号意义与式（8-1）中相同。

由式（8-1）和式（8-2）可以看出，同样的吸气量，在造成同样的吸气速度时，受限情况下的吸气口前方吸气距离要大于自由吸气的，即：

$$4\pi R_{自由}^2 V = 2\pi R_{受限}^2 V$$

$$R_{受限} = \sqrt{2} R_{自由} \qquad 式（8-3）$$

即受限情况下的吸气口前方吸气距离是自由吸气的 1.4 倍。

整理式（8-1）或式（8-2）可得：

$$\frac{V_1}{V_2} = \frac{R_2^2}{R_1^2} \qquad 式（8-4）$$

式（8-3）和式（8-4）中符号意义与式（8-1）相同。

由式（8-4）可知，点汇处某一点的气流速度与该点至吸气口的距离平方成反比，距离越近，气流速度越大，距离越远，气流速度越小，采样夹前空气流速随距离的增大而减小。

实际上，气体流动也有阻力，形成吸气区气体流动的等速面不是球面而是椭圆面，如图 8-4 所示。根据实验结果，吸气口气流速度分布有如下特点：

（1）在吸气口附近的等速面近似与吸气口平行，随离吸气口距离 x 的增大，逐渐变成椭圆面。

（2）对于结构一定的吸气口，不论吸气口风速大小如何，其等速面形状大致相同。

根据吸气口气流速度分布的特点，可以推断采样器吸进空气的空间分布是一个椭圆球体，就是每个纵截面都是椭圆形，每个横截面都是圆形，其长轴

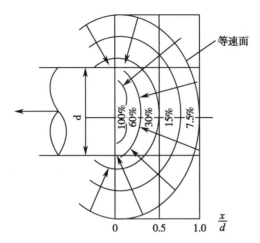

图 8-4 四周无边圆形吸气口的速度分布图

与吸气口平面垂直,短轴与吸气口平面平行。那么,椭圆球体的体积为:

$$V=\frac{4}{3}\pi abc \qquad 式(8-5)$$

式(8-5)中:

V——椭圆球体的体积,单位为立方米(m^3);

a——椭圆球体的二分之一长轴,单位为米(m);

b——椭圆球体的二分之一短轴,单位为米(m);

c——椭圆球体的二分之一高,单位为米(m)。

通常 b 和 c 相等,式(8-5)就可以简写为式(8-6)。

$$V=\frac{4}{3}\pi ab^2 \qquad 式(8-6)$$

采样器吸进空气的空间分布若以球体分布计算,很容易计算出采样器周围多远距离的空气被采集到采样器中,如:

定点粉尘采样,通常使用 37mm 滤膜夹,若采样流量 15L/min,采集 15 分钟,采样体积为 225L,根据球体的体积计算公式:

$$V=\frac{4}{3}\pi r^3 \qquad 式(8-7)$$

式(8-7)中:

V——球体的体积,单位为立方米(m^3);

r——球体的半径,单位为米(m)。

计算出球体半径。

$$r = \sqrt[3]{\frac{3V}{4\pi}} = \sqrt[3]{\frac{3 \times 0.225}{4 \times 3.14}} = 0.38\text{m} = 38\text{cm}$$

若采样流量 20L/min,采集 15 分钟,采样体积为 300L,则

$$r = \sqrt[3]{\frac{3V}{4\pi}} = \sqrt[3]{\frac{3 \times 0.3}{4 \times 3.14}} = 0.42\text{m} = 42\text{cm}$$

表明以收集器进气口为中心,周围大约 40cm 左右范围内的空气被采集,而实际情况收集器吸进空气的空间是以椭圆球体分布,很难准确计算,但可以按下述方法大概估算出范围。

第一步,先按球体计算出球体半径。

$$r = \sqrt[3]{\frac{3V}{4\pi}}$$

第二步,假设,短轴与长轴倍数关系,如假设:

$$b = \frac{4}{5}a \text{、} b = \frac{3}{5}a \text{、} b = \frac{2}{3}a \text{、} b = \frac{1}{2}a \text{。}$$

第三步,由式(8-6)和式(8-7)计算长轴 a 和短轴 b 的数值。

$ab^2 = r^3$,若 $b = \frac{4}{5}a$,则:

$$a = \sqrt[3]{\frac{25}{16}}r, b = \frac{4}{5} \times \sqrt[3]{\frac{25}{16}}r \text{。}$$

若 $b = \frac{3}{5}a$,则:

$$a = \sqrt[3]{\frac{25}{9}}r, b = \frac{3}{5} \times \sqrt[3]{\frac{25}{9}}r \text{。}$$

若 $b = \frac{2}{3}a$,则:

$$a = \sqrt[3]{\frac{9}{4}}r, b = \frac{2}{3} \times \sqrt[3]{\frac{9}{4}}r \text{。}$$

若 $b=\dfrac{1}{2}a$，则：

$$a=\sqrt[3]{4}\,r,\quad b=\dfrac{1}{2}\times\sqrt[3]{4}\,r。$$

第四步，知道了长轴 a 和短轴 b 的数值，就可以大概估算出采样器吸进空气的空间分布。

如上述计算的 r 为 0.38m，若 $b=\dfrac{4}{5}a$，则：a 就是 44cm，b 就是 35cm；若 $b=\dfrac{1}{2}a$，则：a 就是 60cm，b 就是 30cm。由此判断，定点粉尘采样，若采样流量 15L/min，采集 15 分钟，采样器吸进空气的空间分布大概是：以收集器进气口为中心，水平方向前方或后方 44~60cm，垂直方向上下或水平方向左右 30~35cm 的空气被吸进采样器。

上述计算表明，在静风条件下，若采样流量 15L/min，采集 15 分钟，采样器周围大约 50cm 的范围内空气被采集。在实际采样时，就可以以此为依据，判断采样器收集的空气是否代表劳动者工作时呼吸带范围的空气。

同理，在静风条件下，吸收液采样时，若采样流量 0.5L/min，采集 15 分钟，采样体积为 7.5L，按球体计算，则：

$$r=\sqrt[3]{\dfrac{3V}{4\pi}}=\sqrt[3]{\dfrac{3\times0.007\,5}{4\times3.14}}=0.12\text{m}=12\text{cm}$$

按椭圆球体估算，若取 $b=\dfrac{4}{5}a$，则：a 就是 14cm，b 就是 11cm。取 $b=\dfrac{1}{2}a$，则：a 就是 19cm，b 就是 8cm。也就是说吸收管进气口前方或后方 14~19cm，吸收管上下或左右 8~11cm 的空气被吸进吸收管中。

同理，在静风条件下，固体吸附剂管采样时，若采样流量 0.1L/min，采集 15 分钟，采样体积为 1.5L，按球体计算，则：

$$r=\sqrt[3]{\dfrac{3V}{4\pi}}=\sqrt[3]{\dfrac{3\times0.001\,5}{4\times3.14}}=0.07\text{m}=7\text{cm}$$

按椭圆球体估算，若取 $b=\dfrac{4}{5}a$，则：a 就是 8cm，b 就是 6cm，取 $b=\dfrac{1}{2}a$，则：a 就是 11cm，b 就是 5cm。也就是说采样管进气口上方或下方 8~11cm，采样管进气口四周 5~6cm 的空气被吸进采样管。

上述计算可以看出,在静风条件下,定点采样很难采集到劳动者工作时呼吸带范围的空气,特别是吸收液和固体吸附剂管采样。这就是说明了:为什么GBZ159要求"在不影响劳动者工作的情况下,采样点尽可能靠近劳动者;空气收集器应尽量接近劳动者工作时的呼吸带"的原因。

上述计算可以看出,在室内工作场所,若空气对流性差,固定岗位的手工作业,定点短时间采样的检测结果容易比个体长时间采样的检测结果低,因为个体佩戴的采集器与有害物质发生源的距离比定点采样放置位置要近,从发生源产生的有害物质容易被采集,且浓度还高。

二、在有风条件下采样器吸进工作场所空气的空间分布

风对采样器吸进空气的空间分布的影响包括风向和风的速率两个方面,一般情况下,风向影响有害物质的水平迁移扩散方向,总是不断将有害物质向下风向输送。此时的采样,采样器吸进的空气就是由风输送来的空气,其空间分布近似于烟囱排出的烟云形状(如图8-5),在风力的作用下,远方的空气源源不断地被输送到采样器周围,并被采样器收集。

风速的大小决定了对有害物质输送距离的远近。风速小,在采样的时间段内,上风向较近距离的空气输送过来被采样器采集,风速大,上风向更远处的空气输送过来被采样器采集。在实际采样中可以感到风速时大时小,有时阵风,且在人员和设备的移动情况下,沿主导风向常出现左右和上下的无规则摆动。空气的这种无规则的阵性摆动,叫作空气湍流。采样器吸进的空气就是由湍流输送来的空气,其空间分布虽没有规则可循,但总趋势是沿风向的上风向空气带,上风向空气带的长短由风速决定。

风速的大小还决定了有害物质在空气扩散稀释作用的强弱,风速越大,单位时间内混入有害物质污染空气中的清洁空气愈多,空气扩散稀释作用越强,单位

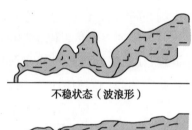

不稳状态(波浪形)

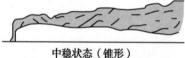

中稳状态(锥形)

稳定状态(扇形)

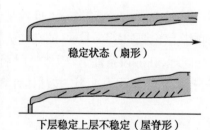

下层稳定上层不稳定(屋脊形)

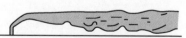

下层不稳定上层稳定(熏烟形)

图8-5　五种典型的烟云形式

体积内有害物质浓度将变小。通常,有害物质在大气中的浓度与平均风速成反比,风速增大 1 倍,下风向有害物质浓度将减小一半。

有风条件下,当采样器放置在下风向,位于劳动者的风向下侧且尽可能靠近劳动者,在风的作用下,采样器吸进的空气就是经劳动者呼吸带由风输送来的空气,能够代表劳动者的接触情况。这就说明了 GBZ159 要求"采样点应设在工作地点的下风向",且"尽可能靠近劳动者"的原因。

在采样时,采样点可能是某一个范围,因此,应判断风向,选择下风向的地点,在不影响劳动者工作的情况下,采样器尽可能靠近劳动者呼吸带。

第二节　采样器出气口对采样的影响

一、采样器出气口吹出空气分布结构

采样时,空气从采样器出气口吹出,在空间形成一股气流,称为吹出气流射流。采样器出气口的空气吹向无限空间,为自由射流,其结构如图 8-6 所示。

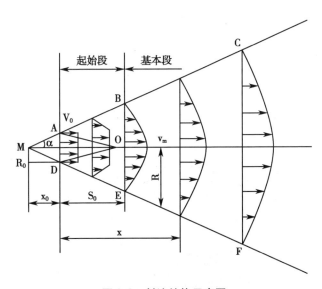

图 8-6　射流结构示意图

自由射流一般具有以下特征:

(1) 由于紊流动量交换,射流边缘有卷吸周围空气的作用,所以射流断面不断扩大,散角 α 为 $15°\sim20°$。

（2）射流核心段呈锥形不断缩小，核心段轴线上射流速度保持吹气口上的平均速度。

（3）核心段以后，射流速度逐渐降低，射流中的静压与周围空气的压强相同。

射流半径可由式(8-8)计算：

$$\frac{R}{R_0} = 1 + 3.4 \times \frac{\alpha \chi}{R_0} \qquad 式(8-8)$$

式(8-8)中：

R——射流半径，单位为米(m)；

R_0——圆形吹气口的半径，单位为米(m)；

α——射流紊流系数，圆射流 α 取 0.08；

χ——离吹气口的距离，单位为米(m)。

采样器出气口排出气流对采样的影响，主要考虑射流半径与收集器吸进空气的空间分布有无交叉，若存在交叉，必定影响采样结果，若无交叉，就不会影响采样结果。

二、吸收液采样时采样器出气口空气对采样的影响

吸收液采样主要使用大气采样器，多孔玻板和大（小）气泡吸收管放置在管架上，图 8-7 为多孔玻板吸收管的放置情况，多孔玻板吸收管的进气口与采样器的出气口距离大约 8cm。根据本章第一节的计算可知，采样器吸入空气的空间分布为多孔玻板吸收管进气口前方或后方 14～19cm，多孔玻板吸收管

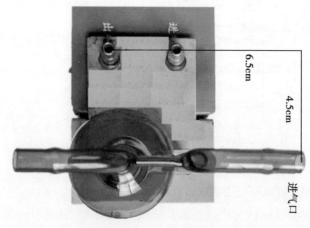

图 8-7　多孔玻板吸收管进气口与采样器出气口的距离关系

上下或左右 8~11cm 的空气。

通过式(8-8)可以计算采样器出气口排出的空气在不同高度时的射流半径,出气口半径 0.2cm,出气口到多孔玻板吸收管顶的距离 4.5cm,此处计算的射流半径 R 为 1.4cm;出气口以上 10cm 处,射流半径 R 为 2.9cm。说明采样器出气口排出的空气与多孔玻板吸收管进气口吸进空气的空间分布范围部分交叉,因此,在静风条件下,采样器出气口排出的空气又被吸进多孔玻板吸收管,明显的影响采样的真实性。在有风条件下,若多孔玻板吸收管处于上风向,采样器出气口处于下风向,在风的作用下,采样器出气口排出的空气可能不被吸进多孔玻板吸收管中。但,一旦风向发生反转或出现湍流,都会使采样器排出的空气又被吸进多孔玻板吸收管。

对于大(小)型气泡吸收管采样时,通常吸收管的进气口应背对采样器的出气口,但有时不注意吸收管的进气口摆放在采样器出气口的正上方(图 8-8),采样器出气口排出的空气与吸收管进气口吸进空气的空间分布范围完全交叉,采样器出气口排出的空气基本上全部又被吸进吸收管,已经完全失去了采样的真实性。

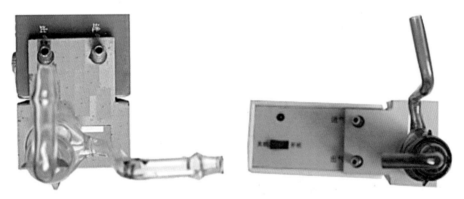

图 8-8　大型或小型气泡吸收管采样时吸收管进气口错误摆放

解决吸收液采样时采样器出气口空气对采样影响的方法,用 40cm 以上的乳胶管接在采样器出气口,使排出气远离吸收管进气口。

三、固体吸附剂采样管采样时采样器出气口空气对采样的影响

固体吸附剂采样管放置方法如图 8-9 所示。根据第一节中的计算结果可知,在静风条件下,固体吸附剂采样管采样时吸进空气的空间分布是采样管进气口上下 8~11cm,采样管进气口四周 5~6cm 的空气。

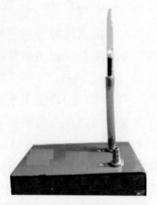

图 8-9　固体吸附剂采样管放置方法

采样器出气口排气的射流半径由式(8-8)计算,出气口半径 0.2cm,出气口到采样管顶的距离若 15cm,此处计算的射流半径 R 为 4.3cm。说明采样器出气口排出的空气与采样管进气口吸进空气的空间分布范围完全交叉,因此,在静风条件下,采样器出气口排出的空气大部分又被吸进采样管。即使在有风条件下,因湍流作用,也会使采样器排出的空气部分又被吸进采样管。

解决固体吸附剂管采样时采样器出气口空气对采样影响的方法,用 40cm 以上的乳胶管接在采样器出气口,使排出气远离采样管进气口。

四、滤料采样时采样器出气口空气对采样的影响

滤料采样主要使用粉尘采样器,粉尘采样器的进气口和出气口分别在采样器的两端,安装上采样夹后,进气口和出气口之间的距离 35~40cm,并且中间由采样器隔离。由本章第一节的估算可知,在静风条件下,采样夹进气口前后 44~60cm,收集器进气口上下或左右 30~35cm 的空气被吸进收集器。因此,采样器出气口排出的空气与采样夹进气口吸进空气的空间分布范围基本没有交叉,影响较小。但是在有风条件下,若采样器出气口位于上风向,采样夹位于下风向时,排出的空气又被吹到采样夹周围而被吸进,或因湍流作用,也会使部分排出的空气又被吸进采样器中,影响采样的真实性。

解决滤料采样时采样器出气口空气对采样的影响的方法,也是用 40cm 以上的乳胶管接在采样器出气口,使排出气远离采样夹进气口。

滤料采样时,有一种采样夹与采样器分离的采样方法(图 8-10),采样夹进气口很小,四周的盖子起到挡板作用,这类采样夹进气口可以看作受限吸气,由式(8-3)可知,受限情况下的吸气口前面吸气距离是自由吸气的 1.4 倍,因此,在静风条件下,采样夹将进气口前方 62~84cm 的空气吸入采样夹,按图 8-10 中的安装方法,采样夹进气口与采样器出气口可能有 100cm,因此,采样器出气口排出的空气与采样夹进气口吸进空气的空间分布范围没有交叉,不影响采样效果。

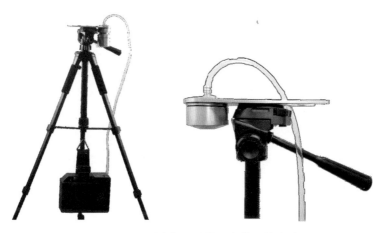

图 8-10　采样夹与采样器分离的采样方法

第三节　采样器放置的位置对采样结果的影响

通过采样器吸进空气的空间分布的估算,可以认识到采样器放置的位置对采样结果的影响是很大的,特别是定点采样,若采样器位置不是放置在劳动者工作时呼吸带高度的最高浓度区域,很有可能采集的 C_{STE} 结果低于 C_{TWA} 数值。以下是几个现场采样实例。

实例 1,图 8-11 是刷胶现场采样实图,刷胶工人在刷胶过程,刷胶点距离工人脸部有一手臂那么远,大约 40cm,个体采样的采样管放置在胸部,基本上能够代表工人的接触情况。而定点采样器放置位置距离刷胶点有 2m 远,且高出工人的呼吸带高度,根据本章第一节的计算,在静风条件下,采样器仅能采集采样管周围 10cm 左右的空气,2m 处刷胶点的有害气体扩散到采样器处,早已经被空气稀释很多倍。在有风条件下,即使采样器处于下风向 2m 多的距离处,在风的稀释作用下,与劳动者所处位置相比,有害物质浓度要低很多,不能代表工人的真实接触浓度。

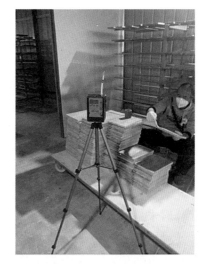

图 8-11　刷胶现场采样

正确采样方法一:再加一个个体采样器,将采样管放置在工人胸部,在工人刷胶时采集 15 分钟。

正确采样方法二:在不影响工人工作的情况下,将采样器放置在工人的左手旁,采样管高度与工人脸部一样,在工人刷胶时采集 15 分钟。

实例 2,如图 8-12 是发制品现场采样实图,合片工人在工作过程,有害物质的挥发点距离劳动者脸部大约 30cm,定点采样器位于有害物质的挥发点有 1m 多远。在这样的车间内,基本处于静风条件,采样器吸进空气的空间分布根本达不到劳动者的呼吸带位置,所采集样品不能反映劳动者的真实接触情况。

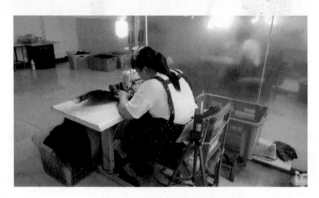

图 8-12 发制品现场采样

正确采样方法一:佩戴个体采样器,将采样管放置在工人肩部,在劳动者工作时采集 15 分钟。

正确采样方法二:在不影响劳动者工作的情况下,将采样器放置在劳动者对面或左手旁,采样管进气口与劳动者脸部同高,在工作时采集 15 分钟。

实例 3,如图 8-13 是车床现场采样实图,车床工人在工作过程,粉尘产生点距离劳动者脸部大约 60cm,定点采样器放置位置距离粉尘产生点有 1.5m 远,根据第一节的计算,在静风条件下,采样流量 15L/min,采集 15 分钟,采样器吸进空气的空间分布仅能在 60cm 左右范围,1.5m 远处的金属粉尘很难扩散到采样器处,这样的采样,不能反映工人接触情况。

正确采样方法一:佩戴个体采样器,将采样夹放置在劳动者肩部,在劳动者工作时采集 15 分钟。

正确采样方法二:在不影响劳动者工作的情况下,将采样器放置在距劳动者尽可能近的左手或右手旁,采样夹高度与劳动者脸部同高,在工作时采集 15 分钟。

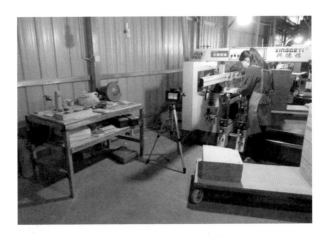

图 8-13　车床现场采样

　　实例 4,图 8-14 是电焊现场采样实图,电焊工人在工作过程,粉尘产生点距离劳动者脸部大约 30cm,定点采样器放置位置距离粉尘产生点有 1m 远,这样的定点采样,第一没有考虑电焊火花的飞溅影响,可能有某些较大颗粒物飞溅到滤膜上;第二没有考虑面罩对粉尘的阻挡作用,较大颗粒物不能到达劳动者面部,劳动者呼吸的主要是电焊烟气;第三没有考虑采样器与有害物质发生点的距离,大于劳动者的实际接触距离。

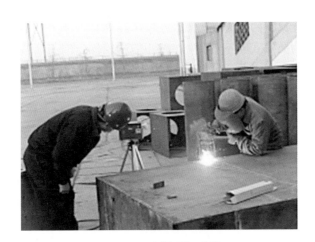

图 8-14　电焊现场采样

　　正确采样方法一:采样器放置位置距电焊点距离与劳动者距电焊点距离相同,且在采样器前 10~15cm 处放置面罩或挡板,在劳动者工作时采集 15 分钟。

正确采样方法二：佩戴个体采样器，将采样夹放置在面罩内，在劳动者工作时采集15分钟。

实例5，图8-15是实验室抽气柜处的采样实图，定点采样器放置在通风柜的进风口，违背了《工作场所空气中有害物质监测的采样规范》（GBZ 159）中采样点的选择原则，采样点应远离排气口和可能产生涡流的地点。

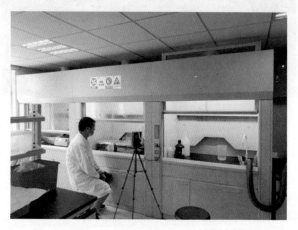

图 8-15　实验室抽气柜处的采样

正确采样方法：将采样点设在距抽气柜较远的实验室人员操作位，且在抽气柜停止运行一段时间后，或在人员进行试验操作时采样。其目的是评估实验室内挥发性物质对实验室的影响，或评估试验操作时有害物质对试验人员的影响。

第四节　粉尘采样夹的朝向对采样结果的影响

由于气溶胶颗粒物的自沉降运动原因，采样时，粉尘采样夹的朝向对采样检测结果一定有影响，有人对粉尘采样夹水平放置（即横向进气，简称横向）和朝下放置（即纵向进气，简称纵向，图8-10）进行了比较研究，结果见表8-1。

表8-1　不同采样点粉尘采样夹的朝向对采样结果的影响

采样地点	采样夹放置方向	检测结果
掘进工作面	横向	32.1
	纵向	11.9

续表

采样地点	采样夹放置方向	检测结果
皮带机尾端	横向	15.5
	纵向	6.1
工作面回风巷	横向	12.2
	纵向	10.1

由表 8-1 可以看出,掘进工作面和皮带机尾端的横向进气所得的粉尘浓度是纵向的 2~3 倍,在工作面回风巷横向和纵向两者浓度比较接近。通过分散度检测发现,掘进工作面和皮带机尾端横向采集的粉尘以大颗粒为主,纵向采集的粉尘几乎没有大颗粒,工作面回风巷横向和纵向两者粉尘分散度比较相似,都为小颗粒粉尘。产生这样结果的原因是:

1. 产尘点处的粉尘粒径有差别,掘进工作面和皮带机尾端是煤矿井下粉尘产生的发源地,这些地方的粉尘刚刚产生出来,大颗粒粉尘还没有来得及沉降下去,工作面回风巷的粉尘是由发源地的粉尘跟随风流扩散而来,此时,大颗粒粉尘基本都已经沉降完毕,仅留下空气中能够漂浮的粉尘。

2. 大颗粒粉尘在下沉时,横向进气时,颗粒物沿水平方向进入采样夹,较容易被采样器采集;纵向进气时,颗粒物必须调转一定的方向,方能进入采样夹,克服较大的颗粒下降动力,才能够被采样器采集,在同样的采样流量下,大颗粒不容易被采集。

由此可以看出,横向采集的粉尘以大颗粒为主,纵向采集的粉尘以小颗粒为主,依据 GBZ 2.1 的要求,总粉尘为可进入整个呼吸道(鼻、咽、喉、胸腔支气管、细支气管和肺泡)的粉尘。能够进入呼吸道的粉尘主要是 PM10 以下的粉尘。那么,当工作场所空气中粉尘粒径在 PM10 以下时,横向与纵向两种方法采样的结果就没有大的差别(表 8-1 中工作面回风巷)。在粉尘刚刚产生的工作场所(如炮后、破碎、喷洒工作场所),采取纵向采集的粉尘才是代表该场所职业卫生意义上的总粉尘。若只有横向采样器,在粉尘采样时,可以采取下列措施,使采集的总粉尘尽可能接近职业卫生意义上的总粉尘:

1. 采样器置于下风向处,其采样夹滤膜面背向风向,可以减少大颗粒物被风吹进滤膜上。

2. 在采样器上方放置隔板并罩住采样夹,遮挡住大颗粒物垂直落在采样夹的进气口。

第五节　不同分离技术采集呼吸性粉尘浓度存在的差异

呼吸性粉尘采集目前我国主要采用旋风式分离技术和冲击式分离技术，因两种技术的差异，在粉尘来源不同的工作场所，采集的呼吸性粉尘浓度存在差异。

一、冲击式分离技术采集呼吸性粉尘的缺陷

以两种分离技术同时采集煤矿不同工作场所的粉尘为例，说明冲击式分离技术采集呼吸性粉尘的缺陷，其检测结果如表 8-2 所示。

表 8-2　旋风式分离技术和冲击式分离技术同时采集呼吸性粉尘浓度的结果

采样地点	分离技术	m_1/mg	m_2/mg	Δm/mg	V/L	C/mg·m^{-3}
掘进工作面	冲击式	12.52	17.01	4.48	300	11.59
	旋风式	13.32	13.64	0.32	150	2.12
皮带机尾端	冲击式	12.68	13.94	1.26	300	4.21
	旋风式	12.91	13.08	0.17	150	1.15
工作面回风巷	冲击式	12.35	12.76	0.41	300	1.37
	旋风式	11.99	12.18	0.19	150	1.25

由表 8-2 可以看出，旋风式分离技术和冲击式分离技术在粉尘产生地点（掘进工作面和皮带机尾端）采样时，呼吸性粉尘浓度差异很大，且冲击式的呼吸性粉尘浓度结果大于旋风式的。而在粉尘非产生地点而由空气输运地点（工作面回风巷）采样时，粉尘浓度很接近。同时样品的分散度检测结果表明，在粉尘产生地点（掘进工作面和皮带机尾端）冲击式采样得到的样品，大颗粒粉尘数量明显多于旋风式采样。而在粉尘非产生地点而由空气输运地点（工作面回风巷），两种分离方式采样得到的样品，分散度比较接近。产生这样结果的主要原因有下列两个方面：

1. **分离原理的差异**　旋风式分离技术是在离心力的作用下，将非呼吸性粉尘沉降到积尘管中，呼吸性粉尘被采集到滤膜上，只要积尘管的积尘不溢出，非呼吸性粉尘就不会采集到滤膜上。所以，工作场所空气中粉尘浓度的高低，对旋风式分离技术的分离效果没有影响。

冲击式分离技术是基于惯性冲击原理,将非呼吸性粉尘黏附在冲击板的硅油上,呼吸性粉尘被采集到滤膜上。因弹跳和脱落现象,使非呼吸性粉尘随气流到滤膜被采集。所以,工作场所空气中粉尘浓度的高低,对冲击式分离技术的分离效果有影响。

2. 冲击式分离技术的自身缺陷

（1）冲击式分离采样头通常都是横向进气,不论颗粒物有多大都有可能进入分离头,使捕集板硅油黏附颗粒物饱和概率增大。

（2）冲击式分离技术存在弹跳或脱落现象,使分离透过率增大,造成采集的呼吸性粉尘含有非呼吸性粉尘成分。

二、解决冲击式分离技术采样缺陷的办法

冲击式分离技术依靠冲击板的硅油捕集非呼吸性粉尘,通常冲击板的粉尘负载能力(即容尘量)只有 1～2mg,超载易造成呼吸性粉尘和非呼吸性粉尘的混级,从而使分离失去意义,为了有效解决此问题,可从两方面入手:

1. 加大冲击板的容尘量,尽可能降低弹跳或脱落的概率　改进冲击板结构,可以用槽或杯状取代板状冲击板,加大硅油涂量,提高黏附能力。

2. 减少采集的相对量

（1）定点采样时,15 分钟之内更换 1～2 次冲击板,缩短每个冲击板的采样时间。在粉尘浓度高的工作场所,可以 5～10 分钟更换一次冲击板,或擦掉原冲击板硅油重新涂硅油,然后再装到采样头中。

（2）若有不同流量的冲击式分离采样头,可以选用采样流量小的采样头,采样流量小,减少了颗粒物吸进采样头的量,不至于过多颗粒物聚集在冲击板上。

第九章

采样基本原则和要求

工作场所空气样品具有流动性和易变性,空气中有害物质的存在形式、浓度和分布状况易受气象条件和工作条件的影响而发生变化,要正确地反映劳动者接触有害物质的浓度、范围和动态变化的情况,必须正确采集空气样品。否则,即使采用灵敏和精确的分析方法,所测得的结果也不能代表劳动者接触有害物质的真实情况。因此,工作场所空气采样必须有原则和要求。总结概括资料、文献、规范和标准,工作场所空气采样基本原则是:针对性、代表性、时效性和规范性。

第一节　工作场所空气采样基本原则

一、针对性

结合职业卫生的特点,工作场所空气采样必须要有针对性,针对采样目的,制定合理计划;针对采样的目标物及其对应的职业接触限值,选择合适的采样方法和采样设备。

采样目的主要有两个,一是为了判断工作场所空气中有害物质的浓度是否符合国家职业接触限值,如建设项目职业病危害控制效果评价、工作场所职业病危害现状评价、工作场所职业病危害因素定期监测,以及用人单位工作场所职业病危害因素监测等等,其目的都是判断工作场所空气中有害物质的浓度是否符合国家职业接触限值,这是国家法律法规赋予的职责,具有监督性质,所以这种采样可以称作符合性采样,也可以称作监督采样。二是为了职业接触的暴露评估、鉴定和评价工作场所中通风、消烟除尘等卫生技术设施的效果,为制订职业卫生标准和厂房设计等提供依据,这种采样可以称作暴露评估采样。针对这两种目标的采样,其采样方法、采样策略是有区别的。

采样目标物是需要进行现场调查才能确定,确定目标物后,查找其对应的职业接触限值,根据限值确定相应的采样方法和对应的采样设备。

二、代表性

工作场所空气采集样品的代表性是采样的核心,没有代表性就失去了采样的意义。因此,采样时必须考虑有害物质的空间及时段分布、劳动者接触状况等诸多因素,选择有代表性的工作场所或工作地点,选择有代表性的劳动者,使采集的样品能够真正反映劳动者接触有害物质的真实水平和劳动者接触环境中有害物质的真实浓度。

三、时效性

在生产过程中,有害物质在定时或不定时地向空气中释放,工作场所空气中有害物质浓度不时在变化,因而,劳动者的职业接触浓度也在不时地变化,所以,必须在有害物质浓度最高季节、在满负荷工作条件下,在有害物质浓度最高的时段采集样品。

四、规范性

规范性首先是依照标准规范制定采样方案或计划;其次,选用标准方法采样,若没有标准方法,必须经非标程序,确认非标方法,在征得用人单位同意的情况下,使用非标方法;第三,采样设备符合计量认证规范要求;第四,采样操作、个体采样器的佩戴、定点采样器的位置摆放等要规范;最后,采样时做好记录、流转,各个阶段都要有完整的记录。

工作场所空气采样原则概括为一句话:根据采样目的,针对采样的目标物及其职业接触限值标准,选择合适采样方式和方法,在有代表性的工作场所,选择有代表性的劳动者或采样点,在满负荷工作条件下,在有害物质浓度最高的时段,进行规范性采样。采样原则可以用图9-1描述。

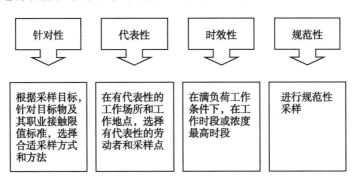

图9-1 采样原则图

第二节　工作场所空气采样针对性的实施

工作场所空气采样针对性的主要工作是,确定采样目的和采样目标物(即有害物质),依据有害物质的职业接触限值类型,确定采样方式和方法。

一、采样目的的确定

采样目的的确定,相对简单,从任务来源确定,如果属于监督性质,采样目的就是符合性采样或监督性质采样;如果为了科研或防治效果调查,采样目的就是暴露评估采样。

二、采样目标物的确定

采样目标物的确定,即职业病危害因素识别。职业病危害因素识别,目前各种文献、规范基本上是按收集资料、现场调查、工程分析、职业病危害因素筛选等过程进行。《职业卫生技术服务机构检测工作规范》及有关标准对收集资料和现场调查做如下要求:

(一)　资料收集与分析

1. 明确检测与评价范围,明确检测与评价的工作场所和职业病危害因素。

2. 根据检测与评价范围,收集用人单位下列技术资料。

(1) 用人单位的组成和总平面布置图。

(2) 各车间劳动定员、工作班制、工种或岗位划分、工作性质(固定式或流动性等)和工作活动范围。

(3) 生产工艺流程(图)。

(4) 生产的原辅材料(名称、成分、年和日用量)、中间产物和产品(名称、成分、年和日产量)。

(5) 生产设备平面布局(图)。

(6) 职业病防护设施(名称、数量、参数)。

(7) 个人使用的职业病防护用品(名称、技术参数、更换周期)。

3. 根据已收集的资料初步分析用人单位工作场所职业病危害因素的种类和接触途径。

(二)　现场调查的实施

1. 现场调查人员应由样品采集、现场检测和评价人员组成。

2. 在用人单位有关人员的陪同下进行现场调查。

3. 核实和补充收集的资料,并填写现场调查表(表 9-1~表 9-5)。

4. 职业病危害因素的识别与分析

(1)根据现场调查和生产工艺分析,对职业病危害因素进行识别。

(2)根据原料、辅料和中间产物等的定性分析,对职业病危害因素进行识别。

(3)根据对工作场所空气样品的采集和定性分析,对职业病危害因素进行识别与确定。

(4)根据类似企业职业病危害因素文献和案例,对职业病危害因素进行识别。

(5)职业病危害因素的识别应首先依据职业接触限值,对于我国暂时未制定职业接触限值的有害物质,应依据国外职业接触限值进行识别;对于国际上暂时未制定职业接触限值的有害物质,应依据有害物质的毒理学资料或权威文献资料进行分析与识别。

5. 确定采样目标物 根据生产工艺、现场调查和环境条件分析,确定有害物质存在形式、产生和扩散的规律,以及各工种或岗位接触职业病危害因素的种类,劳动者接触各种职业病危害因素的工作地点和时间段。

表 9-1 生产工艺现场调查表

单位名称:	项目编号:
地　　址:	电　话:
车间名称:	调查日期:　　年　月　日
生产工艺流程(简图)	

调查人:　　　　　　　陪同人:

表 9-2 生产设备平面布局记录表

单位名称:	项目编号:
车间名称:	调查日期:　　年　月　日
生产设备平面布局(简图)	

调查人:　　　　　　　陪同人:

表9-3　生产原辅材料和产品现场调查表

单位名称：				项目编号：		
车间名称：				调查日期：　　年　月　日		
原辅材料	名称	主要成分	性状	用量	生产厂家	使用岗位
产品中间产物	名称	主要成分	性状	用量	接触岗位	

调查人：　　　　　　　　陪同人：

表9-4　生产设备现场调查表

单位名称：				项目编号：	
车间名称：				调查日期：　　年　月　日	
生产线主要设备	设备名称	型号	数量	设备参数	生产厂家

调查人：　　　　　　　　陪同人：

表9-5　劳动者作业情况现场调查表

单位名称：				项目编号：		
车间名称：				劳动定员：		
工作班制：				工作时间：		
作业工种或岗位	工作范围	工作方式	危害因素	接触时间	防护设施情况	个体防护配置

调查人：　　　　　　　　陪同人：

　　《工作场所空气中有害物质监测的采样规范》(GBZ 159—2004)也对现场调查内容作了如下要求：

　　(1) 现场总平面布置图。

　　(2) 生产工艺流程(图)、原辅材料(名称、成分、用量)、中间产物、副产品、产品(名称、成分、产量)、车间生产设备(名称、数量、参数)、设备布局(图)、生产工艺的自动化程度(原料投入方式)等。

　　(3) 各场所劳动定员、工作班制、工种或岗位划分、工作性质(固定式或流动性等)和工作内容等。

(4) 防护设施的设置和运转情况(位置、名称、数量、参数等)。

(5) 个体使用的职业病防护用品配备和佩戴情况(名称、技术参数、更换周期等)。

三、推荐调查方法

上述调查只是提供了调查内容,建议了识别方法,具体如何操作没有明确,应用中往往操作困难、相互交叉且有遗漏。如果仅凭调查表去调查,可以定义为断面调查和识别,即在一个截面范围调查,如收集资料,上述收集的资料都非常孤立,没有系统性,需要在多个部门收集。这里介绍一种逐个工序(工段或车间)调查和识别方法。

任何生产企业,其生产过程都是由生产工艺决定的,每个生产工艺可能由几个生产工序(工段)所组成。直白地说要完成某个生产工艺过程要分成几步做,每个步骤就是一道工序(工段)。生产工艺通常定义为:劳动者利用生产工具对各种原材料、半成品进行加工和处理,改变它们的几何形状、外形尺寸、表面状态、内部组织、物理和化学性能以及相互关系,最后使之成为预期产品的方法及过程。工序(工段)通常定义为:一个或一组工人,在一个工作地对一个或同时对几个工件所连续完成的那一部分工艺过程。

从生产工艺和工序定义中可以看出,职业病危害因素识别所需要调查的内容基本涵盖,如:生产过程使用的原料、辅料、中间产物、产品及副产品情况;生产工艺情况;生产设备及其布局情况;作业人员接触人数;原料、辅料等加料口位置及其密封情况;防尘、防毒、防噪声等卫生防护设施和管理措施运行情况;职业病危害因素影响范围与作业人员接触的关系,等等,都可以通过生产工艺和工序的调查得到确认,有了这些资料就基本上可以确定工作场所存在的职业病危害因素,其他调查资料只是起到佐证作用。

(一) 逐个工序(工段)调查和识别职业病危害因素方法步骤

1. 生产工艺和工序调查　首先向用人单位提出生产工艺和工序调查要求,由用人单位完成调查,因为用人单位对生产工艺和工序最了解,然后,结合以往经验或文献资料,提出补充完善意见,由企业确认最终的生产工艺和工序流程。

调查要求:

(1) 从原料、辅料的来源、储存开始,依次列出生产步骤或工序,直至产品储存和销售。

(2) 列出辅助生产工艺和工序。

(3) 所有生产线都要列出,相同生产线只列一条,若有不同应说明。

2. 各工序(工段)调查内容 发放工序(工段)调查内容表,由企业生产技术负责人或各工序(工段)负责人,依照调查内容表逐项填写,没有的打叉。工序调查内容表的设计,可依照《职业卫生技术服务机构检测工作规范》及有关标准要求内容编排,涵盖相关内容,可根据不同类型的企业,设计适合各类企业工序内容调查表(表9-6为参考表)。由企业调查完成后,结合以往经验或文献资料,提出补充完善意见,再由企业确认各工序调查内容是否完备。

表9-6 工序调查内容表

原料	1.	来源于	用量/班	
	2.	来源于	用量/班	
	3.	来源于	用量/班	
	4.	来源于	用量/班	
成品	1.	发运送往	产量/班	
	2.	发运送往	产量/班	
副产品	3.	发运送往	产量/班	
	4.	发运送往	产量/班	
废物	5.	排放方式	产量/班	
	6.	排放方式	产量/班	
生产过程描述	1.		生产方式:开放 密封	
	2.		生产方式:开放 密封	
	3.		生产方式:开放 密封	
生产设备	1.		型号	台数
	2.		型号	台数
	3.		型号	台数
岗位(工种)	1. 人数:	工作内容、方式	工作班制	防护用品
	2. 人数:	工作内容、方式	工作班制	防护用品
	3. 人数:	工作内容、方式	工作班制	防护用品
	4. 人数:	工作内容、方式	工作班制	防护用品
防护设施	1. 型号	数量	运行情况:	
	2. 型号	数量:	运行情况:	
	3. 型号	数量:	运行情况:	

3. 职业病危害因素分析确认 根据生产工艺、工序调查内容表,初步分析确认各个工序的职业病危害因素,确定有害物质存在形式、产生和扩散的规律,以及各工种或岗位接触职业病危害因素的种类,劳动者接触各种职业病危害因素的工作地点和时间段。

4. 确定采样方式和方法 依据相应有害物质的职业接触限值,结合现有采样设备及数量,确定采样方式,如职业接触限值为 PC-TWA 的有害物质,可以选择个体或定点长时间采样方式,且要有定点短时间浓度的采样;依据有害物质在工作场所空气中的存在形式,确定采样方法,气体可选吸收液法或固体吸附剂法,气溶胶可选滤料法等。

(二) 水泥粉磨站职业病危害因素调查实例

以水泥粉磨站职业病危害因素调查为例,说明逐个工序(工段)调查和识别职业病危害因素方法。

1. 生产工艺和工序调查 要求水泥粉磨站提供:从原料、辅料的来源、储存开始,依次列出生产步骤或工序,直至产品储存和销售的工艺流程,粉磨站反馈的生产工艺结果如图 9-2 所示。

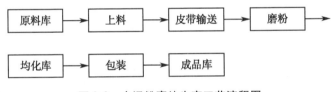

图 9-2 水泥粉磨站生产工艺流程图

2. 各工序内容调查 发放电子版的工序调查内容表,由水泥粉磨站技术员完成调查,结果如表 9-7~表 9-11。

表 9-7 原料库工序内容调查结果

原料	1. 水泥熟料	来源于	汽车送来并卸载
	2. 煤渣	来源于	汽车送来并卸载
	3. 石膏	来源于	汽车送来并卸载
	4. 石子	来源于	汽车送来并卸载
	5. 钢渣	来源于	汽车送来并卸载
生产过程描述	原料汽车送来并卸载,然后由铲车推堆存放,人工清扫		生产方式:开放

续表

生产设备	1. 铲车		型号		台数:1
	2. 扫把		型号		台数:若干
	3. 铁锹		型号		台数:若干
岗位(工种)	1. 铲车司机	人数:1	工作内容、方式	推放原料	工作班制:1班	防护用品:防尘口罩、耳塞
	2. 管理员	人数:1	工作内容、方式	看管及清扫原料库	工作班制:1班	防护用品:防尘口罩
防护设施	无		型号:	数量:		运行情况:

表 9-8　上料工序内容调查结果

原料	1. 水泥熟料	来源于	汽车送来并卸载
	2. 煤渣	来源于	汽车送来并卸载
	3. 石膏	来源于	汽车送来并卸载
	4. 石子	来源于	汽车送来并卸载
	5. 钢渣	来源于	汽车送来并卸载
成品	混合料	发运送往	输送皮带
生产过程描述	原料由铲车运送到料斗,电脑配料后,放置到皮带		生产方式:开放

生产设备	1. 铲车		型号		台数:1
	2. 扫把		型号		台数:若干
	3. 铁锹		型号		台数:若干
岗位(工种)	1. 铲车司机	人数:1	工作内容、方式	推放原料	工作班制:3班3运转	防护用品:防尘口罩、耳塞
	2. 上料工	人数:2	工作内容、方式	看管及清扫料斗	工作班制:3班3运转	防护用品:防尘口罩、耳塞
	3. 微机操作工	人数:2	工作内容、方式	微机操作上料计量	工作班制:3班3运转	防护用品:无
防护设施	无		型号:	数量:		运行情况:

表 9-9　皮带输送工序内容调查结果

原料	混合料	来源于		料斗	
成品	混合料	发运送往		钢球磨机	
生产过程描述	将混合料输送到钢球磨机			生产方式:开放	
生产设备	皮带	型号:1m×60m		台数:1	
岗位(工种)	皮带看管工	人数:2	工作内容、方式	巡检	工作班制:3班3运转	防护用品:防尘口罩、耳塞
防护设施	无	型号:	数量:		运行情况:	

表 9-10　磨粉工序内容调查结果

原料	混合料		来源于		皮带	
成品	水泥		发运送往		均化库	
生产过程描述	由钢球磨机将混合料粉磨				生产方式:球磨机密封放料	
生产设备	1. 水泥球磨机		型号:Ø3.2m×13m 减速机型号 MBY1000		台数:1	
	2. 环链提升机		型号:NE650		台数:2	
岗位(工种)	1. 看磨工	人数:2	工作内容、方式	看守磨机,从磨机放水泥	工作班制:3班3运转	防护用品:防尘口罩、耳塞
	2. 提灰工	人数:2	工作内容、方式	提升水泥	工作班制:3班3运转	防护用品:防尘口罩、耳塞
防护设施	1. 袋式除尘器	型号:96-7		数量:1	运行情况:正常	
	2. 吸声墙面	型号:		数量	运行情况:	

表 9-11　包装工序内容调查结果

原料	水泥		来源于		均化库	
成品	水泥		发运送往		成品库	
生产过程描述	由包装机装袋或罐车散装				生产方式:开放	
生产设备	1. 包装机		型号:		台数:3	
	2. 装车机		型号:		台数:2	

原料	水泥			来源于		均化库		
岗位（工种）	1. 看磨工	人数:2	工作内容、方式	看守磨机,从磨机放水泥	工作班制:3班3运转	防护用品:防尘口罩、耳塞		
	2. 提灰工	人数:2	工作内容、方式	提升水泥	工作班制:3班3运转	防护用品:防尘口罩、耳塞		
防护设施	袋式除尘器	型号:96-5	数量:1			运行情况:正常		

3. 职业病危害因素分析确认　根据上述工序调查内容表,初步分析确认,原料库、上料、皮带输送、磨粉工序存在的职业病危害因素是混合粉尘和噪声,包装工序存在的职业病危害因素是水泥尘和噪声。

4. 确定采样方式和方法　粉尘的职业接触限值为 PC-TWA,因此采用个体连续 8 小时以及定点短时采样方式,采样方法为滤料法。汇总结果见图9-3。

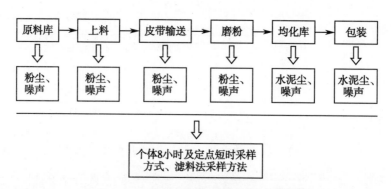

图 9-3　水泥粉磨站职业病危害因素调查结果

5. 确定采样对象和采样地点　根据上述工序调查内容表,可以确定铲车司机、上料工、皮带看管工、看磨工、提灰工、包装工等工种的劳动者为采样对象。粉尘的采样地点分别为水泥熟料场、煤渣料场、石子料场、料斗旁、上料皮带头、钢球磨房中央、水泥装袋机、人工装车处、水泥储罐装车处等。

（三）逐个工序（工段）调查和识别职业病危害因素方法优点

逐个工序（工段）调查和识别职业病危害因素方法具有下列优点:

1. 快速、准确　调查表发放到各个工序（工段）,工序（工段）的技术人员对该管辖区的各个方面最了解,因此,填写快速、准确。

2. 没有重复交叉,遗漏少　因各个工序(工段)不会交叉,因此不会出现重复交叉问题,同时,因工序(工段)的技术人员对各自的工作场所最了解,遗漏的就会少。

3. 减少很多调查表　工序(工段)内容调查表,可以根据调查需要,扩充相关内容,一张表就可以把想要的资料调查清楚,减少了调查表的种类。

4. 能够快速全面掌握下列情况　职业病危害因素分布情况、工作人员接触情况及防护用品配置情况、职业病防护设施数量型号及分布情况。

在实际工作中,若工序生产线长,可以多分几个工序。若工序生产线短,可以合并,如煤炭生产在掘进工作面有下列工序(图9-4)。

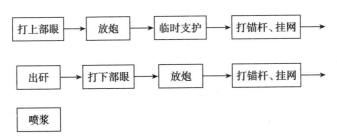

图 9-4　煤炭生产在掘进工作面工序

这些工序均在一个局部空间、同一个工作场所,依次按不同时间来完成,在工作场所劳动者接触职业病危害因素的时间完全相同,因此,在调查时把这些工序合并为一个工序,称为掘进工序,同样,采煤工作面,也可以合并为采煤工序,这样既减少工作量又不会出现重复。

四、职业病危害因素识别的难点以及容易被忽视的现象

通过现场调查基本上识别出工作场所存在的职业病危害因素,但下列情况识别就困难:原料是一种商品名称,没有具体的物品名称;混合物品,各种成分不明,如油漆、胶水、处理剂等。解决原料是商品名称或混合物品识别困难的办法有:

1. 要求供应商提供原料品的安全技术说明书(MSDS),从中找出危害因素。

2. 查阅相关文献资料。

3. 对原料或混合物品进行挥发性成分定性检测,找出挥发性主要成分。

常被忽视的是生产过程存在的化学副反应,且副反应产物随即扩散到空

气中,对生产没有任何影响,用人单位一般是不重视的,在调查过程中很容易被忽视。如,电焊过程产生的臭氧;酚醛树脂类物品在加热融化过程,单体的裂解释放出甲醛;燃烧过程,空气中氮气与氧气反应而产生二氧化氮等。因此,凡是有加热、燃烧等现象,要考虑原料的副反应,要考虑燃烧带来的化学反应。

第三节　工作场所空气采样代表性的实施

一、职业接触限值对采样代表性的要求

工作场所千差万别,技术工艺区别甚大,劳动者接触情况参差不齐,如何做到采样具有代表性,很有难度,有难度但并不是不能做到。

首先,温习一下工作场所有害因素职业接触限值的有关定义,从中可以悟出我国现行法律法规对工作场所职业接触浓度的控制原则。

职业接触限值定义,即:职业接触限值指劳动者在职业活动过程中长期反复接触某种或多种职业性有害因素,不会引起绝大多数接触者不良健康效应的容许接触水平。化学有害因素的职业接触限值分为时间加权平均容许浓度(PC-TWA)、短时间接触容许浓度(PC-STEL)和最高容许浓度(MAC)三类。

《工作场所有害因素职业接触限值 第 1 部分:化学有害因素》(GBZ 2.1—2019)对工作场所化学有害因素职业接触浓度提出了控制要求,劳动者接触某种化学有害因素的浓度应符合以下规定:

1. 劳动者接触制定有 MAC 的化学有害因素时,一个工作日内,任何时间、任何工作地点的最高接触浓度(C_{ME})不得超过其相应的 MAC 值。

2. 劳动者接触同时规定有 PC-TWA 和 PC-STEL 的化学有害因素时,实际测得的当日时间加权平均接触浓度(C_{TWA})不得超过该因素对应的 PC-TWA 值,同时一个工作日期间任何短时间的接触浓度(C_{STE})不得超过其对应的 PC-STEL 值。

3. 劳动者接触仅制定有 PC-TWA 但尚未制定 PC-STEL 的化学有害因素时,实际测得的当日 C_{TWA} 不得超过其对应的 PC-TWA 值;同时,劳动者峰接触浓度(C_{PE})超出 PC-TWA 值 3 倍的接触每次不得超过 15 分钟,一个工作日期间不得超过 4 次,相继间隔不短于 1 小时,且在任何情况下都不能超过 PC-TWA 值的 5 倍。

4. 对于尚未制定职业接触限值的化学有害因素的控制,原则上应使绝大

多数劳动者即使反复接触该因素也不会损害其健康。用人单位可依据现有信息、参考国内外权威机构制定的职业接触限值,制定供本用人单位使用的卫生标准,并采取有效措施控制劳动者的接触。

依据《工作场所有害因素职业接触限值　第 1 部分:化学有害因素》(GBZ 2.1—2019)中的工作场所化学有害因素职业接触浓度控制要求,从工作场所管理角度,可以简单理解为:工作场所化学有害因素职业接触浓度的控制基本原则是"控制最高值",即:劳动者在工作场所是可以接触一定浓度的化学有害因素,但接触化学有害因素浓度最高值不得超过国家职业接触限值,凡超出对应的职业接触限值标准(MAC、PC-TWA、PC-STEL 及峰接触浓度),均为工作场所职业病危害因素不符合国家职业卫生标准和卫生要求。换句话说:

(1) 在工作场所找到接触有害物质浓度最高的劳动者、或接触有害物质时间最长的劳动者,通过个体采样检测,若 C_{TWA} 结果不超出 PC-TWA,则,工作场所其他劳动者的 C_{TWA} 都不会超出 PC-TWA。

(2) 在有害物质浓度最高地点及时段采样检测,若 C_{STE} 结果不超出 MAC、PC-STEL 及峰接触浓度,那么,整个工作场所有害物质浓度均不会超出 MAC、PC-STEL 及峰接触浓度。

由此可以得到一个结论,工作场所空气采样的代表性,一是采集接触有害物质浓度最高的劳动者的样品,就可以代表全部劳动者;二是在有害物质浓度最高地点及时段采样,就可以代表整个工作场所环境水平。这样既有科学性又经济实惠,科学性是指接触浓度最高的劳动者符合接触限值,其他接触劳动者绝对不可能超标,工作场所环境浓度最高地点及时段符合接触限值,其他地点及时段也绝对不可能超标;经济实惠是采样工作量减少,成本较低,起到事半功倍的效果,同时能够达到快速确认重点职业病防控目标或对象。

基于上述结论,在《煤矿作业场所职业病危害防治规定》中,规定煤矿进行粉尘监测时,其监测点分别是采煤工作面的工人作业地点或回风巷距工作面 10~15m 处;掘进工作面的工人作业地点或距掘进头 10~15m 回风侧;其他场所包括翻罐笼作业、巷道维修、转载点的工人作业地点。上千人的煤矿仅采样检测这几个地方,是因为粉尘主要由这些地方产生,只要这些地方粉尘浓度符合职业接触限值要求,其他地方也就符合要求。这样采样检测成本低,且又达到控制粉尘的目的。

二、工作场所现场调查法

按照上述讨论,只要确定了接触有害物质浓度最高的劳动者或工作场所环境浓度最高地点及时段,采样代表性就迎刃而解,但随之而来的是,哪位劳动者是接触浓度最高者,哪个地点是工作场所环境浓度最高的地点,哪个时段是工作场所环境浓度最高的时段。因此,现场调查是必不可少的手段。

(一) 调查的方法

现行有效的方法是劳动者工作日写实和作业情况调查,《职业卫生技术服务机构检测工作规范》对劳动者工作日写实和作业情况调查有下列明确要求及规范的表格(表9-12及表9-13)。

表 9-12 劳动者工作日写实调查表

第 页/共 页

用人单位		检测任务编号			
车间/工作场所					
岗位(工种)		岗位总人数		最大班人数	
工作制度		写实人数		姓名	工龄
工作场所及工作内容描述					
工作时间	工作地点	工作内容	耗费工时	接触职业病危害因素	备注
~					
~					
~					

调查人: 陪同人: 调查日期:

表 9-13 劳动者作业情况调查表

检测任务编号: 第 页/共 页

用人单位			车间名称:		工作制度:		
岗位(工种)	人数		工作内容、过程和工作方式、作业地点	接触职业病危害因素	接触时间(h/d 或周)	职业病防护设施	个人防护用品
	总数	数/班					

调查人: 陪同人: 调查日期:

1. 现场调查应当覆盖检测范围内全部工作场所。

2. 现场调查应当至少包括以下内容:①各岗位(工种)作业人员的工作状况,包括作业人数、工作地点及停留时间、工作内容和工作方式;接触职业病危害的程度、频度及持续时间;②工作场所空气中有害物质的产生和扩散规律、存在形式、估计浓度;③工作场所卫生状况和环境条件、职业病防护设施及运行情况、个人防护用品及使用情况。

3. 现场调查应当至少由 2 名专业技术人员完成,且应当包括相关行业工程技术人员。

4. 现场调查应当在正常生产情况下进行,且现场调查的时间应至少覆盖 1 个工作日。

5. 现场调查应当实时记录,并经用人单位陪同人员签字确认。

6. 在用人单位显著标志物位置前拍照(摄影)留证并归档保存。

7. 根据实际情况,可在现场调查时开展预采样,预采样不能代替现场采样。

(二) 调查后的资料汇总

调查后,要分类汇总下列情况:

1. 有多少个车间或工作场所。

2. 有哪些岗位(工种)。

3. 各岗位(工种)的工作内容、过程和工作方式,分别接触哪些职业病有害因素。

4. 劳动者都在哪些工作地点工作或停留,以及工作或停留时间长短。

5. 劳动者的工作方式对工作场所空气中有害物质浓度的影响,分析判断工作场所或工作地点的有害物质浓度高低,分析判断工作场所或工作地点的有害物质浓度的空间时间分布。

6. 劳动者在工作场所的空间分布,分析判断哪位或哪些劳动者距离有害物质浓度发生点最近。

(三) 筛选采样对象和地点

1. 采样对象的筛选　通过资料汇总,就可以判断采样对象,一般下列人员的接触浓度较高:

(1) 开放式投或放原料、产品、副产品的操作人员。

(2) 需要手工操作工具或设备的操作人员。

(3) 距离有害物质释放点最近的。

(4) 工作或停留时间最长的。

2. 采样地点的筛选　一般下列工作地点的空气中有害物质浓度较高:

(1) 开放式投或放原料、产品、副产品的加或放料口。

(2) 开放式原料、产品、副产品存放场所。

（3）爆破后的场所。

（4）有高低落差的场所。

（5）有振动设备的场所。

（6）有加热或燃烧源的场所。

（7）距离有害物质释放点最近劳动者的工作地点。

（8）有害气体容易富集的工作地点，如，空气对流较差的地方。

（9）有害气体分子量小的易向上扩散，分子量大的易向下聚集，对立体空间作业场所，不同高度有害物质浓度有差别。

（10）在局部空间，要考虑热扩散的影响，有害气体分子量小易向温度高的地方富集，有害气体分子量大易向温度低的地方富集。

例如，若车间存在一氧化碳，在冬季工作人员休息室，因保暖因素，室内温度大于车间温度，一氧化碳分子量小于氧气，使一氧化碳富集在休息室。

再如，某特种钢材需加萤石材料，在加热的过程氟离子和水反应生成氟化氢，工作人员操作室在冬季因保暖因素，室内温度大于车间温度，氟化氢分子量小于氮气和氧气，很容易富集在操作室，甚至超标。

三、卫生统计学方法

通过现场调查无法确定接触有害物质浓度最高的劳动者或工作场所环境浓度最高地点及时段，若全部人员进行采样，既不科学也不节约成本，可以采用卫生统计学方法，选取一定的样品量，进行采样。

样品量可以按下式计算：

$$N = \left[(Z_\alpha + Z_\beta) \times \frac{\sigma}{\delta} \right]^2 \qquad\qquad 式(9-1)$$

式(9-1)中：

N——样本数量；

α——第一类错误概率，也称检验水准；

Z_α——第一类错误概率 α 水平时的标准正态分布的单侧临界值；

β——第二类错误概率；

Z_β——第二类错误概率 β 水平时的标准正态分布的单侧临界值；

σ——总体标准差；

δ——允许误差。

1. Z_α 和 Z_β 值 可以查 Z 临界值表或查 t 临界值表中自由度为无穷大时

对应数值。根据职业接触限值定义，Z_α 取 0.05 的置信水平值为 1.645，Z_β 取 0.1 的置信水平值为 1.282。

2. σ 值估算　可由现场调查确定，如，若工作场所空气浓度最大值定为 C_1，估计最小值达到 C_2，则，$\sigma = C_1 - \dfrac{C_1 + C_2}{2} = \dfrac{C_1 - C_2}{2}$，即：最大浓度减去最大和最小浓度的平均值。

因为工作场所空气浓度最大和最小值没法估算，上述计算公式没法应用。因此，可以把工作场所空气浓度转变为相对浓度，设定工作场所空气浓度最大值定为 100%，那么工作场所空气浓度最小值就是小于 100% 的某个数值 X%，这样就可以通过现场调查估算，如：工作场所空气浓度最小值可能是 50%、40%。上述计算公式就改变为：

$$\sigma = 100\% - \frac{100\% + X\%}{2} = \frac{100\% - X\%}{2}$$

若 X% 为 50%，则

$$\sigma = \frac{100\% - 50\%}{2} = 25\%$$

若 X% 为 40%，则

$$\sigma = \frac{100\% - 40\%}{2} = 30\%$$

X% 越小，表示工作场所空气浓度差异性越大，σ 越大。

3. δ 设定　δ 是允许误差，根据采样要求的准确度确定，是由采样者根据采样目的设定。科学研究可以要求允许误差小一点，10% 或 5%，而对于用人单位在日常的职业病危害监测或者定期检测、现状评价，可以要求允许误差大一点，20% 或 30%，甚至 50%。

4. 应用举例　调查表明，工作场所劳动者接触有害物质浓度的最小者是最大者的 80%，则，$\sigma = 100\% - \dfrac{100\% + 80\%}{2} = 10\% = 0.1$。

若采样误差 10% 时，那么：

$$N = \left[(Z_\alpha + Z_\beta) \times \frac{\sigma}{\delta} \right]^2 = \left[\frac{(1.645 + 1.282) \times 0.1}{0.1} \right]^2 = 8$$

若采样误差 15% 时，那么：

$$N=\left[(Z_{\alpha}+Z_{\beta})\times\frac{\sigma}{\delta}\right]^{2}=\left[\frac{(1.645+1.282)\times0.1}{0.15}\right]^{2}=4$$

即需要随机选 8 名或 4 名劳动者为采集样本,他们中就包含有接触有害物质浓度最高的劳动者。若计算样本数大于工作场所实际人数,全部人员都需要采样。

为什么要用卫生统计学方法确定样本数,是因为现场调查无法确认接触有害物质浓度最高的劳动者,也就是说全部劳动者接触有害物质的浓度都比较接近,因此,在选取 σ 时,接触有害物质浓度的最小者与最大者的差别不能很大。同样,在确定采样点的数目时,选取 σ 时,工作场所空气中浓度也不能变化太大。否则,就失去了现场调查的意义。

《工作场所空气中有害物质监测的采样规范》也给出了不同接触人群的样本量,若卫生统计计算结果与采样规范要求的不一致时,应以采样规范要求为准。

第四节　工作场所空气采样时效性的实施

工作场所空气中有害物质的浓度不仅随工作的过程而变化,而且也随季节、天气而变化,要在有害物质的浓度最高的时段采样,必须进行现场调查,根据工作场所空气采样代表性实施中的调查过程和内容,就能够确定有害物质的浓度最高的时段。有害物质的浓度最高的时段,通常在下列情况下出现:①开放式加或放料期间及以后一段时间;②一个生产班工作 1 小时后;③加热或燃烧期间;④振动设备工作期间;⑤爆破后。

当现场浓度波动情况难以确定,不能确定有害物质的浓度最高的时段,说明不同时段有害物质的浓度的差别不会太大,因此,可以在 1 个工作班内不同时段进行多次采样。

采样时效性也要考虑季节、气候对工作场所空气中有害物质浓度的影响,采样应在有害物质浓度接触可能最高的季节。

第五节　工作场所空气采样规范性的实施

采样规范性贯穿采样的全过程,从现场调查到报告发出,每个环节都应有制度要求。在采样时,按现场采样规范操作,同时做好采样记录。《职业卫生技术服务机构检测工作规范》和《工作场所空气中有害物质监测的采样规范》都提供了规范的记录表格(表 9-14 及表 9-15)。

表9-14 工作场所空气中有害物质定点采样记录

检测任务编号： 气压： kPa 第 页/共 页

用人单位					检测类别			□评价 □定期 □其他		
仪器名称、型号					校准仪器名称、编号					
检测项目					采样方法			□活性炭管 □硅胶管 □吸收液 □滤膜 □其他＿＿＿		
采样依据										
膜/管号	样品编号	仪器编号	采样点	生产状况、职业病防护设施运行情况及个人防护用品使用情况	采样流量（L/min）		采样时间		温度（℃）	备注
					采样前	采样后	开始	结束		
							：	：		
							：	：		

采样人： 年 月 日 陪同人： 年 月 日

表9-15 工作场所空气中有害物质个体采样记录

检测任务编号： 气压： kPa 第 页/共 页

用人单位						检测类别			□评价 □定期 □其他		
仪器名称、型号						校准仪器名称、编号					
检测项目						采样方法			□活性炭管 □硅胶管 □吸收液 □滤膜 □其他＿＿＿		
检测依据											
现场编号	样品编号	仪器编号	收集器编号	采样对象（车间名称及岗位/工种）	佩戴人姓名	生产状况、职业病防护设施运行情况及个人防护用品使用情况	采样流量/L·min^{-1}		采样时间	温度/（℃）	备注
							采样前	采样后	开始 结束		
									： ：		
									： ：		

采样人： 年 月 日 陪同人： 年 月 日

采样后,应采取必要措施妥善保存,样品运输应当保证样品性质稳定,避免污染、损失和丢失。

第六节　工作场所空气采样的基本要求

《工作场所空气中有害物质监测的采样规范》和《职业卫生技术服务机构检测工作规范》对工作场所空气采样都有许多要求,综合两个规范,主要有 5 个方面:采样前准备的要求、采样对象的要求、采样点的要求、不同职业接触限值的采样方式的要求、采样计划或方案的要求。

一、对采样前准备的要求

采样前准备,包括现场调查(含工作日写实)和采样设备及用品的准备,现场调查前文已经讲述,在这里不再重复。采样设备和用品的准备包括如下内容:准备好符合采样要求的仪器设备,检查其性能规格(包括防爆性能)、电池电量、计量检定或校准有效期等情况,按要求领用仪器设备并做好记录。做好仪器设备的充电、流量校准等工作。校准流量时,必须串联与采样相同的空气收集器,并做好记录。准备好现场采样所需的空气收集器、相关滤料和试剂,确保其质量完好、数量充足。备齐现场采样记录表格。为现场采样人员配备适宜的个人防护用品。

(一) 采样设备的性能要求

1. 空气采样泵

(1) 空气采样泵应可在环境温度 -10~45℃ 和相对湿度 <95% 条件下运转,各项性能指标符合 JJG956 要求。

(2) 空气采样泵负载 4.5kPa 阻力下,在 20ml/min ~ 5L/min 流量范围内运转 8 小时后,采样前后流量变化应 ≤5%;在以 5~20L/min 流量范围内运转 2 小时后,流量前后变化应 ≤5%;设备运行噪声应 ≤60dB(A)。

(3) 空气采样泵配置采样时间、温度、采样流量和采样体积等功能参数时,应对各功能参数指标进行校准或检定,并定期进行核查。

2. 空气流量计　空气流量计准确度等级应为 1.0 级,其阻力应 <0.2kPa,测量范围应与样品采样的流量相匹配。

(二) 空气收集器的性能要求

1. 滤膜夹及滤料　具有气密性,使空气均匀通过,滤料应有明确的材质和孔径,孔径应均匀,阻力应 <3kPa。采样时颗粒物在滤料上应附着均匀。

2. 固体吸附剂管　颗粒物应均匀,在 200ml/min 流量下,阻力应 <4kPa,运行 8 小时后,阻力相对标准偏差 ≤5%;吸附剂管应具有气密性,在 200ml/min 流量下,阻力 <4kPa。空气样品采样效率应满足检测方法规范要求。

3. 采气袋和采气罐　应具有气密性,在环境温度−10~45℃,应对有害物质不产生吸附或无干扰物质释放。

4. 呼吸性粉尘的预分离器　分离效率应符合 B 曲线,应具有气密性,在规定的流量下,阻力应<4kPa。

二、对采样对象的要求

《工作场所空气中有害物质监测的采样规范》对采样对象有如下要求:

(一) 采样对象的选定

要在现场调查的基础上,根据检测的目的和要求,选择采样对象;在工作过程中,凡接触和可能接触有害物质的劳动者都列为采样对象范围;采样对象中必须包括不同工作岗位的、接触有害物质浓度最高和接触时间最长的劳动者,其余的采样对象应随机选择。

(二) 采样对象的数量的确定

1. 在采样对象范围内,能够确定接触有害物质浓度最高和接触时间最长的劳动者时,每种工作岗位按表 9-16 选定采样对象的数量,其中应包括接触有害物质浓度最高和接触时间最长的劳动者。每种工作岗位劳动者数不足 3 名时,全部选为采样对象。

表 9-16　能够确定接触有害物质浓度最高和接触时间最长的
劳动者时的采样对象数量

劳动者数	采样对象数
3~5	2
6~10	3
>10	4

2. 在采样对象范围内,不能确定接触有害物质浓度最高和接触时间最长的劳动者时,每种工作岗位按表 9-17 选定采样对象的数量。每种工作岗位劳动者数不足 6 名时,全部选为采样对象。

表 9-17　不能够确定接触有害物质浓度最高和接触时间最
长的劳动者时的样对象数量

劳动者数	采样对象数
6	5
7~9	6

续表

劳动者数	采样对象数
10~14	7
15~26	8
27~50	9
50 以上	11

三、对采样点的要求

《工作场所空气中有害物质监测的采样规范》对采样点的要求如下：

（一）采样点的选择原则

1. 选择有代表性的工作地点,其中应包括空气中有害物质浓度最高、劳动者接触时间最长的工作地点。

2. 在不影响劳动者工作的情况下,采样点尽可能靠近劳动者;空气收集器应尽量接近劳动者工作时的呼吸带。

3. 在评价工作场所防护设备或措施的防护效果时,应根据设备的情况选定采样点,在工作地点劳动者工作时的呼吸带进行采样。

4. 采样点应设在工作地点的下风向,应远离排气口和可能产生涡流的地点。

（二）采样点数目的确定

1. 工作场所按产品的生产工艺流程,凡逸散或存在有害物质的工作地点,至少应设置 1 个采样点。

2. 一个有代表性的工作场所内有多台同类生产设备时,1~3 台设置 1 个采样点;4~10 台设置 2 个采样点;10 台以上,至少设置 3 个采样点。

3. 一个有代表性的工作场所内,有 2 台以上不同类型的生产设备,逸散同一种有害物质时,采样点应设置在逸散有害物质浓度大的设备附近的工作地点;逸散不同种有害物质时,将采样点设置在逸散待采集有害物质设备的工作地点,采样点的数目参照(2)确定。

4. 劳动者在多个工作地点工作时,在每个工作地点设置 1 个采样点。

5. 劳动者工作是流动的时,在流动的范围内,一般每 10m 设置 1 个采样点。

6. 仪表控制室和劳动者休息室,至少设置 1 个采样点。

四、采样时段的选择

1. 采样必须在正常工作状态和环境下进行,避免人为因素的影响。

2. 空气中有害物质浓度随季节发生变化的工作场所,应将空气中有害物质浓度最高的季节选择为重点采样季节。

3. 在工作周内,应将空气中有害物质浓度最高的工作日选择为重点采样日。

4. 在工作日内,应将空气中有害物质浓度最高的时段选择为重点采样时段。

第七节　对不同职业接触限值采样方式的要求

一、职业接触限值为时间加权平均容许接触浓度的有害物质采集

根据工作场所空气中有害物质浓度的存在状况,或采样仪器的操作性能,可选择个体采样或定点采样,长时间采样或短时间采样方式。以个体采样和长时间采样为主。

(一) 采样方式

优先采用个体采样方式,对劳动者接触有害物质进行样品采集;当采样方法无法满足个体采样时,可用定点采样方式对劳动者接触有害物质进行样品采集,样品采集应包括劳动者接触有害物质的所有工作地点和工作区域。

(二) 样品采集时间

1. 原则上样品采集时段应 100% 覆盖劳动者接触有害物质的时段。

2. 当劳动者接触有害物质时段内的浓度变化不大时,采集样品时间至少应覆盖不少于劳动者接触有害物质的时间段的 70%。

3. 当劳动者接触有害物质为周期性巡检作业时,样品采集时间应覆盖不少于 2 个典型的周期性巡检接触时间段。

4. 当采样方法无法满足上述采样时间的要求时,可更换空气收集器进行多次采样,以满足上述要求。

二、职业接触限值为短时间接触容许浓度的有害物质采集

(一) 采样方式

可采用个体或定点采样方式进行样品采集。

（二）样品采集时间

1. 根据现场调查，劳动者接触有害物质浓度存在明显波动时，应在有害物质浓度最高的工作地点或接触时间段进行样品采集。

2. 劳动者接触有害物质浓度无明显波动时，可随机进行样品采集。

3. 当劳动者接触有害物质高浓度时间小于或等于 15 分钟时，样品采集时间与劳动者接触时段一致。

4. 当劳动者接触有害物质高浓度时间大于 15 分钟时，应根据有害物质的特点，在劳动者接触职业病危害浓度高的时间段进行样品采集，每个样品的采集时间一般不大于 15 分钟。

三、职业接触限值为最高容许浓度的有害物质采集

（一）采样方式

可采用个体或定点采样方式进行样品采集。

（二）样品采集时间

1. 根据现场调查，在预期有害物质浓度最高的时间段进行样品采集。

2. 在有害物质浓度波动的工作地点或接触最高的工作时间段，应根据有害物质的特点，在满足检测方法的要求下，应采用尽可能短的采样时间，采样时间最长不得超过 15 分钟。

3. 当根据现场调查，有害物质接触浓度存在波动，且最高浓度时间段无法确定时，应根据现场调查预估最高浓度接触时间所占比例，采集多个样品。

4. 当根据现场调查，有害物质接触浓度无明显波动时，可随机选择采样时间段进行样品采集。

第八节　对采样计划及过程的要求

（一）采样计划或方案的要求

制定采样方案，《职业卫生技术服务机构检测工作规范》要求：应当在现场调查的基础上，制定现场采样方案或计划，现场采样计划应当至少包括用人单位名称、检测类别、检测任务编号、职业病危害因素名称、岗位（工种）、采样点或采样对象、采样方式（个体采样或定点采样）、采样时段、采样时间、样品数量、采样日期、空气收集器、采样流量、样品保存期限和保存条件、编制人、审核人、批准人、编制日期等信息。现场采样和检测计划应当经技术服务机构技术负责人批准。现场采样计划的规范表格见表 9-18。

表 9-18　现场采样计划

用人单位：　　　　　采样日期：　　　年　月　日

检测类别：　　　　　检测任务编号：　　　　　　　　　　　第　页/共　页

岗位（工种）	采样点/对象	检测项目	样品数量（点数×样品数×天数）	采样方式	采样时机/时段	采样流量/$L \cdot min^{-1}$	空气收集器	采样设备	样品保存期限和保存条件	备注

编制人：　　　　　审核人：　　　　　　　批准人：

（二）对采样过程的要求

《职业卫生技术服务机构检测工作规范》对采样过程有如下要求：

1. 在正常生产状况下进行现场采样。

2. 每个采样点现场采样应当由至少 2 名以上专业技术人员完成。采样人员应当遵守用人单位工作场所安全卫生要求，正确佩戴个人防护用品。采样前应当观察和了解工作场所卫生状况和环境条件，核实确认采样点、采样对象、采样时段、检测项目等信息。

3. 现场环境条件应当满足采样条件及仪器设备使用要求。采样时，应当观察仪器设备的运行状态，保持流量稳定，在空气收集器的采集容量饱和前及时更换收集器。采样时，不得在采样点处理样品（如提前打开滤膜夹、倒出或转移吸收液），防止样品污染。

4. 采样时，应当按要求采集空白样品，同一检测项目同一批次样品至少采集 3 个空白样品。

5. 采集样品应有唯一性标识。

6. 现场采样记录应当实时填写，并经用人单位陪同人逐页签字确认。记录信息应当至少包括检测任务编号、样品名称、样品编号、采样点或采样对象、采样设备名称及编号、生产状况、职业病防护设施运行情况、个人防护用品使用情况、采样起止时间、采样流量、环境气象条件参数（温度、湿度、气压）、采样人、陪同人等相关信息。

7. 除涉及国家秘密、商业秘密、技术秘密及特殊要求的项目外，技术服务机构应当对现场采样情况进行拍照（摄影）留证。因故不能拍照（摄影）留证的，需用人单位书面确认。

8. 样品运输应当保证样品性质稳定，避免污染、损失和丢失。对于不稳定的样品,应采取必要措施妥善保存。空白样品应当独立包装,与采集样品一并放置、运输、储存。

第九节　日时间加权平均接触浓度的采样方式和计算

时间加权平均接触浓度(concentration-time weighted average)是评价劳动者接触水平和工作场所职业卫生状况的主要指标,是以时间为权数的平均浓度,可以表示为 C_{TWA},若时间权数为 2 小时,其时间加权平均浓度可以表示为 C_{2hTWA},若时间权数为 4 小时,其时间加权平均浓度可以表示为 C_{4hTWA}。

我国时间加权平均容许浓度规定的时间权数为每工作日 8 小时(或每工作周 40 小时),所以,一个工作日 8 小时接触化学有害因素的时间加权平均接触浓度可以表示为 C_{8hTWA},一个工作周 40 小时接触化学有害因素的时间加权平均接触浓度可以表示为 C_{40hTWA},对于一个工作日时间加权平均接触浓度(简称日时间加权平均接触浓度),是以一个工作日的工作时间为时间权数计算的平均接触浓度,用 $C_{日TWA}$ 表示。对于一个工作周时间加权平均接触浓度(简称周时间加权平均接触浓度),是以一个工作周的工作时间为时间权数计算的平均接触浓度,用 $C_{周TWA}$ 表示。

时间加权平均接触浓度可分为长时间或短时间加权平均接触浓度,目前我国规定时间小于等于 15 分钟为短时间加权平均接触浓度,长时间加权平均接触浓度没有明确规定时间,但职业接触限值是以 8 小时或 40 小时为时间权数。日时间加权平均接触浓度如何采集和计算,是采样检测人员必须掌握并应熟练应用的技巧。

一、日评价和周评价的选择

目前我国有多种工时制度,主要为标准工时制、综合工时制和不定时工时制。每周工作 5 天,每天工作 8 小时;或每周工作不等于 5 天,但总工作时间是 40 小时的工作制度为标准工时制度。综合工时制是指用人单位以标准工作时间为基础,以一定的期限(周、月、季、年)为周期,综合计算工作时间的工时制度。

用人单位采用的工作班制除常白班外,有五班三运转、五班四运转、四班两运转、四班三运转、三班两运转、三班三运转以及工作几周休息几周等。不同工作班制的工作时间与周平均工作天数见表 9-19,可以看出,不同工作班制每天工作时间和每周工作天数均不同,而工作场所化学有害因素职业接触限值是基于标准工时制度(每天工作 8 小时、每周 40 小时工作制)制定的,内含以日时间加权和周时间加权的两种平均容许浓度,且数值完全一样,因此,在实际评价工作中,存在两个问题,一是以日时间加权平均浓度进行评价(简称日评价),还是以周时间加权平均浓度进行评价(简称周评价),怎么选择;二是如何将标准工时制度的职业接触限值用于非标准工时制度下的评价。

表 9-19 不同工作班制的工作时间与周工作天数

工作班制	每天工作时间/小时	每周平均工作时间/小时	每周平均工作天数/天	日/周评价	评价使用浓度
标准工时制	≤8	≤40	5	日	C_{8hTWA}
五班三运转	8	33.6	4.2	周	C_{40hTWA}
五班四运转	6	33.6	5.6	周	C_{40hTWA}
四班两运转	12	42	3.5	日、周	$C_{日TWA}$、$C_{周TWA}$
四班三运转	8	42	5.25	周	$C_{周TWA}$
四班四运转	6	42	7	日、周	C_{8hTWA}、$C_{周TWA}$
三班两运转	12	56	4.67	日、周	$C_{日TWA}$、$C_{周TWA}$
三班三运转	8	56	7.0	周	$C_{周TWA}$
工作几周休息几周	n	x	x/n	日	C_{8hTWA}、$C_{日TWA}$

依据《工作场所有害因素职业接触限值 第 1 部分:化学有害因素》(GBZ 2.1—2019),日评价或周评价可以按下列几个方面选择。

(一) 按工时制度选择

标准工时制,每周工作 5 天,每天工作 8 小时,以日评价,评价使用浓度是 C_{8hTWA}。标准工时制,每周工作不等于 5 天,但总工作时间是 40 小时,以周评价,评价使用浓度是 C_{40hTWA}。

非标准工时制,每周工作 5 天,每天工作小于 8 小时,以日评价,评价使用浓度是 C_{8hTWA}。非标准工时制,每周工作不等于 5 天,但总工作时间是小于 40 小时,以周评价,评价使用浓度是 C_{40hTWA}。

以周为周期综合计算工作时间的工时制度的职业接触宜以周评价为主;对以月、季、年为周期综合计算工作时间的工时制度的职业接触宜以日评价为主。

（二）按接触时间选择

每日接触时间超过 1 小时但不足 8 小时，以日评价，评价使用浓度是 C_{8hTWA}。此时，主要考虑每日接触时间，不考虑工时制度，也就是说，即使每日工作时间超过 8 小时，但每日接触时间不超过 8 小时，也以日评价。

例如：某耐火材料厂烧结车间窑工实行四班两运转工作制，每班工作 12 小时，其中出窑和装窑 3 小时，接触窑体残留一氧化碳，其他时间均在控制室休息，每个工作日接触一氧化碳时间为 3 小时左右，因此，可以以日评价，评价使用浓度是 C_{8hTWA}。

每日接触时间不足 1 小时，不需要进行日评价，可根据作业的实际情况和化学物质的特性参照该物质的 PC-STEL 或峰值浓度进行评价。

例如，煤炭发电厂的水处理车间，氨是工作场所存在的有害物质，但操作人员几天才能接触一次，每次仅几分钟，其余时间都不接触，因此，在采样检测评价时，仅采集 C_{STE} 样品，没有必要采集 C_{TWA} 样品。

（三）按长时间工作选择

当每日工作时间超过 8 小时或每周工作时间超过 40 小时时，由于长时间工作可能会导致有害物质的吸收增加，恢复时间减少而导致代谢不完全，甚至使体内有害物质累积而可能引起不良健康效应。因此，对工作时间超过标准工时制的，应根据工作时间的延长和恢复时间的减少调整长时间工作的 PC-TWA 值，调整后的 PC-TWA 称为标化 PC-TWA，可以表示为 PC-TWA$_{标化}$。实际应用时可参考 Brief 和 Scala 模型。

标化 PC-TWA 按公式（9-2）计算。

$$PC\text{-}TWA_{标化} = PC\text{-}TWA \times RF \qquad 式（9\text{-}2）$$

式（9-2）中：

PC-TWA$_{标化}$——标化后的时间加权平均容许浓度，单位为毫克/立方米（mg/m³）；

PC-TWA——时间加权平均容许浓度，单位为毫克/立方米（mg/m³）；

RF——折减因子。

折减因子（RF），应根据不同情况，使用相应公式计算。

1. 长时间工作日评价

（1）每天工作超过 8 小时，可以选择日评价。

（2）应标化职业接触限值，应用式（9-3）进行日接触调整：

$$RF_{日} = \frac{8}{h} \times \frac{24-h}{16} \qquad 式（9\text{-}3）$$

式(9-3)中：

$RF_日$——日折减因子；

h——每天实际工作时间，单位为小时(h)。

将 $RF_日$ 代入式(9-2)中，就可求出标化后的职业接触限值($PC\text{-}TWA_{标化}$)。

如四班两运转或三班两运转的工作日制，每天工作时间达 12 小时，由式(9-3)求出 $RF_日$ 为 0.5，再代入(9-2)，其 $PC\text{-}TWA_{标化}$ 为 0.5 倍的 $PC\text{-}TWA$。

(3) 评价使用浓度为日时间加权平均浓度 $C_{日TWA}$。

2. 长时间工作周评价

(1) 每周工作超过 5 天和超过 40 小时时，可以选择周评价。

(2) 应标化职业接触限值，应用式(9-4)进行周接触调整：

$$RF_周 = \frac{40}{h} \times \frac{168-h}{128} \qquad 式(9\text{-}4)$$

式(9-4)中：

$RF_周$——周折减因子；

h——每周实际工作时间，单位为小时(h)。

将 $RF_周$ 代入式(9-2)中，就可求出标化后的职业接触限值($PC\text{-}TWA_{标化}$)。

例如四班三运转的工作日制，平均每周工作 42 小时，5.25 天，将平均每周工作 42 代入式(9-4)，求出 $RF_周$ 0.94，再代入(9-2)，其 $PC\text{-}TWA_{标化}$ 为 0.94 倍的 $PC\text{-}TWA$。

再如三班三运转的工作班制，每周工作 56 小时，7 天，将每周工作 56 小时代入式(9-4)，求出 $RF_周$ 0.63，再代入(9-2)，其 $PC\text{-}TWA_{标化}$ 为 0.63 倍的 $PC\text{-}TWA$。

(3) 评价使用浓度为周时间加权平均浓度 $C_{周TWA}$。

不同工作班制的日评价或周评价可以参考表9-19。

二、采样方式

(一) 按采样时间划分采样方式

按采样时间划分采样方式，可划分为：短时间采样和长时间采样。短时间采样一般定义为采样时间不超过 15 分钟的采样，与我国职业接触限值短时间接触容许浓度相配套。长时间采样定义为采样时间一般在 1 小时以上的采样，因此，就有可能出现 1 小时采样、2 小时采样、4 小时采样、8 小时采样，甚至 12 小时采样的说法，与我国职业接触限值时间加权平均容许浓度相配套。

（二）按采样器放置位置划分采样方式

按采样器放置位置划分采样方式，可划分为：定点采样和个体采样。定点采样指将空气收集器放置在选定的采样点、劳动者呼吸带进行的采样。个体采样指将空气收集器佩戴在采样对象的前胸上部，其进气口尽量接近呼吸带进行的采样。

（三）按采样时间和采样器放置位置联合划分采样方式

按采样时间和采样器放置位置联合划分采样方式，可划分为：短时间定点采样、长时间定点采样、短时间个体采样和长时间个体采样。

三、日时间加权平均接触浓度的采样方式及计算

（一）与日时间加权平均接触浓度相适应的采样方式

与日时间加权平均接触浓度相适应的常用采样方式有下列四类（图 9-5）。

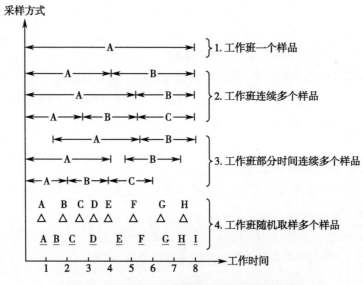

图 9-5　与 PC-TWA 相适应的采样方式类型图

由图 9-5 可以看出，第一类为一个工作班连续采集一个样品的采样方式，简称为工作班连续采集一个样品；第二类为一个工作班连续采集多个样品的采样方式，简称为工作班连续采集多个样品；第三类为部分时间连续采集多个样品的采样方式，简称为随机采集短时多个样品；第四类随机采集短时多个样品的采样方式，简称为部分时间连续采集多个样品。第一和第二类的采样覆盖整个工作班，是一种最安全的采样方式，第三和第四类的采样不能覆盖整个

工作班,安全性差,第四类安全性最差。

(二) 工作班连续采集一个样品

工作班连续采集一个样品,即采样从工人工作开始至工作结束,工作时间为 7 小时的就采样 7 小时,工作时间为 8 小时的就采样 8 小时,工作时间为 10 小时的就采样 10 小时,且采样收集器只用一个,如固体吸附剂管、滤膜,最好的采样方式是个体长时间采样,也可以定点长时间采样。这种采样适合于固体吸附剂和滤料采样方法,如活性炭管采集有机毒物,滤膜采集粉尘等。

工作班连续采集一个样品的 $C_{日TWA}$ 以公式(9-5)计算。

$$C_{日TWA} = C \qquad\qquad 式(9\text{-}5)$$

式(9-5)中:

$C_{日TWA}$——劳动者日工作时间加权平均接触有害物质浓度,单位为毫克/立方米(mg/m^3);

C——样品测得空气中有害物质的浓度,单位为毫克/立方米(mg/m^3)。

工作班连续采集一个样品的 C_{8hTWA} 以公式(9-6)计算。

$$C_{8hTWA} = \frac{CT}{8} \qquad\qquad 式(9\text{-}6)$$

式(9-6)中:

C_{8hTWA}——劳动者 8 小时时间加权平均接触有害物质浓度,单位为毫克/立方米(mg/m^3);

C——样品测得空气中有害物质的浓度,单位为毫克/立方米(mg/m^3);

T——劳动者工作班制的时间,单位为小时(h);

8——一个工作日的标准工作时间,单位为小时(h)。

若时间单位为分钟(min),则式(9-6)中分母的 8 应为 480。

理论上讲,一个工作班连续采集一个样品的采样方式,是代表劳动者接触水平的最好方式,因采样时间完全覆盖了劳动者的工作时间。但在实际采样过程中,出现某种原因,可能使采样时间未完全覆盖劳动者的工作时间,因此,在 $C_{日TWA}$ 和 C_{8hTWA} 计算时,认真进行工作现场调查,正确使用式(9-5)和式(9-6)。

1. 采样时间完全覆盖一个工作班　当采样时间等于劳动者工作班制的时间,测得空气中有害物质的浓度 C,完全地代表劳动者的接触浓度,那么,$C_{日TWA}$ 和 C_{8hTWA} 可由式(9-5)和式(9-6)计算。

2. 采样时间与劳动者工作班制的规定时间误差在 5% 以内　如工作班制

的规定时间为 8 小时,因某种原因,实际采样时间可能是 7.7 小时,此种情况,测得空气中有害物质的浓度 C 与劳动者的真实接触浓度的误差也在 5% 以内,所以,$C_{日TWA}$ 和 C_{8hTWA} 仍可由式(9-5)和式(9-6)计算。若工作场所空气中有害物质浓度基本稳定,采样时间可以缩短到劳动者工作时间的 70%,$C_{日TWA}$ 和 C_{8hTWA} 仍可由式(9-5)和式(9-6)计算。

3. 在工作场所空气中有害物质浓度很稳定的情况下,采样时间可根据劳动者的接触情况适当缩短　如某些电子加工行业、化工行业,生产稳定且工作环境条件恒定,工作场所空气中有害物质浓度的波动很小,采样时间为 1、2、4 或 8 小时,其有害物质浓度的差异在 5% 以内,从节约成本的角度考虑,可以选择较短的采样时间,测定的空气中有害物质浓度 C,能够代表劳动者的真实接触浓度,所以,$C_{日TWA}$ 和 C_{8hTWA} 仍可由式(9-5)和式(9-6)计算。

4. 实际工作时间与工作班制的规定时间不一致时,按实际工作时间计算。因某些原因,实际工作时间可能大于劳动者工作班制的规定时间,且工作场所空气中有害物质浓度的波动又很大,如果按工作班制的规定时间来计算 C_{TWA},结果可能失真。

例如:煤矿的采煤工、支护工等,虽然工时制规定时间是 8 小时,但因入井和出井也要一定的时间,工作开始至结束的时间间隔大于 8 小时,在此期间接触粉尘的浓度波动很大,如果用一张滤膜采集这些工种工作开始至结束期间的粉尘,检测这一张滤膜的粉尘重量,计算的空气中粉尘浓度 C 小于 8 小时时间加权平均浓度。

比如在井下采煤时间为 8 小时,入井和出井各需要 0.5 小时,7 点半采煤工开始入井并佩戴个体粉尘采样器,至 16 点半出井到井口,个体粉尘采样器共计采样 9 个小时,以 2L/min 采样流量采集呼吸性粉尘,经实验室检测,滤膜质量增重 4mg,则:

$$C = \frac{\Delta m}{Qt} = \frac{4}{9 \times 60 \times 2} \times 1\,000 = 3.7\,(\mathrm{mg/m^3})$$

该浓度就是采煤工的 9 小时时间加权平均浓度,其时间权数为 9 小时,这个浓度表示了采煤工入井、采煤、出井整个生产过程的平均浓度。通常入井、出井时接触的浓度低,采煤时接触的浓度高,所以这个计算浓度要比采煤时接触的浓度要低。若换算为 8 小时的时间加权平均浓度应为:

$$C_{8RTWA} = \frac{3.7 \times 9}{8} = 4.2\,(\mathrm{mg/m^3})$$

这里的 9,代表采煤工完整的一个工作日,除规定的 8 小时工作时间外,还有路途的 1 小时,路途的 1 小时同样接触粉尘。结果表明采煤工一个工作班的 8 小时时间加权平均接触呼吸性煤尘的浓度超过 PC-TWA(4mg/m³)。

而不是:

$$C_{TWA} = \frac{3.7 \times 8}{8} = 3.7 \, (mg/m^3)$$

如果要排除采煤工入井、出井时间,采样器能够预设定开机和关机时间,可以根据采煤工入井、出井时间,预设采样时间间隔为 8 小时,确保在采煤的工作时段采样,在计算 C_{TWA} 时,就可以按规定的 8 小时工作时间计算。

(三) 工作班连续采集多个样品

在一个工作班内连续采集多个样品,每一样品的采集时间不一定相同,但采样总时间从工人工作开始至工作结束。最好的采样方式是个体长时间采样,也可以定点长时间采样。在采样仪器、收集器容量(如硅胶管采样)不能满足一个工作班连续采集时,这种采样是最佳的采样策略,应用比较灵活,目前最常采用的是一个工作班 2 个或 4 个样品,它可以发现空气中有害物质的浓度峰值,但多次采集多个样品,获得多个数据,操作和计算略为复杂。

一个工作班连续多个样品,按公式(9-7)计算 $C_{日TWA}$。

$$C_{日TWA} = \frac{C_1 T_1 + C_2 T_2 + C_3 T_3 + \cdots + C_n T_n}{T_1 + T_2 + T_3 + \cdots + T_n} \qquad 式(9\text{-}7)$$

式(9-7)中:

$C_{日TWA}$——劳动者一个工作班时间加权平均接触有害物质的浓度,单位为毫克/立方米(mg/m³);

C_1、C_2、$\cdots$、C_n——测得不同时段空气中有害物质的浓度,单位为毫克/立方米(mg/m³);

T_1、T_2、$\cdots$、T_n——对应于 C_1、C_2、$\cdots$、C_n 的采样时间,单位为小时(h)。

一个工作班连续多个样品,按公式(9-8)计算 C_{8hTWA}。

$$C_{8hTWA} = \frac{C_1 T_1 + C_2 T_2 + C_3 T_3 + \cdots + C_n T_n}{8} \qquad 式(9\text{-}8)$$

式(9-8)中:

C_{8hTWA}——劳动者 8 小时时间加权平均接触有害物质的浓度,单位为毫克/立方米(mg/m³);

8——一个工作日的标准工作时间,单位为小时(h);

其他符号含义同式(9-7)。

若时间单位为分钟(min),则式(9-8)中分母的8应为480。

说明:当 C_1、C_2、$\cdots$、C_n 均低于最低定量浓度时,C_{TWA} 值为小于最低定量浓度;部分低于最低定量浓度时,以最低定量浓度值参与 C_{TWA} 计算。

例如:铅冶炼行业,还原炉工段的出铅工的工作班制是三班两运转,每个工作班要出铅4炉,每炉出铅时间1小时左右,其余时间到值班室休息或去餐厅就餐。出铅过程接触铅的浓度较大,其余时间基本不接触铅。

采样时若用一张微孔滤膜连续采集一个工作班时段,可能因下列原因,造成采样检测结果严重失真:

1. 因铅尘堵塞滤膜微孔,造成通气阻力增大,采样流量持续降低。

2. 因微孔滤膜的容量有限,过量采集会使部分铅尘脱落。

3. 因长时间采样,使部分铅烟穿透滤膜。

因此,较好的采样方式是一个工作班连续多个样品,当出铅工在值班室休息时,更换微孔滤膜,继续采样,更换频次由工作场所空气中铅浓度大小而定。表9-20是一个工作班连续三个样品采集的实例。

表9-20　出铅工一个工作班连续三个样品采集的检测结果

采样时间段	采样时间/分钟	采样流量/L·min^{-1}	铅检测值/μg	空气中铅浓度/mg·m^{-3}
8:00—11:20	200(T_1)	5	38.0	0.038(C_1)
11:21—17:30	370(T_2)	5	75.8	0.041(C_2)
17:31—20:00	150(T_3)	5	31.5	0.042(C_3)

将表9-20中数据代入式(9-7),则:

$$C_{日TWA} = \frac{C_1T_1 + C_2T_2 + C_3T_3}{T_1 + T_2 + T_3}$$

$$= \frac{0.038 \times 200 + 0.041 \times 370 + 0.042 \times 150}{200 + 370 + 150}$$

$$= 0.040 (mg/m^3)$$

出铅工的工作班制是三班两运转,每班工作时间12小时,日工作时间大于8小时,适合日评价,需要标化职业接触限值,铅的职业接触限值是0.05mg/m³,由式(9-3)求出 $RF_日$,再代入式(9-2)求 PC-TWA$_{标化}$。

$$RF_{日} = \frac{8}{12} \times \frac{24-12}{16} = 0.5$$

$$PC\text{-}TWA_{标化} = 0.05 \times 0.5 = 0.025(\text{mg/m}^3)$$

$C_{日TWA}$ 为 0.04mg/m³，$PC\text{-}TWA_{标化}$ 为 0.025mg/m³，表明出铅工一个工作班的时间加权平均接触铅的浓度超过职业接触限值。

在 12 小时工作时间内，出铅工一共出 4 炉铅，每炉出铅时间 1 小时左右，其余时间不接触铅，共接触 4 小时左右，因此，也可以以 C_{8hTWA} 进行评价。

$$C_{8hTWA} = \frac{C_1T_1 + C_2T_2 + C_3T_3}{480}$$

$$= \frac{0.038 \times 200 + 0.041 \times 370 + 0.042 \times 150}{480}$$

$$= 0.061(\text{mg/m}^3)$$

结果表明出铅工 8 小时时间加权平均接触铅的浓度超过职业接触限值（0.05mg/m³）。

（四）部分时间连续采集多个样品

与一个工作班连续多个样品的采样相比，区别仅在于采样时间没有覆盖一个工作班，将一个工作班分成不同的工作时段，在每个工作时段采集一个样品，但采样时间小于或等于工作时间。多用于因空气收集器容量（如吸收液采样）、采样设备等不能满足长时间采样。它适用于一个工作班内有部分时间段空气中有害物质浓度较稳定的采样，也可以发现空气中有害物质浓度的峰值，但主要问题是空气中有害物质浓度未必稳定，对未取样的时间怎么处理？严格地讲，测得的结果仅代表采样时间段的接触。这种采样连续采样时间小于一个工作班的工作时间，用 PC-TWA 去评价会存在误差，有学者建议用统计学方法去推断非采样时间的接触水平，且采样时间应超过工作时间的 70%～80%，如每天工作 8 小时，采样至少 6 小时，这样也可以用 PC-TWA 评价。

部分时间采集多个样品，计算 $C_{日TWA}$ 和 C_{8hTWA} 的公式类同于式（9-7）和式（9-8），但此时，式（9-7）和式（9-8）中：

C_1、C_2、$\cdots$、C_n 为 T_1、T_2、$\cdots$、T_n 工作时间段内，采样时间小于或等于 T_1、T_2、$\cdots$、T_n 的样品测得的有害物质浓度，单位为毫克/立方米（mg/m³）；

T_1、T_2、$\cdots$、T_n 为劳动者在 C_1、C_2、$\cdots$、C_n 的有害物质浓度下的接触时间（即工作时段），单位为小时（h）。

例如:在醋酸生产的精制岗位,用硅胶管采集空气中的醋酸,若采用一个工作班连续采集一个样品,醋酸可能穿透硅胶管,最好是一个工作班连续多个样品的采样方式,但由于工作场所空气中醋酸浓度波动很小,从节约成本考虑,可以采用部分时间连续采集多个样品。表 9-21 是一个工作班部分时间连续采集三个样品的实例。

表 9-21　醋酸精制工一个工作班部分时间连续采集三个样品的检测结果

采样时间段	采样时间/分钟	代表的工作时段及工作时间/分钟	采样流量/ml·min^{-1}	醋酸检测值/μg	空气中醋酸浓度/mg·m^{-3}
8:30—9:30	60	8:00~10:30 (150,T$_1$)	50	7.5	2.5(C$_1$)
11:30—12:30	60	10:30~13:30 (180,T2)	50	8.1	2.7(C$_2$)
14:30—15:30	60	13:30~16:00 (150,T3)	50	7.8	2.6(C$_3$)

由表 9-21 可以看出,采样时间段 8:30—9:30(采样 60 分钟),其空气中醋酸浓度检测结果(C_1)代表精制工在 8:00—10:30 工作时段内的接触水平,共接触时间为 150 分钟(T_1)。采样时间段 11:30—12:30(采样 60 分钟),其空气中醋酸浓度检测结果(C_2)代表精制工在 10:30—13:30 工作时段内的接触水平,共接触时间为 180 分钟(T_2)。采样时间段 14:30—15:30(采样 60 分钟),其空气中醋酸浓度检测结果(C_3)代表精制工在 13:30—16:00 工作时段内的接触水平,共接触时间为 150 分钟(T_3)。

将表 9-21 中数据代入式(9-7)或式(9-8),则:

$$C_{日TWA} = \frac{C_1T_1+C_2T_2+C_3T_3}{T_1+T_2+T_3}$$

$$= \frac{2.5×150+2.7×180+2.6×150}{150+180+150}$$

$$= 2.6(mg/m^3)$$

$$C_{8hTWA} = \frac{C_1T_1+C_2T_2+C_3T_3}{480}$$

$$= \frac{2.5×150+2.7×180+2.6×150}{480}$$

$$= 2.6(mg/m^3)$$

因工作时间为 8 小时，$C_{日TWA}$ 和 C_{8hTWA} 结果相等，表明精制工一个工作班的时间加权平均接触醋酸的浓度未超过 PC-TWA（10mg/m³）。

由上述铅冶炼厂的出铅工和醋酸厂的精制工 $C_{日TWA}$ 和 C_{8hTWA} 计算过程，可以看出，虽然计算公式类同，但式中符号代表的意义有所不同。在一个工作班连续多个样品的采样方式中，采样时段就可以代表工作时段，采样时段的检测结果完全代表工作时段的接触水平。而部分时间连续采集多个样品的采样方式，采样时段只是工作时段的一部分，采样时段的检测结果能够代表劳动者工作多长时段，应通过现场调查来确定，且不能完全代表工作时段的接触水平。

（五）随机采集短时多个样品

随机不是随便，随机是统计学的随机采样，随便是不具有统计思想的随意性采样。随机采集短时多个样品适用于下列情况：

1. 采样设备、空气收集器（如吸收液采样）只能作短时间采样。

2. 工作日内有害物质浓度较稳定，如图 9-6 所示，A 和 B 工作时段有害物质浓度较稳定，在此期间，采集短时 15 分钟的样品，基本可以代表 A 和 B 工作时段工作场所有害物质浓度。

这种采样方式在 C_{TWA} 四类采样中是最差的一种，但它容易发现空气中有害物质的浓度峰值。

随机采集多个样品，$C_{日TWA}$ 和 C_{8hTWA} 的计算方法，按本节"（四）部分时间连续采集多个样品"的方法。

例如，钢冶炼厂高炉工作场所的司炉工受到二氧化氮的危害，采集二氧化氮的方法是溶液吸收管方法，采样时间为 15 分钟，不能进行长时间采样。在采样检测计算 C_{TWA} 时，只能采取随机采集多个样品的采样方式。高炉工作场所的二氧化氮浓度相对稳定，用短时浓度可以代表某一工作时段司炉工的接触水平。表 9-22 是司炉工一个工作班随机采集多个样品的实例。

表 9-22　司炉工一个工作班随机采集多个样品的检测结果

采样时间段	采样时间/分钟	代表的工作时段及工作时间/分钟	采样流量/ L·min⁻¹	二氧化氮检测值/μg	空气中二氧化氮浓度/ mg·m⁻³
8:30—8:45	15	8:00—9:30 $(90, T_1)$	0.5	26.3	3.5(C_1)
10:30—10:45	15	9:30—12:00 $(150, T_2)$	0.5	27.8	3.7(C_2)

续表

采样时间段	采样时间/分钟	代表的工作时段及工作时间/分钟	采样流量/ L·min^{-1}	二氧化氮检测值/μg	空气中二氧化氮浓度/ mg·m^{-3}
13:00—13:15	15	12:00—14:30 (150,T_3)	0.5	27.0	3.6(C_3)
15:00—15:15	15	14:30—16:00 (90,T_4)	0.5	28.5	3.8(C_4)

由表 9-22 可以看出,采样时间段 8:30—8:45(采样 15 分钟),其空气中二氧化氮浓度检测结果(C_1)代表司炉工在 8:00—9:30 工作时段内的接触水平,共接触时间为 90 分钟(T_1)。采样时间段 10:30—10:45(采样 15 分钟),其空气中二氧化氮浓度检测结果(C_2)代表司炉工在 9:30—12:00 工作时段内的接触水平,共接触时间为 150 分钟(T_2)。采样时间段 13:00—13:15(采样 15 分钟),其空气中二氧化氮浓度检测结果(C_3)代表司炉工在 12:00—14:30 工作时段内的接触水平,共接触时间为 150 分钟(T_3)。采样时间段 15:00—15:15(采样 15 分钟),其空气中二氧化氮浓度检测结果(C_4)代表司炉工在 14:30—16:00 工作时段内的接触水平,共接触时间为 90 分钟(T_4)。

将表 9-22 中数据代入式(9-8),则:

$$C_{8hTWA} = \frac{C_1 T_1 + C_2 T_2 + C_3 T_3 + C_4 T_4}{480}$$

$$= \frac{3.5 \times 90 + 3.7 \times 150 + 3.6 \times 150 + 3.8 \times 90}{480}$$

$$= 3.6(\text{mg/m}^3)$$

结果表明司炉工一个工作班的时间加权平均接触二氧化氮的浓度未超过 PC-TWA(5mg/m^3)。

第十节　周时间加权平均接触浓度的采样方式和计算

一、周时间加权平均浓度的时间权数确定原则

周时间加权平均浓度要依据一周的工作天数和各工作日时间加权平均浓

度来计算,在实际工作班制中,很多工作班制每周工作天数都不一致,如四班三运转,第一周某劳动者上 6 天班,第二、三、四周就上 5 天班,以后按此循环。四班二运转,第一周某劳动者上 4 天班,第二周就上 3 天班,以后按此循环。五班四运转,某劳动者五周有 2 周上 5 天班,其他 3 周上 6 天班。以哪周的工作时间为权数计算周时间加权平均浓度,各种标准或法规都没有明确。依照本章第三节"职业接触限值对采样代表性的要求"中提出的"控制最高值"原则,周时间加权平均浓度的时间权数应为工作天数最多的那周,由于该周接触有害物质的时间最长,只要这周的浓度不超过职业接触限值,其他周也不会超过限值。另外依据周折减因子计算方法,周工作天数越多,折减因子越小,标化后的职业接触限值越低,评价风险越小,所以,周时间加权平均浓度的时间权数确定原则是以工作天数最多的周为时间权数。参看表 9-19,周工作平均天数小数部分是非 0 的数,加 1 天,就是工作天数最多的周。如每周平均工作天数为 5.25 天,则每周工作天数最多为 6 天,每周平均工作天数为 5.6 天,则每周工作天数最多为 6 天。

二、全周采样方式及计算周时间加权平均接触浓度

全周采样方式是指劳动者一周所有工作日都进行采样的方式。采样覆盖了劳动者一周全部的工作时间,较好地反映了劳动者的接触水平。每个工作日采样和日时间加权平均接触浓度计算可参看本章第九节,由日时间加权平均接触浓度计算周时间加权平均接触浓度,其计算方法见式(9-9)。

$$C_{周TWA} = \frac{C_1 T_1 + C_2 T_2 + C_3 T_3 + \cdots + C_n T_n}{T_1 + T_2 + T_3 + \cdots + T_n} \qquad 式(9-9)$$

式(9-9)中:

$C_{周TWA}$——劳动者周时间加权平均接触有害物质的浓度,单位为毫克/立方米(mg/m^3);

C_1、C_2、$\cdots$、C_n——测得第 1 天、第 2 天……第 n 天日时间加权平均有害物质的浓度($C_{日TWA}$),单位为毫克/立方米(mg/m^3);

T_1、T_2、$\cdots$、T_n——劳动者在第 1 天、第 2 天……第 n 天工作时间,单位为小时(h)。

若每天工作时间相同,式(9-9)可简写为式(9-10)。

$$C_{周TWA} = \frac{C_1 + C_2 + C_3 + \cdots + C_n}{n} \qquad 式(9-10)$$

式(9-10)中：

n——劳动者一周的工作天数；

其他符号意义同式(9-9)。

若需要计算 40 小时时间加权平均接触浓度(C_{40TWA})，则按公式(9-11)计算。

$$C_{40TWA} = \frac{C_1 T_1 + C_2 T_2 + C_3 T_3 + \cdots + C_n T_n}{40} \qquad \text{式(9-11)}$$

式(9-11)中：

C_{40hTWA}——劳动者 40 小时时间加权平均接触有害物质的浓度，单位为毫克/立方米(mg/m³)；

40——一个工作周的标准工作时间，单位为小时(h)。

其他符号意义同式(9-9)。

例如：某铅厂再生铅车间某工种实行四班二运转工作制，每位劳动者周最多工作 4 天，每天工作 12 小时，一周工作最长时间是 48 小时。采用部分时间连续采集二个样品的采样方式，对某接触铅工种连续 4 天采样检测，其空气中铅浓度检测结果如表 9-23，因每天工作时间相同，都是 12 小时，可使用式(9-10)计算 $C_{周TWA}$。

$$C_{周TWA} = \frac{C_1 + C_2 + C_3 + \cdots + C_n}{n}$$

$$= \frac{0.046 + 0.042 + 0.043 + 0.040}{4}$$

$$= 0.043(\text{mg/m}^3)$$

由式(9-4)计算周折减因子。

$$RF_{周} = \frac{40}{h} \times \frac{168 - h}{128} = \frac{40}{48} \times \frac{168 - 48}{128} = 0.78$$

由式(9-2)计算铅标化 PC-TWA。

$$PC\text{-}TWA_{标化} = PC\text{-}TWA \times RF = 0.05 \times 0.78 = 0.039(\text{mg/m}^3)$$

$C_{周TWA}$ 大于标化 PC-TWA，说明再生铅车间某工种的周时间加权平均接触铅的浓度超出职业接触限值。

表 9-23 接触铅工种连续四天采样检测样品的检测结果

采样时间段	采样时间段	采样时间/分钟	代表的工作时段及工作时间/分钟	采样流量/L·min⁻¹	铅检测值/μg	空气中铅浓度/mg·m⁻³	$C_{日TWA}$/mg·m⁻³
第一天	8:40—12:55	255	8:00—14:00 (360,T₁)	1.0	12.2	0.048(C_1)	0.046
	15:00—18:45	225	14:00—20:00 (360,T2)	1.0	10.1	0.045(C_2)	
第二天	8:30—12:50	260	8:00—14:00 (360,T₁)	1.0	9.88	0.038(C_1)	0.042
	15:10—18:56	226	14:00—20:00 (360,T₂)	1.0	10.6	0.047(C_2)	
第三天	8:40—12:50	250	8:00—14:00 (360,T₁)	1.0	10.0	0.040(C_1)	0.043
	15:30—19:25	235	14:00—20:00 (360,T₂)	1.0	10.8	0.046(C_2)	
第四天	8:30—12:50	260	8:00—14:00 (360,T₁)	1.0	9.36	0.036(C_1)	0.040
	15:08—19:20	252	14:00—20:00 (360,T₂)	1.0	11.1	0.044(C_2)	

三、典型工作日采样方式计算周时间加权平均接触浓度

采用全周采样方式,需要大量的人力和物力,为了减少成本,采用典型工作日采样方式也不失为一种较好的方法。典型工作日采样方式是指选择劳动者工作日接触有害物质浓度最高的那天进行采样,并以该日时间加权平均浓度作为劳动者周时间加权平均接触浓度。该采样方式是建立在现场调查的基础上,若不能确定劳动者接触有害物质浓度最高的工作日,依照现行 GBZ 159 的要求,连续采样 3 个工作日的时间加权平均接触浓度,取日时间加权平均接触浓度最大的作为周时间加权平均接触浓度。其 $C_{周TWA}$ 计算如下:

$$C_{周TWA} = C_{日TWA} \qquad 式(9-12)$$

式(9-12)中:

$C_{周TWA}$——劳动者工作周的时间加权平均接触有害物质浓度,单位为毫克/立方米(mg/m^3);

$C_{日TWA}$——测得劳动者典型工作日时间加权平均接触有害物质的浓度,单位为毫克/立方米(mg/m^3)。

也可以以劳动者典型工作日时间加权平均接触有害物质的浓度,计算C_{40hTWA},计算方法如式(9-13)。

$$C_{40hTWA} = \frac{C_{日TWA}T}{40} \qquad\qquad 式(9\text{-}13)$$

式(9-13)中:

C_{40hTWA}——劳动者40小时时间加权平均接触有害物质的浓度,单位为毫克/立方米(mg/m^3);

$C_{日TWA}$——测得劳动者典型工作日时间加权平均接触有害物质的浓度,单位为毫克/立方米(mg/m^3)。

T——劳动者在一周内有害物质浓度下的接触时间,单位为小时(h);

40——一个工作周的标准工作时间,单位为小时(h)。

例如表9-23的检测结果,第一天的结果为最大,因此,以第一天的$C_{日TWA}$作为$C_{周TWA}$。

$$C_{周TWA} = 0.046(mg/m^3)$$

若计算C_{40hTWA},则:

$$C_{40hTWA} = \frac{C_{日TWA}T}{40} = \frac{0.046 \times 48}{40} = 0.055(mg/m^3)$$

第十一节　短时间加权平均接触浓度的采样方式和计算

一、PC-STEL和峰接触浓度相配套的采样方式

我国PC-STEL规定的时间权数为15分钟,即短时间加权平均接触浓度(C_{STE})的时间权数为15分钟,目前现行工作场所有害物质采样方法均能满足15分钟的采样。峰接触浓度与PC-STEL相似,都反映15分钟的接触。因此,采样方法及方式应相同。

C_{STE} 采样的难点在于怎样找到工作场所空气有害物质浓度最高的时段,如图 9-6 所示,当工作场所空气有害物质浓度最高时段持续较长时间时,图中 A 或 B,可以任意在这期间选取 15 分钟采样,但,当工作场所空气有害物质浓度最高时段很快消失时,C_{STE} 采样必须准确抓住这个时段,且还要根据劳动者接触时间,确定采样时间。如电厂水处理车间,劳动者仅在加氨时接触氨,如果仍按 15 分钟时间采样,工作现场空气残留的氨就被采集,结果可能高估了劳动者的接触水平。

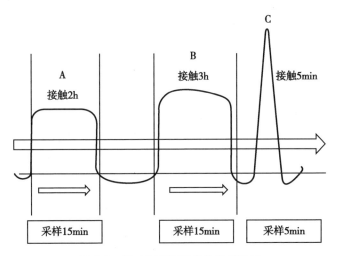

图 9-6 短时间接触浓度的采样时间

当接触时间大于 15 分钟,采集时间为 15 分钟,按公式(9-14)计算短时间加权平均接触浓度(C_{STE})

$$C_{STE} = C \qquad 式(9-14)$$

式(9-14)中:

C_{STE}——劳动者短时间接触有害物质浓度,单位为毫克/立方米(mg/m^3);

C——测得空气中有害物质的浓度,单位为毫克/立方米(mg/m^3)。

当接触时间小于 15 分钟,接触多长时间,采集多长时间,按公式(9-15)计算短时间加权平均接触浓度(C_{STE})。

$$C_{STE} = \frac{CT}{15} \qquad 式(9-15)$$

式(9-15)中:

C_{STE}——劳动者短时间接触有害物质浓度,单位为毫克/立方米(mg/m^3);

C——测得空气中有害物质的浓度,单位为毫克/立方米(mg/m^3);

T——劳动者在空气中有害物质 C 浓度下的接触时间,单位为分钟(min);

15——劳动者短时间接触有害物质限值规定的 15 分钟。

例如:煤炭发电厂的水处理车间,在人工加氨时,操作人员只在加氨的很短时段内接触氨,加完后就离开,其他时间不再接触氨,因此,劳动者接触氨的时间,就是 C_{STE} 的采样时间,劳动者离开,采样就结束。若加氨时间为 4 分钟,采样就采集 4 分钟,对此样品进行实验室检测,结果为 $60mg/m^3$,则:

$$C_{STE} = \frac{CT}{15} = \frac{60 \times 4}{15} = 16 (mg/m^3)$$

结果表明操作人员接触氨的短时间浓度未超过 PC-STEL($30mg/m^3$)。若按常规的 15 分钟采样,可能因工作场所残留的氨,使检测结果超过 PC-STEL,该结果就不能代表操作人员的真实接触水平。

二、MAC 相配套的采样方式

C_{ME} 没有规定采样时间长短,但规定不能超过 15 分钟。现行工作场所有害物质采样方法均能满足。采样方法灵活,既可以用吸收液方法、固体吸附剂方法、滤料方法,也可以用注射器、采气袋等瞬间采样。MAC 是最高容许浓度,应了解生产工艺、有害物质存在状态、存在时间,能瞬间取样,以便采集到空气中有害物质浓度最高时段。

应该强调的是,C_{ME} 采样时,所采集有害物质的量应满足有害物质的检测方法灵敏度、检出限的需要,否则会出现假阴性,因为 C_{ME} 采样的体积太小,被采集有害物质量容易低于检测方法的检出限。不像 C_{TWA} 采样时间长、体积大、被采集有害物质量多,有害物质的测定灵敏度、检出限不是主要的问题。为了确保能够达到有害物质的检测方法灵敏度、检出限的需要,除在有效的采样流量范围内,取较大的采样流量外,还要确保采样时间,有害物质的 C_{ME} 样品采集最短时间可依据式(9-16)进行确定:

$$t = \frac{\nu \cdot C_{LOQ}}{MAC \cdot F} \qquad 式(9\text{-}16)$$

式(9-16)中:

t——最短采样时间,单位为分钟(min);

ν——检测样品的定容体积,单位为毫升(ml);

C_{LOQ}——检测方法的最低定量浓度,单位为微克每毫升(μg/ml);

MAC——最高容许浓度,单位为微克/升或毫克/立方米(μg/L 或 mg/m³);

F——空气样品采样流量,单位为升/分钟(L/min)。

例如:氯气的 MAC 为 1mg/m³,氯气的甲基橙分光光度法,最低定量浓度 C_{LOQ} 为 0.2μg/ml,检测样品的定容体积 ν 为 6ml,空气样品采样流量 F 为 0.5L/min,其最短采样时间为:

$$t = \frac{\nu \cdot C_{LOQ}}{MAC \cdot F} = \frac{6 \times 0.2}{1 \times 0.5} = 2.5$$

即,氯气的 C_{ME} 采样时,在采样流量 F 为 0.5L/min 的条件下,至少需要采样 2.5 分钟。

三、利用饱和蒸气压估算工作场所气体有害物质接触浓度

液态物质的分子可以从液相进入气相,这种特性称为挥发性。固态物质不经过液态阶段直接变为气体,这种特性称为升华,如碘、萘等都容易升华。正是液体的挥发性或固体的升华作用,使工作场所空气中含有某些液态或固态物质相应的气态物质,此类气体有害物质在工作场所空气中含量,可以通过其饱和蒸气压进行估算。估算方法如下:

若某有害物质的饱和蒸气压为 P_1,且在工作场所的大气压为 $P_总$ 时达到饱和状态,在体积为 $V_总$ 空气中,含气体有害物质饱和体积 V_1。依据在标准状况下,物质的量: $n = \frac{V}{22.4}$。则:

$$\frac{V_1}{V_总} = \frac{V_1/22.4}{V_总/22.4} = \frac{n_1}{n_总}$$

在第二章第一节讲到饱和蒸气压是该物质在一定温度和 1 个大气压的条件下的分压。

根据分压原理可知,$\frac{P_1}{P_总} = \frac{n_1}{n_总}$,那么:

$$\frac{V_1}{V_总} = \frac{P_1}{P_总} \qquad\qquad 式(9\text{-}17)$$

式(9-17)中:

V_1——气体有害物质饱和体积,单位为升或立方米(L 或 m³);

$V_总$——空气总体积,单位为升或立方米(L 或 m³);

P_1——气体有害物质饱和蒸气压,单位为帕或千帕(Pa 或 kPa);

$P_总$——大气压,单位为帕或千帕(Pa 或 kPa)。

式(9-17)说明,在有限空间,当气体有害物质浓度达到饱和时,其体积与空气总体积之比等于其分压与空气总压之比。

此时,若以体积分数的百万分之一(ppm)为浓度单位,有害物质的浓度为:

$$C = \frac{P_1}{P_总} \times 10^6 \qquad \text{式(9-18)}$$

式(9-18)中:

C——工作场所空气中有害物质的浓度,单位为体积分数的百万分之一(ppm);

其他同式(9-17)。

若以毫克/立方米(mg/m^3)为浓度单位,气体有害物质的浓度为:

$$C = \frac{P_1}{P_总} \times 10^6 \times \frac{M}{24.05} \qquad \text{式(9-19)}$$

式(9-19)中:

C——工作场所空气中气体有害物质的浓度,单位为毫克/立方米(mg/m^3);

M——有害物质的摩尔质量,单位为克/摩尔(g/mol);

24.05——在 20℃,一个大气压下,气体摩尔体积,单位为升/摩尔(L/mol);若在 0℃,一个大气压下,气体摩尔体积为 22.4L/mol。

其他同式(9-17)。

通常情况下工作场所气体有害物质的浓度不可能达到饱和状态,因为要实现饱和状态,必须满足下列条件:

1. 化学物质持续逸散。

2. 作业场所空间中无通风换气,或供气/排气率(Q)为 0m^3/min。

3. 作业场所空间及液体的温度固定不变。

4. 有足够时间达到平衡。

5. 作业场所空间中有足够化学物质数量使液态或固态化学物质保持在平衡状态。

但在某些特殊条件下,还是能够达到或接近饱和状态。

例 1,汽车加汽油瞬间、油罐车加或放油瞬间、有机溶剂罐车加或放物料瞬间,因箱或罐中的油或有机溶剂经长时间挥发平衡,汽油或有机溶剂达到饱和状态,在加或放瞬间,使饱和汽油或有机溶剂蒸气排出,在静风条件下,汽油或有机溶剂蒸气徐徐上升,因分子扩散很慢,正像烟囱排烟过程(如图 9-7 和图 9-8),此时,汽油或有机溶剂蒸气团流接近饱和状态。

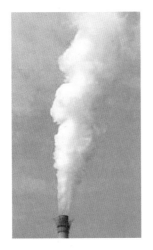
图 9-7　静风时烟囱排烟过程

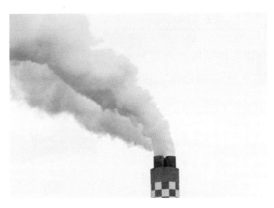
图 9-8　微风时烟囱排烟过程

例 2,在高温条件下应用有机溶剂,因高温时,有机溶剂的蒸气压特别大,挥发后,进入常温常压下的工作场所空气,产生过饱和情况,就有部分挥发物凝聚为微小液滴或颗粒物,另一部分在空气中达到饱和状态,这样在工作场所空气中就出现有害物质以气体和气溶胶形式共存的现象,特别是那些职业接触限值比较低的有机化合物容易出现。如,三甲基氯化锡职业接触限值,PC-TWA 为 0.05mg/m³,PC-STEL 为 0.1mg/m³,空气中以蒸气和雾的形式存在,采样时,可以使用多孔玻板吸收管采集、用聚氨酯泡沫塑料采集、用 OVS 管采集[由直径 13mm 超细玻璃纤维滤纸(在前)与溶剂解吸型 XAD-2(270mg/140mg)吸附剂管(在后)]组成的采样管。

由于工作场所通常都有排风设施,因此有害物质达到饱和浓度很不容易,可以根据环境和排风条件,按式(9-17)或式(9-18)计算有害物质的饱和蒸气浓度,乘以接触浓度估算因子(如表 9-24 所示),估算工作场所空气中浓度。

若工作场所现场存在的有害物质没有相对应的检测方法,那么可以用饱和蒸气压估算出浓度范围,不失为较好的方法。

表 9-24　不同环境及排风条件下的估算因子

环境及排风条件	接触浓度估算
封闭车间或无通风	饱和蒸气浓度×1/10
通风不良	饱和蒸气浓度×1/100
全面通风	饱和蒸气浓度×1/1 000
局部排风	饱和蒸气浓度×1/10 000
设备密闭	饱和蒸气浓度×1/100 000

若工作场所存在多种有害物质,可以用饱和蒸气压估算出各自相应的浓度范围,可以初步筛选哪些物质需要优先检测。

第十章

采样的质量控制

在职业卫生服务过程中,工作场所空气现场采样的质量控制至关重要,空气样品的采集是进行有害物质检测的第一步,对其进行全过程、全要素、全方位的质量控制是十分重要的,正确采集具有代表性的、真实性的和符合卫生标准要求的样品,是保证检测结果准确可靠的前提。它是技术服务工作能否准确高效、公正科学、诚实守信、优质服务的前提,通过有计划地对采样过程各阶段实施质量控制,保证采样结果的质量和可信度,以达到自我完善、自我提高,以准确的数据、可靠的结果为用人单位提供服务。自 2002 年以来,为保证现场采样工作的质量,提高管理水平,满足职业卫生技术服务工作的需要,许多专家总结了有关采样的质量保证和控制的经验,总结概括采样过程的质量控制包含如下方面:①采样人员质量控制;②现场调查的质量控制;③采样器的质量控制;④采样方法及采样方式的质量控制;⑤采样方案的质量控制;⑥采样过程的质量控制;⑦空白样品的质量控制;⑧采样记录的质量控制;⑨样品包装、运输、储存的质量控制。

第一节　采样人员的质量控制

采样人员的质量要从四个方面控制,一是采样人员要遵守法律准则;二是采样人员业务素质的培训提高;三是日常监督管理;四是采样过程的人员安排及注意事项。

一、采样人员要遵守法律准则

1. 坚持遵纪守法,认真贯彻落实国家职业卫生法律法规,依法开展职业卫生技术服务,并自觉接受监管部门的监督管理。

2. 坚持社会效益第一,强化社会责任,做好职业卫生技术支撑,保障劳动者的健康权益。

3. 坚持诚实守信原则,确保技术结论科学、客观、真实,对出具的职业卫生技术报告承担法律责任。

4. 坚持优质服务理念,强化服务意识,加强自身建设,不断提高职业卫生技术服务能力和水平。

5. 坚持公平竞争的市场规则,自觉维护行业形象和信誉,落实行业自律的要求。

6. 坚持廉洁从业,恪守职业道德,承担保密义务,自觉抵制不正之风。

二、采样人员业务素质的培训提高

采样人员是采样工作的主体,是质量控制的关键。采样人员必须具备职业卫生、卫生工程及职业病防治相关知识,熟悉职业病危害因素采样规范;采样人员必须有一定的工作经验,熟悉采样业务,熟悉相应的采样程序和记录报告程序,掌握采样设备的性能及使用方法,按有关程序文件和作业指导书开展职业卫生现场采样工作;采样人员应经考试合格授权上岗,采样人员要经过定期的专业知识培训教育,同时开展质量控制和采样规范培训,提高采样人员的专业水平和质量意识,强调采样工作的重要性,避免采样行为的随意性。

三、日常监督管理

定期开展内部人员比对等质量控制活动,及时发现问题分析原因。在日常采样工作中质量监督员还应对新上岗人员和采样过程中的关键步骤进行监督和控制,使内部质量控制工作落在实处,有效保障采样结果的准确性和可靠性。

四、采样过程的人员安排

每个采样点应有 2 名采样人员,采样人员应当遵守用人单位工作场所安全卫生要求,要正确佩戴相应的个人防护用品。

第二节　现场调查的质量控制

一、现场调查人员的质量控制

现场调查人员包含相应行业工程技术人员、卫生工程人员、公共卫生人员和检测人员;项目负责人应具备中级以上专业技术职称,并具有 3 年以上职业卫生相关工作经验;现场调查应当至少由 2 名专业技术人员完成。

二、现场调查前准备的质量控制

在现场调查前,调查人员制定调查方案,设计调查表格。进行调查方案、表格的评审、修订并编制质量控制程序图。调查方案和调查表格经技术负责人审核签字后实施。

三、现场调查过程的质量控制

现场调查应当在正常生产情况下进行,按照工种(岗位)对从事职业病危害作业人员整个工作日内的各种活动及其工作时段连续观察、如实记录,并进行整理和分析;调查时要严格按方案进行,遵循质量控制程序,抓住每一个细节,把握好每一个环节,重要的或可疑的可多次反复进行。

现场调查应满足:

1. 现场调查内容和过程依据相关标准规范要求实施。

2. 使用受控的记录表格实时记录,记录信息应全面、完整、填写规范,并经用人单位陪同人员签字确认。

3. 现场调查人员应包括相关行业工程技术人员。

4. 在用人单位显著标志物位置前拍照(摄影)留证并归档保存。

四、现场调查结果汇总的质量控制

通过职业卫生调查,对用人单位生产工艺过程、生产环境、劳动过程中可能存在的职业病危害因素的种类、来源、分布及其影响人员进行全面、客观、准确的识别,将调查结果按劳动者作业情况、设备设施及采样点布局情况、物料及工艺情况、劳动者工作日写实等分类汇总,汇总后应由调查人员审核签字、用人单位相关技术人员审查签字。

第三节 采样器的质量控制

采样器的质量要从四个方面控制,一是采样器量值溯源及收集器对量值的影响;二是采样器管理;三是采样器采样流量的期间核查;四是采样过程中采样器的保护。

一、采样器量值溯源

为保证采样的质量满足检测的要求,必须严格控制采样所使用设备的质量。采样器的流量范围、量程、流量稳定性对采样结果的准确性至关重要。

(一)采样器计量检定

采样器要制定计量检定计划(表 10-1),定期送质量检验部门检定、校准,根据检定结果,确认是否能够满足相应的采样要求(表 10-2),保证采样结果的量值溯源性和可靠性,不合格的采样设备不得使用。

表 10-1　仪器设备检定计划表

序号	设备名称	设备型号	设备编号	购置日期	溯源方式	检测器及参数要求	检定/校准周期(年)	上次检定/校准日期	拟检定/校准日期	鉴定单位	设备管理员

表 10-2　仪器设备校准确认表

序号	设备名称	设备型号	设备编号	溯源方式	检测器及参数要求	鉴定单位校准结果	是否满足要求	确认人	确认日期

(二)不同阻力下的采样流量测试方法

采样器的采样流量准确性受多种因素影响,其中收集器的阻力对采样流量影响最大,新购买或使用期间的采样器,需要对流量进行校验,对空载和加载不同阻力后的实际流量进行校验。在不同阻力下的采样流量测试方法如下:

1. 校验设备　皂膜流量计、采样系统阻力测试装置。

2. 校验设备的连接　按图 10-1 所示连接。

3. 空载时采样器在不同流量刻度下的流量测试　在不加载采样系统阻力情况下,测定不同流量刻度的实际流量。启动采样器,调节采样器流量计的流量在不同的刻度(如气体采样器采样流量 0.1、0.2、0.5、1.0L/min;粉尘采样器采样流量 10、15、20L/min 等),观察并记录皂膜流量计的流量。实际流量一般取皂膜流量计读数的 3 次均值。

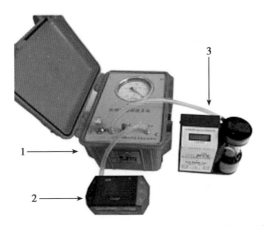

注:1. 采样系统阻力测试装置;2. 采样器;3. 皂膜流量计

图 10-1 不同阻力下的采样器流量校验

4. 不同阻力时采样器在不同流量刻度下的流量测试 在加载采样系统阻力情况下,测定不同流量刻度的实际流量。设定不同采样系统阻力(如 5 ~ 25kPa),启动采样器,调节采样器流量计的流量在不同的刻度,观察并记录皂膜流量计的流量。

5. 计算不同阻力下,不同采样流量下的实际流量误差。

（三）不同阻力对采样器流量的影响

表 10-3 是转子(浮子)流量计型气体采样器在 0.5L/min 流量刻度时,空载和加载不同阻力后的实际流量。

表 10-3 空载和加载不同阻力对转子(浮子)流量计型气体
采样器采样流量(ml/min)的影响

序号	空载	加载 5kPa	相对误差	加载 10kPa	相对误差	加载 15kPa	相对误差	加载 25kPa	相对误差
1	498.6	465.2	−7%	442.7	−11%	392.2	−21%	311.2	−38%
2	502.3	471.3	−6%	436.1	−13%	401.3	−20%	301.8	−40%
3	501.6	472.6	−6%	448.2	−11%	386.2	−23%	278.3	−45%

由表 10-3 可以看出,采样器分别加载 5 ~ 25kPa 的阻力,采样器示值流量为 0.5L/min 时,实际流量均为负误差,且随阻力的增加,负误差不断增大。当阻力在 5kPa 以下,误差可以控制在 5% 以内,所以对于固体吸附剂采样管,其通气阻力要求:在 200ml/min 流量下,采样管的通气阻力应为 2 ~ 4kPa。因收

集器通气阻力的存在,采样器负载能力必须克服通气阻力,才能将空气从收集器抽入。

根据气体波义耳-马略特定律,指在一定温度下,气体体积和其压强成反比,可以计算通过收集器后转子流量计检测的体积与进入收集器的实际体积比,即:

$$\frac{V_{测}}{V_{实}} = \frac{P_{大气}}{P_{抽}}$$

式(10-1)

式(10-1)中:

$V_{测}$——通过收集器后转子流量计检测的体积,单位为升(L);

$V_{实}$——进入收集器的实际体积,单位为升(L);

$P_{抽}$——由抽气泵产生的负压,单位为千帕(kPa);

$P_{大气}$——收集器前的大气压,单位为千帕(kPa)。

若通气阻力分别为 5kPa、10kPa、15kPa、25kPa,当大气压为 101kPa 时,抽气泵必须至少产生的负压分别为 96kPa、91kPa、86kPa、76kPa,空气才能进入收集器。由式(10-1)可知,通过收集器后转子流量计检测的体积与进入收集器的实际体积比分别是:101/96(105.2%)、101/91(111.0%)、101/86(117.4%)和 101/76(132.9%),空载(无收集器)时按 100% 计算,在上述负载下,其体积误差分别为:-5.2%、-11.0%、-17.4% 和 -32.9%。与表 10-3 相比,计算的体积误差与实际测量的还比较吻合,同时说明采样时要克服通气阻力,产生的负压必须大于通气阻力,因此,实际测量误差大于计算误差,并且通气阻力越大需要的负压越大,实际测量误差就更大。由此产生的采样体积虚增,使检测结果产生对应的负偏差,其结果低于真实浓度,且通气阻力越大,其结果低于真实浓度越多。

由表 10-3 和计算结果表明,使用转子(浮子)流量计型采样器的流量显示读数往往要比实际流量要大,即产生虚高,因为,不论哪种收集器都有不同程度的通气阻力,通气阻力越大,采样流量虚高越多,一般大(小)气泡吸收管通气阻力最小,多孔玻板吸收管、过氯乙烯滤膜和玻璃纤维滤料次之,微孔滤膜、慢速滤纸及固体吸附剂管的较大,因此使用前必须抽查部分滤膜或固体吸附剂管测量通气阻力。

对于恒流采样器,空载和加载不同阻力后的实际流量测试结果表明,一般可以消除收集器通气阻力引起的采样流量误差,但目前市售采样器的性能差别很大,有些采样器标称恒流,但并不能满足恒流采样器的要求,有些采样器抗通气阻力的能力(即负载能力)很差,10kPa左右采样误差就超出5%的规定,有的甚至会停机,所以在选择使用恒流采样器时,应测试其是否可随通气阻力的变化自动进行采样流量补偿调节,负载能力是否能够达到规范要求,其流量示值误差、重复性和稳定性是否符合《大气采样器》(JJG 956—2014)的要求。通常要选择抗通气阻力的能力(即负载大)强,流量示值误差小、重复性和稳定性好的恒流采样器。

(四)　固体吸附剂管或滤膜的通气阻力测试

固体吸附剂管或滤膜的通气阻力测试的设备有:恒流采样器和采样系统阻力测试装置,连接方法如图10-2所示。测试时调节不同的采样流量,分别重复三次,计算对应的平均结果。

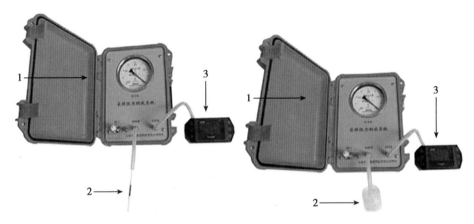

注:1. 采样系统阻力测试装置;2. 固体吸附剂管或含滤膜采样夹;3. 恒流采样器

图 10-2　收集器的阻力测试

目前固体吸附剂管或滤膜因生产厂家不同,或生产批次不同,通气阻力差别很大,有的可达40kPa。

为了保证采样流量的准确性,必须使用恒流采样器,并选择可随通气阻力的变化自动进行补偿调节、负载能力大的恒流采样器。同时要抽查测试收集器的通气阻力,确保收集器的通气阻力在恒流采样器的工作范围内。

(五)　几种常见滤料的通气阻力

过氯乙烯滤膜和玻璃纤维滤料通气阻力较小,微孔滤膜和慢速滤纸的通气阻力较大,图10-3为不同采样线流速下滤膜的通气阻力试验结果,表明,微孔滤膜和慢速滤纸通气阻力随采样流量的增大而迅速增大,过氯乙烯滤膜和玻璃纤维滤料通气阻力虽然也随采样流量的增大而增大,但增大的很缓慢。

若滤膜直径为 40mm,采样流量分别是 5、10、15、20L/min,则对应的线流速分别为 0.07、0.13、0.19、0.27m/s。若使用微孔滤膜且采样流量分别是 5、10L/min,由图 10-3 可知,其通气阻力分别在 60、110mmHg 附近,大约 8、14kPa,若使用转子流量计检测流量,采样误差大约 10%、15% 以上。若使用过氯乙烯滤膜且采样流量分别是 15、20L/min,由图 10-3 可知,其通气阻力分别在 20、30mmHg 附近,大约 3、4kPa,若使用转子流量计检测流量,采样误差大约在 5% 以内。由此可知,使用转子流量计采样器,过氯乙烯滤膜和玻璃纤维滤料采样,其通气阻力对采样流量的影响很小,可以忽略不计,但微孔滤膜和慢速滤纸采样,其通气阻力对采样流量的影响很大,应该进行流量校正。

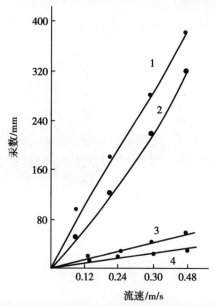

注:1. 微孔滤膜;2. 慢速滤纸;3. 玻璃纤维滤料;4. 过氯乙烯滤膜

图 10-3 几种常见滤料通气阻力的特性

二、采样器管理

每台采样器都要建立档案管理,建立设备台账(表 10-4),对其购置、验收、流转进行严格控制,要有专人保管,采样器存放状态要有登记记录(表 10-5),要建立维护程序和运行中检查程序,维护和保养要有记录(表 10-6),在使用采样器时,需办理借用登记(表 10-7)。在采样后返还时,要对采样设备性能检查,若发现损坏、故障等,需要进行修理且要有记录(表 10-8)。

表 10-4 设备台账

序号	设备名称	型号	数量	生产厂家	价格	购买时间	存放位置	状态	管理人	备注

表 10-5 设备登记一览表

序号	设备名称	型号	存放房间号	存放柜号	台/套数	设备编号	状态	备注

表 10-6 设备维护记录

设备编号： 设备负责人：

维护日期	维护保养人	维护保养内容	备注

表 10-7 设备借用登记表

设备名称	设备编号	借用科室	借用原因	设备状态	借用时间	借用人	归还时间	设备状态	管理员	备注

表 10-8 设备维修记录

设备名称　　　　　　　　　　　设备编号　　　　　　　　设备负责人

维修人员　　　　　　　　　　　维修日期

设备故障原因描述：

设备维修情况描述：

维修后鉴定结论：

备注：

科室负责人确认(签名)：　　　　　　　　　　年　月　日

三、采样设备的期间核查

采样设备因为流动性大,增加了环境条件影响和设备损坏的风险,所以更要强调设备的期间核查,在使用前要对采样设备表面外观、启动状态核查。部分采样器自带计时装置,但计量部门一般只检定采样器的流量,而未对采样器的计时器检定或校准,可能存在较大误差,因此要用秒表对计时装置进行核查。

每次采样前为采样设备充满电,并串联与采样相同的收集器,用皂膜流量计或标准流量计校准流量,选择使用误差<5%的采样器。误差≥5%的采样器宜暂停使用,经检查维修排除故障后,重新经计量部门检定后方可继续使用。

(一) 皂膜流量计

皂膜流量计是目前用于测量气体流速的标准计量器具。简易的皂膜流量计是由一根有体积刻度的玻璃管和橡皮球组成(图 10-4A),市场上有多种精度比较高的数显皂膜流量计(图 10-4B、C)。图 10-4A 的皂膜流量计玻璃管下端有一支管,橡皮球内装满肥皂水,当用手挤压橡皮球时,肥皂水液面上升至支管口,从支管流入的气流使肥皂水产生致密的肥皂膜,并推动其沿管壁缓慢上升。肥皂膜从起始刻度到终止刻度所示的体积值就是流过气体的量,记录相应的时间,即可计算出气体的流速。

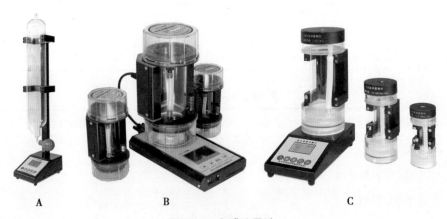

A B C

图 10-4　皂膜流量计

肥皂膜气密性良好,质量轻,沿清净的玻璃管壁移动的摩擦力只有 20~30Pa,阻力很小。由于皂膜流量计的体积刻度可以进行校正,并用秒表计时,因此皂膜流量计测量气体流量精确,常用于校正其他种类的流量计。根据玻璃管内径大小,皂膜流量计可以测量$1\sim100ml/min$的流量,测量误差小于1%。皂膜流量计测定气体流量的主要误差来源是时间的测量,因此要求气流稳定,皂膜上升速度不超过$4cm/s$,保证皂膜有足够长的时间通过刻度区。

（二）转子流量计的校准

1. 用皂膜流量计校准转子流量计　其校准方法如下:按图10-5安装好校准系统。皂膜流量计与吸收管进气口相连。检查系统的气密性,确保系统不漏气。为了防止皂液进入吸收管,在皂膜流量计和吸收管之间连接一个皂膜捕集器。在橡皮球中装满肥皂水,并用肥皂水润湿皂膜流量计的玻璃管壁,使皂膜能顺利沿管壁上升。

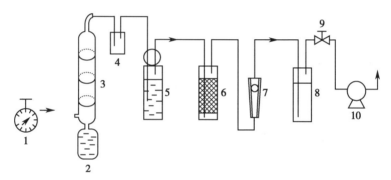

注:1.秒表;2.装有皂液的橡皮球;3.皂膜流量计;4.皂膜捕集器;
5.吸收管;6.滤水阱;7.转子流量计;8.缓冲瓶;9.针阀;10.抽气泵

图 10-5　皂膜流量计校准系统的连接方法

启动抽气泵,调节三通管,使流量计中的转子停留在满量程20%的位置,并记录气温和气压。挤一下橡皮球,使皂液上升至进气口,形成皂膜。气体推动皂膜缓慢上升,反复操作,直至一个皂膜能通过整个玻璃管而不破裂,用秒表记录通过皂膜上、下刻度线之间的时间。重复操作3次,计时误差应小于±0.2秒。

按上述步骤,自下而上,校准转子流量计的5个刻度线,将测量结果记录在《采样器流量校准记录表》(表10-9)中,以转子上升的高度为纵坐标,相应皂膜流量计测得的流量为横坐标,绘制校准曲线。

目前智能商品采样用流量校正仪类型比较多,在校正过程应严格按照使用说明书要求操作。

2. 用标准转子流量计校准转子流量计　其方法如下:用标准转子流量计

（已校准过的高精度流量计）校准未知转子流量计的方法最为简便,将两个流量计串联,通过不同流量的气体,以标准流量计的读数校准被校流量计。两个流量计的相对位置不同对读数稍有影响,应取标准流量计在前和在后的读数平均值制作校准标尺。

（三）皂膜流量计对采样器流量的校准

1. 大气采样器流量的校准

（1）校准设备:皂膜流量计、秒表、温湿度计、气压表、采样器流量校准记录表(表10-9)、其他必备用品。

表 10-9　采样器流量校准记录表

采样器类型及编号			
收集器类型			
设定流量(ml/min)			
抽气时间(秒)			
平均抽气时间(秒)			
流量相对误差			
校准结论			

（2）校准操作

1）大气采样器气密性检查:开启采样器电源,将流量调至最大,用手堵住采样器进气口,浮子(转子)应立即落到零位并不再跳动。

2）按图10-6所示顺序连接校验设备。若不校准收集器对流量的影响,可以将收集器连接去掉。

3）检查整个系统确保不漏气。

4）将配制好的肥皂液适量加于橡皮球内并套好。

5）启动气体采样器并调节流量计至适宜的流量。

6）捏一下皂膜流量计下面橡皮球,使肥皂液面与皂膜流量计进气口接触,形成皂膜,气体推动皂膜缓缓上升,重复多次,使一个皂膜能通过整个皂膜流量计管而不破裂(注意:如果同时产生多个皂膜,应以其中一个为准),用秒表记录通过上下刻度线间的时间,以上操作应重复三次,计时误差小于 0.2

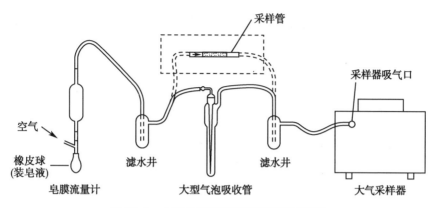

图 10-6　大气采样器流量校准连接示意图

秒,并将结果记录在采样器流量校准记录表中。

使用自动计时并计算结果的商品皂膜流量计,按其说明书操作。

（3）校准结果

1）按式（10-2）计算采样器实际流量（Q_s）:

$$Q_s = \frac{V_s}{t} \times 60 \qquad \text{式（10-2）}$$

式（10-2）中:

Q_s——采样器实际流量,单位为升/分钟（L/min）;

V_s——空气体积,即二刻度间的体积,单位为升（L）;

t——三次测定的时间平均值,单位为秒（s）。

2）按式（10-3）计算采样器流量指示值相对误差 Δ:

$$\Delta = \frac{Q_s - Q}{Q} \times 100\% \qquad \text{式（10-3）}$$

式（10-3）中:

Δ——相对误差,单位为百分比（%）;

Q——采样器流量指示值,单位为升/分钟（L/min）;

Q_s 同式（10-2）。

3）结果判断

当 $\Delta \leqslant \pm 5\%$ 时,采样器流量指示值合格,可以继续使用。如果不能满足误差要求,可以在采样器的流量计上或流量控制器上刻上相应的位置,以此刻度为流量标记。

2. 个体粉尘采样器流量的校准

（1）校准设备：皂膜流量计、秒表、温湿度计、气压表、采样器流量校准记录表、其他必备用品。

（2）校准操作

1）个体粉尘采样器气密性检查：开启采样器电源，将流量调至最大，用手堵住采样器进气口，浮子（转子）应立即落到零位并不再跳动。

2）按图 10-7 所示顺序连接采样器、采样头（包括滤膜）、皂膜流量计，连接管路的长度在 1m 左右。

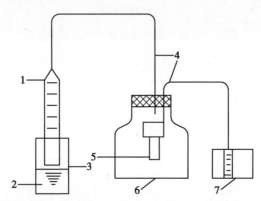

注：1. 流量计；2. 皂液；3. 250ml 烧杯；4. 连接管；5. 采样头；
6. 加塞广口瓶；7. 采样器

图 10-7　个体粉尘采样器流量校准连接示意图

3）检查整个系统确保不漏气。

4）用配制好的肥皂液湿润流量计管内壁。

5）启动个体粉尘采样器并调节流量计至适宜的流量。

6）将流量计管口迅速浸入肥皂液中以捕集皂膜，为保证皂膜完整地移动一个行程，至少应抽取 2~3 个皂膜。

7）用秒表记录皂膜通过 0~1 000ml 刻度线间的时间，以上操作应重复 3 次，计时误差小于 0.2 秒，并将结果记录在采样器流量校准记录表中。

使用自动计时并计算结果的商品皂膜流量计，按其说明书操作。

（3）校准结果（参考"大气采样器流量的校准"）。

3. 粉尘采样器流量的校准　粉尘采样器的收集器开口较大，与皂膜流量计连接困难，流量校准难以实施。为了实现粉尘采样器流量的校准，某些采样器商家配备了专用流量校准的采样夹，该采样夹上盖能够连接乳胶管。

（1）校准设备:皂膜流量计、秒表、温湿度计、气压表、采样器流量校准记录表、其他必备用品。

（2）校准操作

1）粉尘采样器气密性检查:开启采样器电源,将流量调至最大,用手堵住采样器进气口,浮子(转子)应立即落到零位并不再跳动。

2）按图10-8所示顺序连接采样器、采样头（包括滤膜夹）、皂膜流量计,连接管路的长度在1m左右。

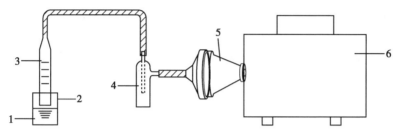

注:1.皂液;2.250ml烧杯;3.流量计;4.缓冲瓶;5.采样头;6.采样器

图10-8　个体粉尘采样器流量校准连接示意图

3）检查整个系统确保不漏气。

4）以下按"个体粉尘采样器流量的校准"的4）~7）操作。

（3）校准结果(参考"大气采样器流量的校准")

图10-9为某冲击式呼吸性采样器流量校准连接示意图,流量校准器为数显皂膜流量计,数显皂膜流量计是目前使用较为普遍的流量计,图10-8的皂膜流量计也可以使用数显皂膜流量计。

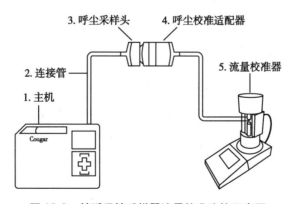

图10-9　某呼吸性采样器流量校准连接示意图

（四）压力和温度对流量计示值的影响

用流量计测量气体流量与气体的密度有关,而气体密度与温度和压力有关,所以,压力和温度对流量计的示值有影响,如果流量计实际使用时的温度、压力与校准时的不同,将会产生流量测定误差,应对测量结果进行修正。修正公式如下:

$$Q_2 = Q_1 \sqrt{\frac{P_2 T_1}{P_1 T_2}} \qquad \text{式（10-4）}$$

式（10-4）中:

Q_2——修正后的流量,单位为升/分钟（L/min）;

Q_1——流量计校准时的示值,单位为升/分钟（L/min）;

T_1——流量计校准时的温度,单位为开尔文（K）;

T_2——为实际使用时的温度,单位为开尔文（K）;

P_1——流量计校准时的压力,单位为千帕（kPa）;

P_2——实际使用时的压力,单位为千帕（kPa）。

一般情况下,使用状态和校准状态的压力差很小,温度差也不会大于±15℃,所引起的流量误差不超过3%。但是,如果要求精确测定流量或长时间采样时,则要求流量计的校准状态与使用状态尽可能一致,如果差别很大,则要在使用状态下重新校准流量计或对测定流量进行修正。

为了使流量计的使用状态尽可能和校准状态一致,应该把流量计串联在采样系统中进行校准（图10-6）,这样可以把采样系统中各种装置（如收集瓶、流量调节阀、滤料等）所产生的通气阻力对流量测定的影响减至最小。

四、采样过程中采样器的保护

去现场采样时,除携带所需要的采样器数量外,每种类型采样器需多带1~2台备用。在采样过程中,注意对采样器的保护,严禁磕碰、摔打。

在吸收液法采样时,严禁吸收液吸进采样器中,造成采样流量失真。在高温场所采样,要及时观察吸收液量的变化,吸收液量出现明显减少,可以采取补充吸收液或更换吸收管后,再继续采样。

在高温场所附近滤料采样时,要观察滤料的形状是否有变形,若有变形,该样品为无效样品。为了防止滤料变形,可在采样头前一定距离的位置放置隔热板,减少辐射热直接照射到滤料上。在有火花喷射的地方采样,需将采样头侧对火花喷射点,避免火花喷射到滤料上。

第四节　采样方法、方式及方案的质量控制

一、采样方法和方式的质量控制

选用正确的采样方法,是采样准确性的前提。要根据有害物质在工作场所空气中存在形式、采样方法的适用性、采样点的工作状况及环境条件来选择。采样方法选择上应该首先选择国家标准、法律法规规定的方法。当没有国家标准时,可选择行业标准、地方标准以及国际标准、区域性标准。实验室自行制定的非标准采样方法只要满足要求并经技术确认也可选择使用。

(一)采样方法验证

无论是标准方法还是非标准方法,在应用之前应对其适用性进行验证。特别对影响采样效率的环节进行全方位的考虑,根据有害物质物理化学性质和在工作场所空气中存在形式,确定收集器的种类,同时根据收集器的吸收容量或吸附容量确定采样流量,注意采样现场环境可能造成的影响,所选用的采样方法应保证采样效率达 90% 以上。验证时,若发现标准采样方法或非标准采样方法原文中未能详述,但会影响检测结果的情况,应将详细操作步骤编写成作业指导书,经审核批准后作为方法的补充。

(二)采样方式的确认

采样方式要依据有害物质的职业接触限值、采样的收集器、劳动者的岗位性质或现场工作情况而确定。还有结合实验室自身现有的采样器种类和数量,因此采样方式应由技术负责人确认。

有害物质的职业接触限值为 PC-TWA 的采样方式比较灵活,若收集器和采样器能够满足长时间采样方式,尽可能选择个体长时间采样方式(如劳动者是流动岗位),或定点长时间采样方式(如劳动者在固定岗位工作),采样时间可以覆盖一个工作班;若收集器和采样器不能够满足长时间采样方式,如收集器为吸收液,则应在现场调查的基础上,将一个工作班分成几个不同时段,每个时段工作场所空气中的有害物质浓度相对稳定,在每个时段采用定点或个体短时间采样方式。

有害物质的职业接触限值为 PC-STEL 或 MAC 的采样方式,主要是定点采样,若定点采样方式不能代表劳动者的接触情况,也可以采用个体短时间采样。

采样方式必须根据劳动者的岗位性质或现场工作情况而确定,如电焊工作,若采用定点采样方式,由于面罩的隔离作用,采样器位置不论放置在哪里,都不能代表电焊工的接触水平,只有采用个体采样方式,将收集器安放在面罩内,既可采集长时间的 C_{TWA} 样品,也可以采集短时间的 C_{STE} 样品,如图 10-10 所示。

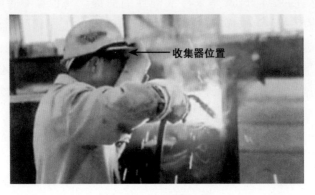

图 10-10　收集器安放

二、采样方案的质量控制

因不同的工作场所和不同的采样条件,每次采样都是相对独立的。因此,现场采样人员必须对采样场所进行细致的现场调查,针对检测内容、采样环境条件制定详细的采样方案,方案内容不仅包括采样计划,还应包括参与采样的人员及分工、采样人员的采样区域或范围、采样依据及方法、采样所需设备名称及编号、时间安排等。

采样方案应经采样人员讨论修改完善,并经技术服务机构技术负责人批准。

第五节　采样过程的质量控制

为保证现场采样工作质量,提高管理水平,满足职业卫生技术服务工作的需要,在现场采样过程中要严格执行质量控制体系,以做到数据的准确和结果的可靠。采样人员要各负其责,按照现场采样方案规定的内容和程序认真实施。

一、采样设备操作的质量控制

要严格地按照采样设备规定的要求及操作规范进行操作。收集器与采样器连接有方向性的不能连接错误,如大小气泡吸收管、多孔玻板吸收管、冲击式吸收管与采样器的连接,必须遵守"小进大出"原则,即吸收管小泡端接口为空气流的进气口,吸收管大泡端接口为空气流的出气口,因此,采样器的进气口要与吸收管大泡端接口相连(参看第六章第一节)。吸附剂管与采样器的连接,也要注意安装方向,吸附剂两侧空白玻璃多的那端为进气端,空白玻璃少的那端为出气端,因此,采样器的进气口要与空白玻璃少的那端相连。

对溶液吸收采样法,尽可能在采样器与吸收管之间连接缓冲管。在移动设备上放置采样器,应防止采样器倾倒。在高温区采样,注意吸收液损失、滤料变形等现象。表 10-10 为 10ml 及 5ml 吸收液以 1L/min 采样 2 小时的溶液损失情况(温度 22℃、湿度 60%),由表 10-10 推测,在温度 22℃、湿度 60%的条件下,10ml 吸收液以 0.5L/min 的采样流量可以用于 1~2 小时的长时间采样。

表 10-10　10ml 及 5ml 吸收液损失情况

原体积/ml	采样流/L·min⁻¹	采样时间/小时	采样后体积/ml	转移损失/ml	采样损失/ml	损失率/%
10	1	2	8.70	0.25	1.05	10.50
10	1	2	8.80	0.25	0.95	9.50
10	1	2	8.70	0.25	1.05	10.50
10	1	2	8.90	0.25	0.85	8.50
10	1	2	8.90	0.25	0.85	8.50
5	1	2	3.70	0.25	1.05	21.00
5	1	2	3.75	0.25	1.00	20.00
5	1	2	3.85	0.25	0.90	18.00
5	1	2	3.90	0.25	0.85	17.00
5	1	2	3.70	0.25	1.05	21.00

注:在 22℃、60%湿度条件下

二、定点采样的质量控制

根据采样方案,找准采样点,观察采样点周围生产环境,将采样器放置在工作地点的下风侧、或尽可能接近劳动者工作位置、或劳动者附近与有害因素排放源等同距离的位置,采样高度尽可能靠近劳动者工作时的呼吸带。若采样点与采样方案有差异,应同采样负责人联系,结合现场情况及时修正采样点。采样时,应当观察采样设备的运行状态,保持流量稳定,在空气收集器的采集容量饱和前及时更换收集器。采样时,不得在采样点处理样品(如提前打开滤膜夹或固体吸附剂管、加装或转移吸收液),防止样品污染。采样过程除观察采样器设备运行情况外,还要观察周围防护设施运行情况、劳动者佩戴个人防护用品情况,并做好记录。

对于 C_{STE} 定点采样,要在浓度最高的时段来进行,采样人员可在企业正常生产后,观察 1~2 小时,捕捉浓度最高的时机。

不得将在同一时段平行采集的样品记录为不同时段的采集样品。

样品采集后,应对样品进行唯一性标识标记。

三、个体采样的质量控制

(一) 对采样对象的培训

进行个体采样时,需要对用人单位的管理人员及采样对象进行培训,因为个体采样的成功尚依靠采样对象的配合。个体采样易发生采样对象擅自拆卸个体采样器、将采样器随意丢在生产现场或休息室、忘了佩戴等;更有甚者,故意将有害物质靠近采样器以至出现样品穿透,造成结果严重超标的现象;另一方面,使用的有泵型采样器包括小型电动抽气泵及流量计,体积和重量都较大(如重量在 600g 左右),工人不便携带,且长时间采样时产生的噪声,会使工人产生烦躁情绪。因此,采样前一周内,采样人员应首先与用人单位职业卫生管理人员沟通,告知本次采样的内容、时间、方式等,附上简单易懂的个体采样须知,由管理人员和相关的采样对象先行了解。这样现场采样时无须再花费过多的时间及精力对佩戴人员解释和宣传,以取得佩戴人员的合作,减少其对采样器的误操作,保证样本的有效性。

(二) 采样期间的质量控制

1. 样品采集前采样器及收集器的流量测量　对于长时间采样,应在样品采集前和样品采集后分别进行流量校正,特别是用吸附剂管进行采集时,由于气流或人员移动的影响,使管内的吸附剂结构发生微小的变化,造成通过吸附剂管气体的实际流量会发生变化。因此,样品采集前,即连接吸附剂管后且在劳动者佩戴前,在洁净的场所(如办公室、实验室),分别对每台采样器(个体采样器并连接有吸附剂管)进行流量测量,测量后,应记录采样器编号、吸附剂管编号和对应的流量,即要一一对应,便于佩戴时正确安装。

在工作场所进行流量测量,通常不适宜用皂膜流量计测量,可以使用标准转子流量计或经校准后的转子流量计,将转子流量计与吸附剂管串联,测量采样流量。

2. 提前到达现场并佩戴采样器 一个完整的个体采样样本,必须能真实地反映一个工作班劳动者的有害物质接触情况。因此,根据事先了解的生产制度,采样人员一般需提前半小时到达采样现场。开启采样器,并设置延迟定时开机。待交接班结束后,首先对当班的管理人员及劳动者作简要的说明及宣传培训,然后将个体采样器逐一、规范地佩戴在劳动者身上(佩戴时要注意既能进行有效采样,也要考虑到工人的易操作性和一定的舒适性),并记录每台采样器编号及采样对象的岗位、姓名。这期间需尽量与员工作良好的沟通,并告知佩戴采样器期间的各项注意事项。

3. 采样期间进行现场巡查 个体采样期间采样人员必须进行现场巡查。一方面是为了及时发现、补救采样出现的异常情况或纠正采样对象的误操作。如采样时,有的工人为了增加样品浓度以此要求公司提高劳动待遇,会将收集器直接放置在取样口或泄漏点等,通过现场巡查发现后可直接加以制止等,以减少无效样本的产生。另一方面,由于个体采样是工人在一个工作班的个体接触水平,是一个综合的浓度值,各地点的浓度不得而知。因此对于职业接触限值是 PC-TWA 和 PC-STEL 的有害物质,在个体采样期间进行现场巡检,如果发现现场有害物质浓度的变化较大,必须在浓度变化大的地点,浓度最高的时间段,进行 C_{STE} 的样品采集。在一些有害物质未超标的工作岗位,也可能存在短时间接触高浓度的操作点,有助于发现关键控制点,实施卫生工程控制或相应的其他防护措施。

另外,现场巡查时应及时记录当时的生产情况,各岗位的操作情况,有无相关区域的维修保养活动等。

4. 及时更换采样收集器 大部分个体采样时间为 8 小时,而有些有害物质,如硅胶管采集羧酸类化合物中甲酸、乙酸、丙酸、丙烯酸或氯乙酸,其采样时间为 1~4 小时,而环氧乙烷则采样时间为 1 小时等,因此,必须根据经验和现场的浓度范围,在采样 1、2、4 小时后及时更换收集器(活性炭管或硅胶管)。需注意及时记录采样时间和样品编号。

5. 采样结束后的流量测量 采集结束后,需在摘取采样管前,将校准流量计按采样前的串联方法连接,开启采样器,测量流量,并记录,利用前后采样流量均值计算采样体积。同时,对样品进行唯一性标识标记。

第六节 空白样品、采样记录和运输 过程的质量控制

一、空白样品

空白样品采集的目的是了解现场采样过程中样品的污染程度和用于扣除样品的空白,空白样品测定结果提供了一个从样品采集、运输、保存到分析测定整个过程的质量控制,以便评价所采集样品检测结果的准确性和可靠性。

空白样品采集方法:在采样点,打开装好的收集器,立即封存,然后与样品一起运输、保存和测定。每批次样品不少于 2 个空白样品。

吸收液采样时,在采样点,打开装有吸收液的大(小)气泡吸收管或多孔玻板吸收管的进出气口,并立即封闭,然后与样品一起运输、保存和测定。

吸附剂管采样时,在采样点,打开吸附剂管两端,并立即封闭,然后与样品一起运输、保存和测定。

滤料采样时,在采样点,打开装好滤膜的采样夹,立即取出滤膜,放入清洁的塑料袋或纸袋中,然后同样品一起运输、保存和测定。

空白样品对照的数目一般为样品总数的 1/10,或每批样品至少测定 2~3 份。

空白样品测定值的应用及对样品检测结果的影响如下:

1. 当空白样品测定值小于或等于测定方法的检出限,说明样品在各个环节没有受到污染,检测结果是准确可靠的。

2. 当空白样品测定值大于检出限,而小于测定方法定量下限,则应对样品检测结果进行修正,即样品测定值减去空白样品的测定值。若有多个空白样品测定值,可取平均值或最大的值进行修正。

3. 当空白样品测定值大于测定方法定量下限,甚至大于样品值,这说明样品被污染,同批次的样品检测结果应舍弃。

4. 当空白样品测定值中既有小于或等于测定方法的检出限,又有大于检出限而小于测定方法定量下限,还有大于测定方法定量下限的,此时应查找分析原因,如果无法解释,同批次的样品检测结果应舍弃。

二、采样记录

由于现场条件的多样性和不可复现性,所以现场记录的全面性、完整性非

常重要,应保证具有可溯源性。

采样记录应按照记录填写规范要求填写,要做到字迹清楚,书写规范。记录要采用质量控制体系文件规定的统一格式,结合职业卫生监测规范要求的项目内容和现场采样的实际情况进行填写,如由于填写人的笔误而需要更改时,应按照规定要求进行涂改。记录保存要注意防火、防盗、防潮、防霉变等,并按规定交给档案室归档保存。

现场采样原始记录应实时填写,并经被检测单位陪同人签字确认。原始记录需要誊写的,原件不得销毁,须与誊写件一并保存。

现场采样应绘制采样点设置示意图,并经采样人、复核人及被检测单位负责人签字确认;在现场采样点进行拍照或摄影留证。

三、样品包装、运输、储存

当样品采集结束后,采样人员应在采样现场逐一检查并核实样品数量、样品标签、样品采样记录、采样点设置示意图,核对无误后,分类装入样品箱内。

样品运输过程中应保证样品性质稳定,避免污染、损失、丢失和混淆。对于不稳定的样品,应采取必要的措施妥善保存,对于有光敏性质的样品应进行避光包装;对于有需要冷藏的样品应保存在4℃的保存环境,如环氧乙烷,在采样后,要立即封闭活性炭管两端,置清洁容器内,在0~5℃条件下运输和保存,并当天测定。空白样品应当独立包装,与采集样品一并放置、运输、储存。

样品交接时,样品接收人员检查并确认样品标签、包装完整后,填写样品交接记录。样品有异常或处于损坏状态,应如实记录,采取相关处理措施,必要时应重新采样。

样品交接记录至少应当包括检测任务编号、样品名称、样品编号、样品状态、样品数量、样品保存条件、交接日期、交接时刻、交接人员等信息。

第七节　几个问题的讨论

一、关于工作场所空气采样体积换算的讨论

目前,有害物质职业接触限值计量单位主要有两种,一是用 mg/m^3,二是用百万分比(parts per million,PPM)(如美国),即:10^{-6},如体积比体积为 nl/ml、$\mu l/L$、ml/m^3 等。当计量单位是 mg/m^3,在采样检测计算结果时,通常需要换算为"标准采样体积",而计量单位是 ppm 时,则不需要进行标准采样体积

换算,因温度气压对计量单位的分子分母受到同样的影响。

我国工作场所空气有害物质浓度标准的计量单位为 mg/m³,在计量单位中涉及采样体积,而采样体积受气温气压影响,因此,《工作场所空气中有害物质监测的采样规范》就定义了"标准采样体积"的概念,即:在气体温度为 20℃,气压为 101.3kPa(760mmHg)条件下,采集的空气样品体积,以 V_{20} 表示。

与实际采样体积的换算,按下式计算:

$$V_{20} = V_t \times \frac{293}{273+t} \times \frac{P}{101.3} \qquad\qquad 式(10\text{-}5)$$

式(10-5)中:

V_{20}——标准采样体积,单位为升或立方米(L 或 m³);

V_t——在温度为 t℃,大气压为 P 时的采样体积,单位为升或立方米(L 或 m³);

t——采样点的气温,单位为摄氏度(℃);

P——采样点的大气压,单位为千帕(kPa)。

并规定,工作场所空气样品的采样体积,在采样点温度低于 5℃ 和高于 35℃、大气压低于 98.8kPa 和高于 103.4kPa 时,应按式(10-5)将采样体积换算成标准采样体积。

采样体积换算是我国职业卫生一直延续下来的必不可少的工作,2004 年《工作场所空气中有害物质监测的采样规范》颁布以前,要求采样体积换算为标准状况下的体积,即 0℃、101.3kPa 的条件。2004 年至今,要求采样体积换算为标准条件下的体积,即 20℃、101.3kPa 的条件。

采样体积换算,必然影响检测结果,这个结果是否符合职业接触限值的科学性,是否能够反映劳动者真实地接触水平,多年来没人质疑。

(一)职业接触限值是不受环境条件影响的限值

有害物质对人体的危害,与人体接触有害物质量有关,接触量小危害就小,接触量大危害就大,一定量的有害物质对人体产生一定的危害。不论工作场所环境如何变化,只要劳动者接触某有害物质的量相同,产生的危害也相同,劳动者接触有害物质危害程度的大小与接触量的关系,是职业接触限值制定过程中的重要依据。

职业接触限值从 1979 年《工业企业设计卫生标准》(YJ 36—79)演变到2019 年《工作场所有害因素职业接触限值　第 1 部分:化学有害因素》(GBZ 2.1—2019),都没有对限值提出环境条件要求,表明职业接触限值是不受环境条件影响的限值。例如,在工作场所为 1 个大气压条件下,不论温度是 0℃,还是20℃,甚至35℃,二氧化硫的PC-TWA都为5mg/m³,PC-STEL都为10mg/m³。同理,在工作场所为20℃条件下,不论大气压为103.4kPa、还是98.8kPa、甚至80.0kPa,二氧化硫的PC-TWA还是5mg/m³,PC-STEL还是10mg/m³。这表明不论工作场所温度压力如何变化,只要人体吸入单位立方米空气中相同含量的二氧化硫时,对人体的损伤是相同的。

职业接触限值是不受环境条件影响的限值,那么,在工作场所空气中有害物质含量采样检测时,将环境条件换算为某一特定条件下的空气中有害物质含量,然后与职业接触限值相比较,判断其是否符合限值要求,就违背了职业接触限值的科学性。

(二) 标准采样体积换算后的有害物质浓度不能代表劳动者真实地接触水平

1. 有时被高估　如:长期处于高原工作的劳动者,一年四季在海拔1 000m以上工作,因海拔高度影响,其气压常年都在89kPa左右,不考虑温度影响,按式(10-5)换算标准采样体积,$V_{20} = 0.88V_t$,即标准采样体积比实际采样体积小了12%,换算对应的工作场所空气中有害物质浓度要比实测浓度大13.6%,劳动者接触水平被高估。

如某工作场所空气中二氧化硫采样情况为:气温20℃,气压89kPa,以0.5L/min流量采集15分钟空气样品;检测结果为:二氧化硫为7.5μg,采样体积为7.5L,其C_{STE}浓度为1.0mg/m³。若换算为标准采样体积V_{20}为6.59L,其C_{STE}浓度为1.14mg/m³,换算后的C_{STE}浓度比实测浓度大14%。若工作场所空气中二氧化硫浓度没有波动,可以将C_{STE}浓度视为C_{TWA}浓度。通常成人在静止状态下一分钟需要8L空气,8小时需要3.84m³空气,以实测结果计算,劳动者8小时实际接触3.84mg二氧化硫,按换算后结果计算,劳动者8小时接触4.38mg二氧化硫,换算后劳动者的接触量比实际接触量多出0.54mg二氧化硫,这是不符合劳动者实际接触水平的,高估了0.54mg二氧化硫。

2. 有时被低估　同样道理,劳动者在冬天0℃环境工作,在不考虑气压影响情况下,按式(10-5)换算标准采样体积,$V_{20} = 1.07V_t$,即标准采样体积比实际采样体积大了7%,对应的换算后的工作场所空气中有害物质浓度要比实测浓度小7%,劳动者接触水平被低估。

还以上述例子为例,劳动者在冬天0℃环境工作,其实测C_{STE}浓度为1.0mg/m³。若换算为标准采样体积V_{20}为8.05L,其C_{STE}浓度为0.93mg/m³,劳动者8小时实际接触3.84mg二氧化硫,换算后结果计算,劳动者8小时接触3.57mg二氧化硫,换算后劳动者的接触量比实际接触量少了0.27mg二氧化硫,这也是不符合劳动者实际接触水平的,低估了 0.27mg 二氧化硫。

3. 极端情况会得出错误结论 在应用中,还可能出现下列两种极端情况,得出两种错误结论:

(1) 在低温采样情况下,若不进行体积校正,计算结果超出职业接触限值,而换算后,其结果符合职业接触限值,如:臭氧 MAC 为 0.3mg/m³,若在气温 2℃,气压 101.3kPa 条件下,采集的空气样品体积为 30L,吸收液中臭氧检测结果为 9.3μg,若不进行体积校正,其 C_{ME} 结果为 0.31mg/m³,可以评价为超标,若体积校正,V_{20} 为 32L,其 C_{ME} 结果为 0.29mg/m³,可以评价为符合。

(2) 在高温采样情况下,若不进行体积校正,计算结果符合职业接触限值,而换算后,其结果超出职业接触限值,还以臭氧为例,若在气温 38℃,气压 101.3kPa 条件下,采集的空气样品体积为 30L,吸收液中臭氧检测结果为 8.7μg,若不进行体积校正,其 C_{ME} 结果为 0.29mg/m³,可以评价为符合,若体积校正,V_{20} 为 28.3L,其 C_{ME} 结果为 0.31mg/m³,可以评价为超标。

最高容许浓度定义为:在工作地点、一个工作日内、任何时间有毒化学物质均不应超过的浓度。由定义可知,劳动者在工作时段内,任何时间接触的有害物质不应超过 MAC,不论工作场所温度高低、气压高低,劳动者吸入的空气就是工作时段内空气,工作时段内空气中有害物质浓度高低直接影响劳动者的接触量,而不是经换算后的空气有害物质浓度,如上例(1),在气温 2℃,气压 101.3kPa 条件下,劳动者吸入工作场所 1m³ 空气,接触臭氧就是 0.31mg,而不是经换算后的 0.29mg 臭氧。同样道理,例(2)中,劳动者吸入工作场所 1m³ 空气,接触臭氧就是 0.29mg,而不是经换算后的 0.31mg 臭氧。

经采样体积换算后的浓度,不能真实地反映劳动者的接触情况,会造成劳动者接触情况失真,是不科学的,也不符合职业接触限值的定义。如在工作场所空气中粉尘测定标准(GBZ/T 192-2007)中,粉尘浓度计算就没有进行体积校正。

另外,体积换算不仅增加了检测人员的工作时间,而且增加了一次出现错误的机会。

若是为了比较不同工作场所的有害物质浓度水平,可以记录采样现场气温和气压,由研究人员根据研究目的自己换算。

综上所述,建议富集法采样检测时,不要进行标准采样体积换算。

(三)直接采样检测时应将实验室条件下的体积换算为采样条件下的体积

上述讨论,富集法采样检测时,将采样体积换算为标准采样体积,既不符合职业接触限值的科学性,又不能反映劳动者真实地接触水平。对于直接采样法,工作场所空气必须带到实验室,环境条件的变化,造成空气体积的变化,因此,工作场所空气有害物质含量计算时,应将实验室条件下的空气体积换算为采样条件下的空气体积,这样才能真实地反映劳动者在工作场所的接触情况,符合职业接触限值的科学性。

(四) ppm 作为有害物质职业接触限值的计量单位不科学

当用 ppm 作为有害物质职业接触限值的计量单位时,存在另一个问题,即:在不同气温气压下,虽然 ppm 浓度大小一样,但有害物质在单位体积空气中物质的量(质量)不同。那么,在使用 ppm 即 ml/m^3 为计量单位表示职业接触限值时,限值所代表的每立方米中有害物质的质量是会随气温气压条件的变化而发生变化。如美国规定一氧化碳的 TWA 限值是 25ppm,即 $25ml/m^3$。在 0℃、1 个大气压下,25ppm 的一氧化碳,$1m^3$ 空气中一氧化碳的质量为 31.3mg,那么计量单位转化为 mg/m^3 时,其限值为 $31.3mg/m^3$。若在 25℃、1个大气压下,同样 25ppm 的一氧化碳,$1m^3$ 空气中一氧化碳的质量为 29.1mg,那么计量单位转化为 mg/m^3 时,其限值为 $29.1mg/m^3$。所以 ppm 为标准限值计量单位时,单位体积空气中有害物质的含量会随气温气压的变化而变化,这是不科学的,所以我国没有使用 ppm 作为接触限值的计量单位。

二、一氧化氮和二氧化氮采样问题

一氧化氮和二氧化氮采样是依据《工作场所空气有毒物质测定　无机含氮化合物》(GBZ/T 160.29-2004)中"一氧化氮和二氧化氮的盐酸萘乙二胺分光光度法"方法,该方法要求,在采样点,用两只各装有 5.0ml 吸收液的多孔玻板吸收管平行放置,一只进气口接氧化管,另一只不接,各以 0.5L/min 流量采集空气样品,直到吸收液呈现淡红色为止。检测结果计算时,不接氧化管的吸收管测得的是二氧化氮浓度,接氧化管的吸收管测得的是一氧化氮和二氧化氮的总浓度,由后者浓度减去前者浓度,即为一氧化氮浓度。

其结果往往两个吸收管没有差异,有时接氧化管的吸收管比不接氧化管的吸收管的结果还低一点。因此,在此讨论一下一氧化氮和二氧化氮的平衡转化方面知识。

(一) 一氧化氮和二氧化氮产生

一氧化氮和二氧化氮的产生主要源于燃烧,燃烧一方面由燃料中固定氮与氧气反应生成,另一方面由大气氮与氧气之间的化学反应产生。其反应如下:

$$N_2 + O_2 \rightleftharpoons 2NO \qquad\qquad 式(10\text{-}6)$$

$$NO + \frac{1}{2}O_2 \rightleftharpoons NO_2 \qquad\qquad 式(10\text{-}7)$$

这两个反应均为可逆反应,温度和反应物的浓度影响它们的平衡。对于 (10-6)反应,生成 NO 的平衡常数见表 10-11,由表可知,当温度低于 1 000K 时, NO 分压低,即 NO 的平衡常数非常小。在 1 000K 以上,将会形成可观的 NO。

对于(10-7)反应,NO 与 NO₂ 之间的转化,其平衡常数见表 10-12,对于 NO₂ 的形成,K_P 随温度升高而减少,因(10-7)反应是可逆反应,因此低温时有 利于 NO₂ 的形成,高温度有利于 NO 的形成。(10-7)反应的活化能是负值,因 此常温常压下,反应向 NO₂ 的形成方向,且反应迅速。

表 10-11　O₂ 和 N₂ 生成 NO 的平衡常数

$N_2 + O_2 \rightleftharpoons 2NO$	T/K	Kp
$K_P = \dfrac{(P_{NO})^2}{(P_{O_2})(P_{N_2})}$	300	10^{-30}
	1 000	7.5×10^{-9}
	1 200	2.8×10^{-7}
	1 500	1.1×10^{-5}
	2 000	4.0×10^{-4}
	2 500	3.5×10^{-3}

表 10-12　NO 氧化为 NO₂ 反应的平衡常数

$NO + \frac{1}{2}O_2 \rightleftharpoons NO_2$	T/K	Kp
$K_P = \dfrac{(P_{NO_2})}{(P_{NO})(P_{O_2})0.5}$	300	10^6
	500	1.2×10^2
	1 000	1.1×10^{-1}
	1 500	1.1×10^{-2}
	2 000	3.5×10^{-3}

这些热力学数据说明:

1. 在常温常压条件下,几乎没有 NO 和 NO₂ 生成,且几乎所有 NO 都转化 为 NO₂。

2. 在 800K 左右,NO 和 NO₂ 生成量仍然微不足道,但 NO 生成量已经超过 NO₂。

(二)　工作场所空气中一氧化氮和二氧化氮份额

由上述讨论可以看出,不论燃烧温度多高,产生的 NO 浓度多大,在降温的过程中,NO 都要转化为 NO₂,在 500K 左右,NO₂ 的浓度已经远大于 NO 的浓度(约几十倍),在 300K 以下,NO₂ 已经是 NO 的 10^5 倍。由于 NO 转化为 NO₂ 速度很快,燃烧源产生的 NO 和 NO₂ 在扩散过程中,不断降温,直至劳动者岗位的呼吸带范围,NO 已经完全转化为 NO₂,因此,在 350K 以下工作场所空气中,NO 份额基本没有,全是 NO₂。

这就是经常检测不到 NO 的原因,因此,在工作场所空气中一氧化氮和二氧化氮采样时,建议仅采集二氧化氮就可以了。

三、监测报告和检测报告的讨论

20 世纪 90 年代前,车间空气检测结果的报告基本上都是监测报告,之后,由于"监测是指长时间的对同一物体进行实时监视而掌握它的变化"的理念逐渐占据主导,以及职业卫生服务机构出具的报告为第三方报告的理念,将工作场所空气有害物质检测结果的报告就变成了检测报告,《职业卫生技术服务机构工作规范》还对检测报告内容做了详细的规定。但,这种理念都忽略了一个很重要的概念,就是监督的概念。目前,建设项目控制效果评价、工作场所现状评价、定期检测评价和用人单位的日常监测,都属于职业病防治法律法规要求的检测,属于监督性质,其检测结果是为监督服务,其报告应该属于监测报告。监测报告能体现两方面意思,一是检测的行为是法律法规赋予的,具有监督性质,二是检测的结果可以用于监督管理,如职业卫生监督管理部门可以利用检测结果,对超标的工作场所予以处罚。因此,可以这样定义监测报告,检测行为属于法律法规赋予的监督行为,检测结果用于监督管理的报告即为监测报告。

那么,检测报告就没有上述两个功能,其检测结果有特定目的,但并不一定用于法律法规监督目的的报告。就像防护设备性能评价检测,其目的观察防护设备的效果;职业接触限值研究检测,其目的是制定接触限值,出具的报告,就属于检测报告。监督部门凭检测报告处罚用人单位那是不合适的。

还有一种检测报告叫检验报告,其检测结果用于判断与生物、物品等性能、性质指标的符合性报告。通常产品报告、临床报告多为检验报告。

工作场所空气中有害物质监测的采样规范

中华人民共和国国家职业卫生标准

GBZ 159—2004

工作场所空气中有害物质监测的采样规范

Specifications of air sampling

for hazardous substances monitoring in the workplace

中华人民共和国卫生部　发布

前　言

为贯彻执行《中华人民共和国职业病防治法》，与《工业企业设计卫生标准》（GBZ 1—2002）和《工作场所有害因素职业接触限值》（GBZ 2—2002）相配套，特制定本标准。

本标准将《车间空气中有毒物质监测采样规范》（WS 1—1996）和《作业场所空气中金属样品采集方法》（WS/T 16—1996）修改合并为一个规范；涵盖了有毒物质和粉尘监测的采样方法，适用于时间加权平均容许浓度、短时间接触容许浓度和最高容许浓度的监测。

本标准的附录 A、B 是资料性附录。

本标准从 2004 年 12 月 1 日起实施，同时代替 WS1—1996 和 WS/T16—1996。

本标准首次发布于 1996 年，本次是第一次修订。

本标准由全国职业卫生标准委员会提出。

本标准由中华人民共和国卫生部批准。

本标准起草单位：中国疾病预防控制中心职业卫生与中毒控制所、湖北省疾病预防控制中心。

本标准主要起草人：徐伯洪、闫慧芳和梁禄。

工作场所空气中有害物质监测的采样规范

1　范围

本标准规定了工作场所空气中有害物质(有毒物质和粉尘)监测的采样方法和技术要求。

本标准适用于工作场所空气中有害物质(有毒物质和粉尘)的空气样品采集。

2　规范性引用文件

下列文件中的条款,通过本标准的引用而成为本标准的条款。凡是注日期的引用文件,其随后所有的修改单(不包括勘误的内容)或修订版均不适用于本标准,然而,鼓励根据本标准达成协议的各方研究是否可使用这些文件的最新版本。凡是不注日期的引用文件,其最新版本适用于本标准。

GBZ 2　工作场所有害因素职业接触限值

GB/T 17061　作业场所空气采样仪器的技术规范

3　术语

本标准采用下列术语:

3.1　工作场所(Workplace)指劳动者进行职业活动的全部地点。

3.2　工作地点(Work Site)指劳动者从事职业活动或进行生产管理过程中经常或定时停留的地点。

3.3　采样点(Sampled site)指根据监测需要和工作场所状况,选定具有代表性的、用于空气样品采集的工作地点。

3.4　空气收集器(Air collector)指用于采集空气中气态、蒸气态和气溶胶态有害物质的器具,如大注射器、采气袋、各类气体吸收管及吸收液、固体吸附剂管、无泵型采样器、滤料及采样夹和采样头等。

3.5　空气采样器(Air sampler)指以一定的流量采集空气样品的仪器,通常由抽气动力和流量调节装置等组成。

3.6　无泵型采样器(Passive sampler)指利用有毒物质分子扩散、渗透作用为原理设计制作的、不需要抽气动力的空气采样器。

3.7　个体采样(Personal sampling)指将空气收集器佩戴在采样对象的前胸上部,其进气口尽量接近呼吸带所进行的采样。

3.8　采样对象(Monitored person)指选定为具有代表性的、进行个体采样的劳动者。

3.9　定点采样(Area sampling)指将空气收集器放置在选定的采样点、劳动者的呼吸带进行采样。

3.10 采样时段(Sampling period)指在一个监测周期(如工作日、周或年)中,选定的采样时刻。

3.11 采样时间(Sampling duration)指每次采样从开始到结束所持续的时间。

3.12 短时间采样(Short time sampling)指采样时间一般不超过15分钟的采样。

3.13 长时间采样(Long time sampling)指采样时间一般在1小时以上的采样。

3.14 采样流量(Sampling flow)指在采集空气样品时,每分钟通过空气收集器的空气体积。

3.15 标准采样体积(Standard sample volume)指在气温为20℃,大气压为101.3kPa(760mmHg)下,采集空气样品的体积,以L表示。

换算公式为

$$VO = V_t \times \frac{293}{273+t} \times \frac{P}{101.3} \tag{1}$$

式中:VO—标准采样体积,L;

$\quad V_t$—在温度为t℃,大气压为P时的采样体积,L;

$\quad t$—采样点的气温,℃;

$\quad P$—采样点的大气压,kPa。

4 采集空气样品的基本要求

4.1 应满足工作场所有害物质职业接触限值对采样的要求。

4.2 应满足职业卫生评价对采样的要求。

4.3 应满足工作场所环境条件对采样的要求。

4.4 在采样的同时应作对照试验,即将空气收集器带至采样点,除不连接空气。

采样器采集空气样品外,其余操作同样品,作为样品的空白对照。

4.5 采样时应避免有害物质直接飞溅入空气收集器内;空气收集器的进气口应避免被衣物等阻隔。用无泵型采样器采样时应避免风扇等直吹。

4.6 在易燃、易爆工作场所采样时,应采用防爆型空气采样器。

4.7 采样过程中应保持采样流量稳定。长时间采样时应记录采样前后的流量,计算时用流量均值。

4.8 工作场所空气样品的采样体积,在采样点温度低于5℃和高于

35℃、大气压低于98.8kPa和高于103.4kPa时,应按式(1)将采样体积换算成标准采样体积。

4.9 在样品的采集、运输和保存的过程中,应注意防止样品的污染。

4.10 采样时,采样人员应注意个体防护。

4.11 采样时,应在专用的采样记录表上,边采样边记录;专用采样记录表见附录A和B。

5 空气监测的类型及其采样要求

5.1 评价监测 适用于建设项目职业病危害因素预评价、建设项目职业病危害因素控制效果评价和职业病危害因素现状评价等。

5.1.1 在评价职业接触限值为时间加权平均容许浓度时,应选定有代表性的采样点,连续采样3个工作日,其中应包括空气中有害物质浓度最高的工作日。

5.1.2 在评价职业接触限值为短时间接触容许浓度或最高容许浓度时,应选定具有代表性的采样点,在一个工作日内空气中有害物质浓度最高的时段进行采样,连续采样3个工作日。

5.2 日常监测 适用于对工作场所空气中有害物质浓度进行的日常的定期监测。

5.2.1 在评价职业接触限值为时间加权平均容许浓度时,应选定有代表性的采样点,在空气中有害物质浓度最高的工作日采样1个工作班。

5.2.2 在评价职业接触限值为短时间接触容许浓度或最高容许浓度时,应选定具有代表性的采样点,在一个工作班内空气中有害物质浓度最高的时段进行采样。

5.3 监督监测 适用于职业卫生监督部门对用人单位进行监督时,对工作场所空气中有害物质浓度进行的监测。

5.3.1 在评价职业接触限值为时间加权平均容许浓度时,应选定具有代表性的工作日和采样点进行采样。

5.3.2 在评价职业接触限值为短时间接触容许浓度或最高容许浓度时,应选定具有代表性的采样点,在一个工作班内空气中有害物质浓度最高的时段进行采样。

5.4 事故性监测 适用于对工作场所发生职业危害事故时,进行的紧急采样监测。

根据现场情况确定采样点。监测至空气中有害物质浓度低于短时间接触容许浓度或最高容许浓度为止。

6 采样前的准备

6.1 现场调查

为正确选择采样点、采样对象、采样方法和采样时机等,必须在采样前对工作场所进行现场调查。必要时可进行预采样。调查内容主要包括

6.1.1 工作过程中使用的原料、辅助材料,生产的产品、副产品和中间产物等的种类、数量、纯度、杂质及其理化性质等。

6.1.2 工作流程包括原料投入方式、生产工艺、加热温度和时间、生产方式和生产设备的完好程度等。

6.1.3 劳动者的工作状况,包括劳动者数、在工作地点停留时间、工作方式、接触有害物质的程度、频度及持续时间等。

6.1.4 工作地点空气中有害物质的产生和扩散规律、存在状态、估计浓度等。

6.1.5 工作地点的卫生状况和环境条件、卫生防护设施及其使用情况、个人防护设施及使用状况等。

6.2 采样仪器的准备

6.2.1 检查所用的空气收集器和空气采样器的性能和规格,应符合 GB/T 17061 要求。

6.2.2 检查所用的空气收集器的空白、采样效率和解吸效率或洗脱效率。

6.2.3 校正空气采样器的采样流量。在校正时,必须串联与采样相同的空气收集器。

6.2.4 使用定时装置控制采样时间的采样,应校正定时装置。

7 定点采样

7.1 采样点的选择原则

7.1.1 选择有代表性的工作地点,其中应包括空气中有害物质浓度最高、劳动者接触时间最长的工作地点。

7.1.2 在不影响劳动者工作的情况下,采样点尽可能靠近劳动者;空气收集器应尽量接近劳动者工作时的呼吸带。

7.1.3 在评价工作场所防护设备或措施的防护效果时,应根据设备的情况选定采样点,在工作地点劳动者工作时的呼吸带进行采样。

7.1.4 采样点应设在工作地点的下风向,应远离排气口和可能产生涡流的地点。

7.2 采样点数目的确定

7.2.1　工作场所按产品的生产工艺流程,凡逸散或存在有害物质的工作地点,至少应设置1个采样点。

7.2.2　一个有代表性的工作场所内有多台同类生产设备时,1~3台设置1个采样点;4~10台设置2个采样点;10台以上,至少设置3个采样点。

7.2.3　一个有代表性的工作场所内,有2台以上不同类型的生产设备,逸散同一种有害物质时,采样点应设置在逸散有害物质浓度大的设备附近的工作地点;逸散不同种有害物质时,将采样点设置在逸散待测有害物质设备的工作地点,采样点的数目参照7.2.2确定。

7.2.4　劳动者在多个工作地点工作时,在每个工作地点设置1个采样点。

7.2.5　劳动者工作是流动的时,在流动的范围内,一般每10米设置1个采样点。

7.2.6　仪表控制室和劳动者休息室,至少设置1个采样点。

7.3　采样时段的选择

7.3.1　采样必须在正常工作状态和环境下进行,避免人为因素的影响。

7.3.2　空气中有害物质浓度随季节发生变化的工作场所,应将空气中有害物质浓度最高的季节选择为重点采样季节。

7.3.3　在工作周内,应将空气中有害物质浓度最高的工作日选择为重点采样日。

7.3.4　在工作日内,应将空气中有害物质浓度最高的时段选择为重点采样时段。

8　个体采样

8.1　采样对象的选定

8.1.1　要在现场调查的基础上,根据检测的目的和要求,选择采样对象。

8.1.2　在工作过程中,凡接触和可能接触有害物质的劳动者都列为采样对象范围。

8.1.3　采样对象中必须包括不同工作岗位的、接触有害物质浓度最高和接触时间最长的劳动者,其余的采样对象应随机选择。

8.2　采样对象数量的确定

8.2.1　在采样对象范围内,能够确定接触有害物质浓度最高和接触时间最长的劳动者时,每种工作岗位按下表选定采样对象的数量,其中应包括接触有害物质浓度最高和接触时间最长的劳动者。每种工作岗位劳动者数不足3名时,全部选为采样对象。

劳动者数	采样对象数
3~5	2
6~10	3
>10	4

8.2.2　在采样对象范围内,不能确定接触有害物质浓度最高和接触时间最长的劳动者时,每种工作岗位按下表选定采样对象的数量。每种工作岗位劳动者数不足 6 名时,全部选为采样对象。

劳动者数	采样对象数
6	5
7~9	6
10~14	7
15~26	8
27~50	9
50~	11

9　职业接触限值为最高容许浓度的有害物质的采样

9.1　用定点的、短时间采样方法进行采样;

9.2　选定有代表性的、空气中有害物质浓度最高的工作地点作为重点采样点;

9.3　将空气收集器的进气口尽量安装在劳动者工作时的呼吸带;

9.4　在空气中有害物质浓度最高的时段进行采样;

9.5　采样时间一般不超过 15min;当劳动者实际接触时间不足 15min 时,按实际接触时间进行采样;

9.6　空气中有害物质浓度按式(2)计算:

$$C_{MAC} = \frac{cv}{Ft} \tag{2}$$

式中:C—空气中有害物质的浓度,mg/m³;

　　　c—测得样品溶液中有害物质的浓度,μg/ml;

　　　v—样品溶液体积,ml;

　　　F—采样流量,L/min;

　　　t—采样时间,min。

10　职业接触限值为短时间接触容许浓度的有害物质的采样

10.1　用定点的、短时间采样方法进行采样；

10.2　选定有代表性的、空气中有害物质浓度最高的工作地点作为重点采样点；

10.3　将空气收集器的进气口尽量安装在劳动者工作时的呼吸带；

10.4　在空气中有害物质浓度最高的时段进行采样；

10.5　采样时间一般为15min；采样时间不足15min时，可进行1次以上的采样；

10.6　空气中有害物质15min时间加权平均浓度的计算

10.6.1　采样时间为15min时，按式（3）计算：

$$STEL = \frac{cv}{F \cdot 15} \qquad\qquad (3)$$

式中：STEL—短时间接触浓度，mg/m^3；

　　　c—测得样品溶液中有害物质的浓度，$\mu g/ml$；

　　　v—样品溶液体积，ml；

　　　F—采样流量，L/min；

　　　15—采样时间，min。

10.6.2　采样时间不足15min，进行1次以上采样时，按15min时间加权平均浓度计算。

$$STEL = \frac{C_1 T_1 + C_2 T_2 + \cdots + C_n T_n}{15} \qquad\qquad (4)$$

式中：STEL—短时间接触浓度，mg/m^3；

　　　C_1、C_2、C_n—测得空气中有害物质浓度，mg/m^3；

　　　T_1、T_2、T_n—劳动者在相应的有害物质浓度下的工作时间，min；

　　　15—短时间接触容许浓度规定的15min。

10.6.3　劳动者接触时间不足15min，按15min时间加权平均浓度计算。

$$STEL = \frac{C \cdot T}{15} \qquad\qquad (5)$$

式中：STEL—短时间接触浓度，mg/m^3；

　　　C—测得空气中有害物质浓度，mg/m^3；

　　　T—劳动者在相应的有害物质浓度下的工作时间，min；

　　　15—短时间接触容许浓度规定的15min。

11　职业接触限值为时间加权平均容许浓度的有害物质的采样

根据工作场所空气中有害物质浓度的存在状况,或采样仪器的操作性能,可选择个体采样或定点采样,长时间采样或短时间采样方法。以个体采样和长时间采样为主。

11.1　采用个体采样方法的采样

11.1.1　一般采用长时间采样方法。

11.1.2　选择有代表性的、接触空气中有害物质浓度最高的劳动者作为重点采样对象。

11.1.3　按照8.2项确定采样对象的数目。

11.1.4　将个体采样仪器的空气收集器佩戴在采样对象的前胸上部,进气口尽量接近呼吸带。

11.1.5　采样仪器能够满足全工作日连续一次性采样时,空气中有害物质8小时时间加权平均浓度按式(6)计算:

$$TWA = \frac{c \cdot v}{F \cdot 15} \times 1\,000 \tag{6}$$

式中:TWA—空气中有害物质8h时间加权平均浓度,mg/m³;

　　　c—测得的样品溶液中有害物质的浓度,mg/ml;

　　　v—样品溶液的总体积,ml;

　　　F—采样流量,ml/min;

　　　480—为时间加权平均容许浓度规定的以8h计,min。

11.1.6　采样仪器不能满足全工作日连续一次性采样时,可根据采样仪器的操作时间,在全工作日内进行2次或2次以上的采样。空气中有害物质8小时时间加权平均浓度按式(7)计算:

$$TWA = \frac{C_1 T_1 + C_2 T_2 + \cdots + C_n T_n}{8} \tag{7}$$

式中:TWA—空气中有害物质8h时间加权平均浓度,mg/m³;

　　　C_1、C_2、C_n—测得空气中有害物质浓度,mg/m³;

　　　T_1、T_2、T_n—劳动者在相应的有害物质浓度下的工作时间,h;

　　　8—时间加权平均容许浓度规定的8h。

11.2　采用定点采样方法的采样

11.2.1　劳动者在一个工作地点工作时采样

可采用长时间采样方法或短时间采样方法采样。

11.2.1.1　用长时间采样方法的采样:选定有代表性的、空气中有害物质浓度最高的工作地点作为重点采样点;将空气收集器的进气口尽量安装在劳动者工作时的呼吸带;采样仪器能够满足全工作日连续一次性采样时,空气中有害物质8小时时间加权平均浓度按式(6)计算;采样仪器不能满足全工作日连续一次性采样时,可根据采样仪器的操作时间,在全工作日内进行2次或2次以上的采样,空气中有害物质8小时时间加权平均浓度按式(7)计算。

11.2.1.2 用短时间采样方法的采样:选定有代表性的、空气中有害物质浓度最高的工作地点作为重点采样点;将空气收集器的进气口尽量安装在劳动者工作时的呼吸带;在空气中有害物质不同浓度的时段分别进行采样;并记录每个时段劳动者的工作时间;每次采样时间一般为15min;空气中有害物质8小时时间加权平均浓度按式(7)计算。

11.2.2 劳动者在一个以上工作地点工作或移动工作时采样

11.2.2.1 在劳动者的每个工作地点或移动范围内设立采样点,分别进行采样;并记录每个采样点劳动者的工作时间;

11.2.2.2 在每个采样点,应在劳动者工作时,空气中有害物质浓度最高的时段进行采样;

11.2.2.3 将空气收集器的进气口尽量安装在劳动者工作时的呼吸带;

11.2.2.4 每次采样时间一般为15min;

11.2.2.5 空气中有害物质8小时时间加权平均浓度按式(7)计算。

附录A(资料性附录)

(职业卫生技术服务机构名称)

工作场所空气中有害物质定点采样记录表

第 页 共 页

用人单位		项目编号	
检测类别	(评价 日常 监督)	待测物	
采样仪器		采样方法	

样品编号	仪器编号	采样地点	生产情况、工人在此停留时间及工人个体防护措施	采样流量(L/min)		采样时间		温度气压
				采样前	采样后	开始	结束	
						：	：	
						：	：	

采样人: 年 月 日 陪同人: 年 月 日

附录 B（资料性附录）

（职业卫生技术服务机构名称）

工作场所空气中有害物质个体采样记录

第　　页　共　　页

用人单位			项目编号	
检测类别	（评价　　日常　　监督）		待测物	
采样仪器			采样方法	

样品编号	仪器编号	采样对象	生产情况以及工人个体防护措施	采样流量（L/min）		采样时间		温度气压
				采样前	采样后	开始	结束	
						：	：	
						：	：	

采样人：　　　　年　月　日　　　陪同人：　　　　年　月　日

职业卫生技术服务机构检测工作规范

职业卫生技术服务机构检测工作规范

第一条　为规范职业卫生技术服务机构检测工作,保证检测活动客观公正、检测数据真实准确,根据《中华人民共和国职业病防治法》及《职业卫生技术服务机构监督管理暂行办法》(国家安全监管总局令第50号)等有关规定,制定本规范。

第二条　本规范所称检测,是指职业卫生技术服务机构(以下简称技术服务机构)为用人单位进行的职业病危害因素定期检测,为建设项目职业病危害评价和用人单位职业病危害现状评价进行的检测。

第三条　技术服务机构应当加强专业技术人员管理,建立专业技术人员签名识别档案及其管理制度,定期组织业务培训,保证其业务能力满足职业卫生技术服务需要。

第四条　职业卫生检测工作应当按照国家职业卫生法律法规、标准规范要求的程序和内容开展,不得更改、简化程序和相关内容。

第五条　技术服务机构从事检测活动前,应当与用人单位(或委托单位)签订技术服务合同(或协议),明确检测类别、检测范围、收费标准或合同价格、完成时间及双方的权利和义务等内容。

签订技术服务合同(或协议)前,技术服务机构应当根据检测工作的来源、性质、范围和内容等,结合自身资质条件和技术能力,按要求组织开展合同评审。

第六条　技术服务机构应当依法独立开展职业卫生检测工作,因计量认证范围限制或样品保存时限有特殊要求等原因需委托其他技术服务机构进行检测的,委托检测样品数量应当满足《职业卫生技术服务机构工作规范》(安监总厅安健〔2014〕39号,以下简称《工作规范》)的要求,且委托检测项目种类数不得超过检测项目种类总数的30%。

第七条　技术服务机构应当按照程序和以下要求开展现场调查（包括工作日写实）：

（一）现场调查应当覆盖检测范围内全部工作场所。

（二）现场调查应当至少包括以下内容：

1. 用人单位基本情况，包括单位名称、地址、劳动定员、岗位划分、工作班制。

2. 生产过程中使用的原辅材料，生产的产品、副产品和中间产物等的种类、数量、纯度、杂质及其理化性质。

3. 生产工艺和设备，包括设备类型、数量及其布局；主要工艺参数，生产方式，生产状态。

4. 各岗位（工种）作业人员的工作状况，包括作业人数、工作地点及停留时间、工作内容和工作方式；接触职业病危害的程度、频度及持续时间。

5. 工作场所空气中有害物质的产生和扩散规律、存在状态、估计浓度。

6. 工作场所卫生状况和环境条件、职业病防护设施及运行情况、个人防护用品及使用情况。

（三）现场调查应当至少由 2 名专业技术人员完成，且应当包括相关行业工程技术人员。

（四）现场调查应当在正常生产情况下进行，且现场调查的时间应至少覆盖 1 个工作日。

（五）现场调查应当实时记录，并经用人单位陪同人员签字确认。

（六）在用人单位显著标志物位置前拍照（摄影）留证并归档保存。

（七）根据实际情况，可在现场调查时开展预采样，预采样不能代替现场采样。

第八条　技术服务机构应当在现场调查的基础上，制定现场采样和检测计划。按照《工作场所空气中有害物质监测的采样规范》（GBZ 159）、《工作场所物理因素测量》（GBZ/T 189）和《工作场所空气中粉尘测定》（GBZ/T 192）等标准要求，确定有代表性的采样点和采样对象、采样数量、采样时段，根据职业病危害因素的职业接触限值类型确定采样方法，绘制现场采样点设置示意图。

现场采样和检测计划应当至少包括用人单位名称、检测类别、检测任务编号、检测项目名称（职业病危害因素名称）、岗位（工种）、采样点或采样对象、采样方式（个体采样或定点采样）、采样时段、采样时间、样品数量、采样日期、仪器设备、空气收集器、采样流量、样品保存期限和保存条件、编制人、审核人、批准人、编制日期等信息。

现场采样和检测计划应当经技术服务机构技术负责人批准。

第九条　技术服务机构在开展现场采样前,应当根据现场采样和检测计划做好以下准备工作:

(一) 下达现场采样任务,做好任务分工。

(二) 准备好符合采样要求的仪器设备,检查其性能规格(包括防爆性能)、电池电量、计量检定或校准有效期等情况,按要求领用仪器设备并做好记录。

(三) 做好仪器设备的充电、流量校准等工作。校准流量时,必须串联与采样相同的空气收集器,并做好记录。

(四) 准备好现场采样所需的空气收集器、相关滤料和试剂,确保其质量完好、数量充足。

(五) 备齐现场采样记录表格。

(六) 为现场采样人员配备适宜的个人防护用品。

第十条　技术服务机构应当按照以下要求开展现场采样(包括利用便携式仪器设备对危害因素进行现场测量):

(一) 按照 GBZ 159、GBZ/T 189、GBZ/T 192 及《工作规范》等标准规范的要求,在正常生产状况下进行现场采样。

(二) 每个采样点现场采样应当由至少 2 名以上专业技术人员完成。采样人员应当遵守用人单位工作场所安全卫生要求,正确佩戴个人防护用品。采样前应当观察和了解工作场所卫生状况和环境条件,核实确认采样点、采样对象、采样时段、检测项目等信息。

(三) 现场采样应当选定有代表性的采样对象或采样点、采样时段,应当包括职业病危害因素浓度(强度)最高的工作日和时段、接触职业病危害因素浓度(强度)最高和接触时间最长的劳动者。采样点和采样对象的数量必须满足标准要求。

(四) 有害物质样品的采集应当优先采用个体采样方式。职业接触限值为时间加权平均容许浓度的有害物质的采样,应优先采用长时间采样,采样时间尽可能覆盖整个工作班;采用定点短时间方式采样的,应当在有害物质浓度不同时段分别进行采样,且同一采样点至少采集 3 个不同时段的样品。作业人员在不同工作地点工作或移动工作时,应当根据工作情况在每个工作地点或移动范围内分别设置采样点。

职业接触限值为最高容许浓度、短时间接触容许浓度或超限倍数的有害物质的采样,应当选择接触有害物质浓度最高的作业人员或有害物质浓度最高的工作地点,在有害物质浓度最高的时段进行采样,不得随机选取采样对象或采样点。当现场浓度波动情况难以确定时,应当在1个工作班内不同时段进行多次采样。

（五）　化学因素现场采样的频次应当满足GBZ159要求,物理因素现场应当至少测量1个工作日。

（六）　现场环境条件应当满足采样条件及仪器设备使用要求。采样时,应当观察仪器设备的运行状态,保持流量稳定,在空气收集器的采集容量饱和前及时更换收集器。采样时,不得在采样点处理样品(如打开滤膜夹或倒出吸收液),防止样品污染。

（七）　采样时,应当按要求采集空白对照样品,同一检测项目同一批次样品至少采集3个空白对照样品。

（八）　采集样品应有唯一性标识。

（九）　现场采样记录应当实时填写,并经用人单位陪同人逐页签字确认。记录信息应当至少包括检测任务编号、样品名称、样品编号、采样点或采样对象、采样设备名称及编号、生产状况、职业病防护设施运行情况、个人防护用品使用情况、采样起止时间、采样流量、环境气象条件参数(温度、湿度、气压)、采样人、陪同人等相关信息。

（十）　除涉及国家秘密、商业秘密、技术秘密及特殊要求的项目外,技术服务机构应当对现场采样情况进行拍照(摄影)留证。因故不能拍照(摄影)留证的,需用人单位书面确认。

第十一条　样品运输应当保证样品性质稳定,避免污染、损失和丢失。对于不稳定的样品,应采取必要措施妥善保存。

空白对照样品应当独立包装,与采集样品一并放置、运输、储存。

第十二条　技术服务机构应当加强样品接收、流转管理,保证各环节受控。样品接收人员检查并确认样品标签、包装完整后,填写样品交接记录。样品有异常或处于损坏状态,应如实记录,采取相关处理措施,必要时应重新采样。

样品交接记录至少应当包括检测任务编号、样品名称、样品编号、样品状态、样品数量、样品保存条件、交接日期、交接时刻、交接人员等信息。

第十三条　技术服务机构应当根据检测方法的要求,对采集样品、空白对照样品进行预处理。样品应在检测方法要求的有效保存期限内完成预处理和测定。

第十四条　技术服务机构应当按照以下要求进行样品测定：

（一）按照实验室资质认定批准的检测方法进行样品测定。

（二）仪器设备性能应当满足检测方法的要求，且通过计量检定或校准，并在有效期内。

（三）实验室环境条件应当满足仪器设备使用和检测方法要求。对环境条件有特殊要求的天平室、理化分析室、热解吸室等，应当按要求对环境条件进行控制并实时记录相关参数。

（四）按照操作规程进行仪器设备操作，记录仪器使用时状态、使用日期、样品名称、样品编号、使用人等信息。

（五）标准物质及化学试剂、试验用水等应当满足检测方法要求，并保证其质量。标准物质及化学试剂使用、配制应当实时记录，记录应当完整、清晰，记录内容应当至少包括标准物质或化学试剂的名称、批号、生产单位、配制时的环境条件、配制浓度、配制方法、配制日期、配制人等信息。标准溶液优先采用国家认可的标准物质进行配制，低浓度的标准溶液宜当日配制和使用。

（六）按照检测方法的要求配制相应的标准系列，制作标准曲线；标准系列应现用现制，不得使用过期的标准曲线进行分析。对同一天分析的不同检测任务的样品，使用相同标准曲线时，应当有可溯源的标准曲线使用记录。

（七）在样品测定前，应进行质控样品测定，测定结果满足质控要求后，方可进行样品测定。样品测定过程中，应根据仪器设备的稳定性，同一检测项目每分析 10~30 个样品应进行质控样品分析，检查分析条件的变动。质控样品测定结果应在质控标准值范围内，或在质控图控制线范围内。质控样品可直接外购或单独配制。如无质控样品，可采用加标回收率进行质量控制，加标回收率应保证在 75%~105%。

（八）根据样品、空白对照样品的实验室分析结果和采样体积计算待测物浓度。

（九）对保存时限有要求需进行现场测定的样品，应按实验室资质认定的检测方法进行测定，使用的便携式仪器应在计量检定有效期内，仪器设备的技术指标应满足检测方法的要求。现场测定应在对样品无污染的场所进行，环境条件应满足仪器设备使用要求和检测方法要求，并做好记录。

（十）实验室分析（包括现场测定）记录应当至少包括检测任务编号、检测项目、样品编号、检测依据、检测参数、检测日期、环境条件参数（温度、湿度、气压）、样品处理、仪器设备（名称、型号及编号）、仪器设备条件参数、标准物质、标准曲线、质控样品、检测结果等信息。

第十五条 检测结果处理应当满足以下要求：

（一）应当按照标准规范进行数值转换，并记录转换过程。

（二）应当采用法定计量单位，按照标准规范进行数值修约。

（三）检测结果按照以下原则表示：

1. 职业接触限值为整数的，检测结果原则上应保留到小数点后1位；职业接触限值为非整数的，检测结果应比职业接触限值数值小数点后多保留1位。

2. 当样品未检出时，检测结果表示为小于最低检出浓度，最低检出浓度至少保留1位有效数字。

3. 当空白对照样品未检出时，检测结果表示为未检出。

（四）不得随意剔除有关数据，人为干预检测结果。当出现可疑数据需舍弃时，应分析原因并说明理由。

第十六条 检测工作中的各种原始记录应当使用受控的记录表格，及时、如实记录。记录信息应当全面、清晰、完整，按要求书写、复核、签字。记录划改应当规范，采用杠改方式，并由划改人签字或盖章。

第十七条 技术服务机构应当按照以下要求向用人单位（或委托单位）出具检测报告：

（一）检测报告应有唯一性标识，页码和总页数标识，表明检测报告结束的标识。

（二）检测报告应当有资质认定标识，技术服务机构公章或检测专用章，并加盖骑缝章。

（三）检测报告应注明检测类别。分次完成的定期检测项目，应当注明当次检测范围。

（四）检测报告内容应当完整、规范、信息全面，至少包括用人单位名称和地址、技术服务机构名称、检测任务编号、采样点或采样对象、采样日期、采样时间、采样方式、仪器设备名称及编号、检测依据、检测日期、检测结果、审核人、授权签字人等信息。

（五）定期检测报告除列出检测结果外，应按照职业接触限值要求汇总检测结果，并给出是否符合职业接触限值要求的结论，分析超标主要原因，提出整改措施建议。

第十八条 技术服务机构应当通过以下措施加强检测工作全过程的质量管理和控制：

（一）建立质量管理体系，体系文件应涵盖检测工作的全部程序和内容，满足检测工作的质量要求，具有可操作性。

（二）仪器设备应当按要求进行计量检定或校准,定期实施期间核查,并做好维护、保养。

（三）制定和实施内部质量控制计划,通过空白对照、比对、样品复测、加标、质控样品分析等方法加强内部质量控制。

（四）定期参加实验室间比对、能力验证等外部质量控制活动。

（五）制定人员培训、监督检查、仪器设备计量检定或校准、仪器设备维护保养、期间核查、内审、管理评审、质量控制等年度计划,并严格实施。

（六）检测工作各环节原始记录和检测报告均应当按要求进行审核,并有质量监督记录。审核人需经授权并具有中级以上技术职称。

第十九条　检测工作结束后,应将检测过程中产生的资料按要求归档保存,保证检测过程可溯源。检测档案应当至少包括以下内容:

（一）技术服务合同（或协议）。

（二）合同评审记录。

（三）现场调查、工作日写实等相关原始记录。

（四）现场采样和检测计划及审核记录。

（五）现场采样记录、现场测量记录、样品接收流转保存记录、实验室分析记录、原始谱图及计算过程记录等相关原始记录。

（六）技术服务过程影像资料。

（七）检测所需的技术资料。

（八）检测报告及审核记录。

（九）其他与检测相关的记录、资料。

参考文献

1. 徐伯洪,闫慧芳.工作场所有害物质监测方法[M].北京:人民卫生出版社,2003.

2. 崔九思,王钦源,王汉平.大气污染监测方法[M].2版.北京:化学工业出版社,1997.

3. 吕昌银.空气理化检验[M].2版.北京:人民卫生出版社,2014.

4. 中国疾病预防控制中心环境与健康相关产品安全所.室内空气污染监测方法[M].北京:化学工业出版社,2002.

5. 郝吉明,马广大,王书肖.大气污染控制工程[M].3版.北京:高等教育出版社,2010.

6. S.K.弗里德兰德[美].烟、尘和霾-气溶胶性能基本原理[M].北京:科学出版社,1983.

7. 宋马俊.呼吸性粉尘危害及监测技术[M]:北京:地震出版社,1994.

52检